成人アスペルガー症候群の認知行動療法

著
ヴァレリー・L・ガウス

監訳
伊藤 絵美

訳
吉村 由未, 荒井 まゆみ

星和書店

Cognitive-Behavioral Therapy for
Adult Asperger Syndrome

by

Valerie L. Gaus, Ph.D.

Translated from English

by

Emi Ito, Ph.D.

Yumi Yoshimura

Mayumi Arai

English Edition Copyright © 2007 by The Guilford Press
Japanese translation rights arranged with Guilford Publications, Inc.
through Japan UNI Agency, Inc., Tokyo.
Japanese Edition Copyright © 2012 by Seiwa Shoten Co., Tokyo, Japan

監訳者まえがき

　本書は Valerie L. Gaus 博士著、Cognitive-Behavioral Therapy for Adult Asperger Syndrome の全訳である。

　Gaus 博士は米国の臨床心理学者で、認知行動療法のトレーニングをみっちりと受けた後、発達障害の療育や治療の現場で臨床経験を積み、発達障害のなかでも自閉症スペクトラム、とりわけ成人のアスペルガー症候群と高機能自閉症の臨床エキスパートとして、今では全米で知られる存在となっている（ちなみに Gaus 博士の大学院時代の指導教官は、現在関西学院大学で教鞭をとっておられる松見淳子先生である）。Gaus 博士が自閉症スペクトラムの臨床に従事するようになったのは、偶然の積み重ねによるところが大きいということだが（その経緯については、第1章においてユーモアたっぷりの記載がある）、認知行動療法の専門家である著者が、自閉症スペクトラムの臨床を積み重ねてそのエキスパートとなったところに、本書誕生の鍵がある。すなわち Gaus 博士を通じて、認知行動療法と自閉症スペクトラムが出会い、その出会いによって Gaus 博士の中に蒔かれた種子が芽生え、時間をかけて成長し、本書という素晴らしい成果物が生み出されるに至ったということになる。

　認知行動療法（cognitive behavioral therapy：CBT）はここで言うまでもなく、気分障害や不安障害などメンタルヘルスの問題に幅広く効果的なアプローチとして、この50年ほどで急成長を遂げた心理療法である。CBTでは、クライアントの主訴（症状や困り事）を「環境（状況・出来事・対人関係）」と「個人」の反応の相互作用としてとらえ、さらに個人の反応を、「認知（頭の中のスキーマ、頭に浮かぶ自動思考やイメージ）」「気分・感情」「身体反応」「行動」の4領域の相互作用としてとらえるところにその大きな特徴がある。メンタルヘルスに問題が起きているときには、環境と個人、そして個人の中の4領域が悪循環を起こ

していることが多い。したがって問題解決のためには、悪循環のありようをまず理解し、悪循環から抜け出すための計画を立てる必要がある。その際にポイントとなるのが「認知」と「行動」である。というのも、環境要因と気分・感情と身体反応は、直接的に工夫をしたり変容したりすることが難しいが、認知と行動であれば、それらをモニターしたうえで、意図的に工夫したり変容したりすること、すなわちコーピングが可能だからである。実際に悪循環を理解したうえで、認知的コーピングや行動的なコーピングを試みることで、当初の悪循環は次第に解消されていく。このようにCBTは、クライアントの主訴における悪循環のありようを理解したうえで、認知と行動のコーピングによってその悪循環を解消しようという心理療法であり、究極の目的は当事者自身のストレスマネジメントやセルフヘルプのスキルを形成したり強化したりすることである。

　一方、本書のテーマであるアスペルガー症候群は、DSM-IVおよびICD-10の時代、すなわち1990年代の前半から半ばにかけて初めて、私たちが知るところになった比較的新しい診断名である。その後アスペルガー症候群（DSMでは正確に言うと「アスペルガー障害」だが）という名称は急速に広まり、今では多くの専門家がアスペルガー症候群を含む数々の発達障害について学び、アセスメントや臨床実践に活かすことが増えてきており、特に学童期や思春期に診断されることで、早めに対応されるケースが急増している。それがレッテル貼りなど新たな問題を生んではいるが、本書でGaus博士も述べている通り、当事者の健やかな成長や社会適応のためには、当事者がアスペルガー症候群など何らかの発達障害を有している場合は、早いうちに周囲と当事者がそのことを理解し、それとうまくつき合うためのスキルを身につけることが望ましいだろう。発達障害に関する研究はいまや世界的にかなり活発に行われている。それによって今後、療育や治療についての知見はさらに蓄積され、当事者やその家族に還元されていくだろう。この件については

Gaus博士と同様、筆者も比較的明るい見通しを持っている。

　問題は、アスペルガー症候群という診断名のなかった時期に成長し、現在すでに成人期（中には中年期、老年期）を迎えた大人の当事者である。本書にもある通り、彼ら／彼女らは、アスペルガー症候群の中核的な情報処理障害によって、対人関係や自己管理に問題を抱え、他者からいじめられたり非難されたりして傷つきながら学童期、思春期を過ごし、成人してからも持っている能力を十分に発揮できないまま、不適応的な社会生活を送っていることが多い。その二次障害としてうつ病や不安障害など、メンタルヘルスの問題を抱えている人も多い。そのため精神科などメンタルヘルスの専門機関を訪れるのだが、適切な診断を受けることができず、したがって適切な治療や援助を受けることができないまま、苦しみ続けることになってしまう。本書はそのような、アスペルガー症候群が知られる前に成長し、すでに成人となり、アスペルガー症候群やそれによる二次障害で苦しんでいる当事者に対してCBTを中心とする援助を提供するための包括的なガイドブックである。

　筆者にとって、これは待ちに待ったガイドブックであった。筆者は、臨床心理士として精神科クリニックで臨床経験を積み、現在はCBTを専門とする民間カウンセリング機関を運営しているが、発達障害と思しき、あるいは他機関で発達障害の診断を受けた当事者が、当機関にCBTを求めて来談するケースは少なくない。その際の主訴は実にさまざまである。抑うつ症状や種々の不安障害の「治療」を求めて来談する人もいれば、「対人関係がどうしてもうまくいかない」「自分に自信がもてない」「仕事が長続きしない」といったことを訴えて来談する人もいる。身体症状を主訴とする人もいる。ただ発達障害であろうがなかろうが、あるいはどのような診断がついても、あるいは診断がつかなかったとしても、CBTの基本はケースフォーミュレーションである。クライアントの抱える問題について、一緒にアセスメントし、改善や解決のポイントがどこにあるのか仮説を立て、改善や解決のために何ができそうか計

画を立てるのがケースフォーミュレーションである。ケースフォーミュレーションを行って初めて、個々のクライアント、個々の問題に対してカスタマイズしたオーダーメイドCBTを実施することができる。ケースフォーミュレーションあってのCBTなのである。

　筆者はCBTの実践を続けるなかで、アスペルガー症候群など発達障害を持つクライアントと出会うようになり（もちろん以前から出会っていたのだろうが、気づくことができなかった）、さらに発達障害を持つクライアントと当該の発達障害について話し合ったり、場合によってはクライアントに心理教育を行ったりする機会が増えるようになった。本書でも何度も解説されている通り、CBTの基本モデルや構造化のスキルをクライアントに学んでもらったり、CBT特有の視覚的ツールを使ったりすること自体が、実は発達障害を持つ人の直接的援助につながることが多く、筆者自身も発達障害の心理的援助法としてCBTそれ自体の有効性を実感することがよくある。しかしながら、発達障害の特性に合わせたCBTの進め方の工夫が、もう少し何かあるはずだと感じていたし、また発達障害の特性そのものをターゲットにCBTを適用することもできるはずだと感じており、もう少し発達障害に特化したCBTについて学びたいと強く思っていたところ、幸運にも本書に出会うことができた。

　本書の大きな特徴は、発達障害、とりわけアスペルガー症候群の特性を取り入れたCBTのケースフォーミュレーションを提案している点である。第2章にケースフォーミュレーションの基となる図が示されているが（図2.4）、それを見ていただくと、アスペルガー症候群に特有の情報処理の障害を組み込み、さらにアスペルガー症候群を持つ人が抱えやすい現実の問題、そして二次障害としてのメンタルヘルスの問題、またそれらの相互作用によって形成されるスキーマの問題が一覧できることがおわかりいただけるだろう。セラピストはこの図を念頭に置くだけでも、これまでよりも包括的かつ実用的なケースフォーミュレーション

が可能になるのではないだろうか。本書ではこの図に基づいて作成されたケースフォーミュレーション・ワークシートや、その使い方についても具体的に解説されており、大変に参考になるし、実際に役に立つ。

　本書の大きな特徴として他に3点挙げておきたい。第一に、具体的な事例が豊富に挙げられている点である。事例によってアスペルガー症候群について、そしてアスペルガー症候群を持つ人に対するCBTについて、我々読者は生き生きとしたイメージを描きながら、理解し、学ぶことができる。第二に、アスペルガー症候群の強み、そしてアスペルガー症候群を持つ人の強みを最大限に活かすアプローチをGaus博士が繰り返し強調し、提案している点である。それとも関連するが、最後の一点は、Gaus博士の、アスペルガー症候群を持つ人たちに対する限りなく優しく温かな視点である。

　最後に訳出の経過について記しておきたい。筆者がCBTに関する拙著の出版でお世話になっている星和書店の石澤雄司社長から、本書が出版された直後に、「こういう本が出たのだがどう思うか」とのご連絡をいただき、原著を送っていただいた。見てみると、本書が、まさに我々が必要とする素晴らしいテキストであることがすぐにわかり、翻訳させていただくことになった。その際、当機関の専門スタッフで、発達障害に並々ならぬ関心を持つ吉村由未さんにお声かけし、協同作業をすることになった。まずはもう一人の翻訳者である荒井まゆみさんが訳文を作り、次に吉村さんが発達障害に関心をもつ認知行動療法家として訳出にあたった。最後に私、伊藤が監訳者として全体の監訳作業と複数回にわたっての校正作業を行った。最初に石澤社長から本書について連絡をいただいてから、かなりの年月が経ってしまったが、これはひとえに監訳者である筆者の仕事の遅さゆえであり、荒井さんと吉村さんにも謝らなければならない。また訳文に何か問題がある場合は、ひとえに監訳者である筆者の責任であることもここに明記しておきたい。

　本書が成人のアスペルガー症候群に対して治療や援助を行うメンタル

ヘルスの専門家、とりわけ認知行動療法家に大いに役立つことを願っている。そしてそれがひいてはアスペルガー症候群を持つ当事者およびその家族の生活が、少しでもやすらかで喜びに満ちたものになることに通じるのであれば、監訳者として望外の喜びである。

 2012年7月吉日

伊藤絵美

シリーズの編集者より

　これまで多くの成人のアスペルガー症候群（Asperger syndrome：AS）、もしくはASの傾向を伴う大人たちが専門家の助けを求めてきた。しかし彼らは、誤った診断や不適切な治療のために何年、何十年もの間苦しみ続けてきた。私自身、そうした過ちを犯してきた専門家の一人でもある。私をはじめとする本書の読者にとっての朗報は、ヴァレリー・ガウス博士のこの本が、そうした過ちを再び繰り返さないための助けになるということである。

　私は本書を、一連の「エビデンスに基づく個別事例の治療ガイド（Guides to Individualized Evidence-Based Treatment）」のシリーズのひとつに加えることができることを嬉しく思う。このシリーズは、研究や学問の領域において構築されたエビデンスに基づく心理療法を、臨床実践の最前線へと橋渡しすることを狙いとしている。しかし我々は、本書の内容を他のガイドと同様に、「エビデンスに基づく治療ガイド」とみなしてしまってもよいのだろうか？　ASのための認知行動療法（cognitive behavioral therapy：CBT）がエビデンスに基づいているといえるのだろうか？

　多くの読者がご存知のように、ASのための心理療法はまだ確立しておらず、有効な無作為割付比較試験（randomized controlled trial：RCT）もいまだ存在しない。しかしながら、たとえ実証されたASの治療法がまだ確立されていないとはいえ、本書の中で紹介されている内容は、多様な実験的データと方法に基づいている。そのひとつは、ASを持つ個人が経験する多くの併存精神疾患（たとえばうつ、不安障害、注意欠陥／多動性障害など）にCBTが有効である、というエビデンスである。次に、多くのAS患者に見られる症状（たとえば社会的スキルの不足など）に対し、RCTにおいてCBTが効果を示したというエビデン

スである。加えて、ガウス博士は、方法として基礎分野の科学研究を臨床実践へと橋渡しする手法をとっている。特に、社会的認知（social cognition）と神経心理学（neuropsychology）の分野の知見を、ASのケースフォーミュレーションとその介入に有効なものへと応用した。そしてもうひとつの方法として、本書では、彼女の臨床経験に基づく個々のケースに応じた治療アプローチが紹介されている。こうした実験データや方法が、この本の中で示されているものすべてを経験的に立証する基盤になっていると思われる。

　この本の中で紹介されている内容は、著者の長年にわたるASを持つ人々との臨床経験に裏打ちされている。さらに彼女は、AS患者の持つ長所やユニークな性質を高く評価している。彼女のASの人々に対する尊重と思いやりは、彼女のアプローチにおいて不可欠な基礎要素といえよう。

　ヴァレリー・ガウス博士による本書は、ASの症状を特定し、ASを持つ人たちが抱える困難に対する有効な治療を、今すぐにでも提供したいと願う専門家にとって、実証的な基盤を持ち、学問的で思慮深く、臨床に熟練した、創造的かつ思いやりあふれるアプローチを提供してくれる。

　　　　　　ジャクリーン・B・パーソンズ博士（Jacqueline B. Persons, Ph.D.）
　　　　　　　　　　　　　　サンフランシスコベイエリア認知療法センター

謝　辞

　本書は、私がアスペルガー症候群（Asperger syndrome：AS）に関して学んできた数多くの事柄を、集大成としてまとめたものである。これまで私に影響を与えてくれた人は数知れない。そのすべての人たちの名をここに挙げて、感謝の意を示すことはできないが、この場を借りて、私にとって最も重要な人たちについて述べておきたいと思う。

　最初に挙げたいのは、私に最も多くのことを教えてくれた人々、すなわち私の患者さんたちである。患者さんたちが、自らの努力と苦しみについて勇気ある証言をしてくれたからこそ、そして自分たちがどのように情報を処理しているのか、それを私に詳しく教えてくれたからこそ、私は本書を書き上げることができた。また自らの生活を向上させようという患者さんたちの強い決意が、私自身が書物やスーパーバイザー、同僚たちから指導を受けたり意見交換をしたりしようとするエネルギーを与えてくれた。

　13年もの間、国立障害者センター（YAI；現在のNational Institute for People with Disabilities）において、発達障害を抱える人々の自立支援の取り組みに加わることができたことにも感謝している。私が本書で提示するアイディアのいくつかは、この時期に培われた。私が時に型破りにも見えるやり方をしたときに、信頼してすべてを任せてくれる担当者たちがいてくれたことは実に幸運だった。名前を挙げればきりがないが、住居担当のMary BradyとMatt Sturialeは、重複診断（発達障害を伴う精神疾患）を受けた患者さんたちへの対応の仕方を開発するにあたって避けられないさまざまなリスクを引き受けてくれた。外来担当のRichard CohenとMarco Damianiは、新たに来院する成人の自閉症スペクトラムの患者さんを、私が担当できるよう取り計らってくれた。私のASに対する関心は、この2人の多大なサポートによって高められ

た。

　ASや発達障害に関する会議や勉強会に定期的に出席するようになり、同じような関心や目標を持つ人々のネットワークに加わることができたことも、私にとって大変有り難かった。この分野の先駆者の方々との出会いがなかったら、私は本書の企画を引き受けることはなかっただろう。彼ら／彼女らは、本書の執筆中も、常に私を励まし、原稿について数々の助言を与えてくれた。現在NYU小児研究所のアスペルガー部門（NYU Child Study Center's Asperger Institute）にいるLynda Gellerは、自閉症スペクトラムのあらゆることに関し、私の究極の指導者といえる。私が成人のASに関心を抱き始めたちょうどそのころに彼女と出会えたことは、非常に幸運だった。当時彼女はすでに何年にもわたって、ASの人たちやその家族とかかわっていた。ASに対する、彼女の多角的で発達的な視点に基づく理解は、私自身の臨床のあり方や本書の執筆に大きな影響を与えた。「アスペルガー症候群・高機能自閉症協会（Asperger Syndrome and High Functioning Autism Association）」のPat SchisselとBernice Polinskyは、自閉症スペクトラムを持つ人およびその関係者によるコミュニティの活動に関する最新情報を、常に私に提供してくれた。PatとBerniceは自らも自閉症スペクトラムを持つ成人の親であり、ASと高機能自閉症を抱える何百もの家族のために、その中心的な存在として献身的に活動し、さらに、自閉症スペクトラムに関する専門的知識をいつでも惜しみなく私に与えてくれる。「世界と地域のアスペルガー症候群の会（Global and Regional Asperger Syndrome Partnership）」のMichael John Carleyが成人のASのサポートグループの全国規模のネットワークを築いたことは、賞賛に値する。Michaelのおかげで、私の患者さんたちは、安心できる環境で仲間とともに、自らの特徴について学ぶことができるようになり、さらには仲間をサポートする側に立つこともできるようになった。「自閉症研究機構（Organization for Autism Research）」のPeter Gerhardtは、成人の自

閉症スペクトラムの援助を行う専門家の育成における第一人者である。数年前にPeterは私に連絡をくれ、それ以来私たちは交流を続けているが、私は彼との交流から多大な恩恵を受けている。「国立重複診断協会（National Association for the Dually Diagnosed）」のRobert Fletcherも素晴らしい友人である。Robertは発達障害を持つ人々のための心理療法を総合的に研究しており、私に対しては、認知行動療法や自閉症スペクトラムについて周囲を啓蒙するよう、いつも応援してくれる存在である。

　その他の多くの仲間やスーパーバイザー、スーパーバイジーとのやりとりも、ASとその治療について、私自身の考察を進めていくうえで不可欠である。上に挙げた以外にも、Candice Baugh、Dominic Carbone、Lorraine Carr、Ellen Keller、Maria Scalley、Arlene Yarwoodといった方々との交流は、私にとってきわめて有意義である。また、Brian Bonfardin、Peter Della Bella、Richard Kessler、Richard Perry、Phil Levine、John Pomeroyといった精神科医の方々と一緒に仕事をさせてもらうなかで、多くの貴重な洞察を得ることができた。なかでも、私が最も多くの時間を共に過ごした精神科医であるJane Perrには、特別に感謝の意を表したい。Janeは、本書の草稿の段階から、多くの貴重なアドバイスをくれた。Isabel Dziobek、Michelle Garcia Winner、Roslyn Millett、Shana Nichols、Dan Tomasuloといった方々も、貴重な時間を割いて、本書の原稿に目を通し、さまざまな意見を私にくれた。ロングアイランド大学C. W. ポスト校（Long Island University／C. W. Post）の心理学部博士課程の方々にも心から感謝する。特にDavid Roll（彼は、私がまだ駆け出しだったころのスーパーバイザーである）と、私がスーパーバイズをした学生たちからは、多くの示唆を与えてもらった。加えて、本書で提示したいくつかの事例について私にスーパーバイズをしてくれたロングアイランド認知療法センター（Long Island Center for Cognitive Therapy）のDominic Candidoにも、特別に感謝を示したい。

ギルフォード社の編集部の方々にも多大なサポートをいただいた。なかでもSarah Smith、Sawitree Somburanakul、そしてとりわけKitty Mooreには、心から御礼を述べたい。このシリーズ（Guides to Individualizes Evidence-Based Treatment）の編者であるJacqueline Personsは、「成人のアスペルガー」という、一見あまり明確とはいえないテーマを、よくぞ彼女のシリーズにいれてくれたと思う。このことはいくら感謝してもしきれないぐらいである。自分の考えを確たるコンセプトにまとめ、Jacquelineにアプローチするよう私に勧めてくれた親友のAnn Kringにも、もちろん感謝している。

　私の友人すべて、特に「夕食会（dinner group）」のメンバーであるMary、Kathleen、Pam、Arnetta、そしてEddieに感謝を示したい。本書の執筆中は、月に一度のこの夕食会に出かけることだけが、唯一の楽しみだった時期もあった。本書を執筆する間、私は家のことと家族のことをすっかりネグレクトしてしまっていた。そのことを私に許してくれた夫のLiderと息子のSean Raynorにも感謝している。本書を執筆することで、精神的な意味で私が不在になってしまったにもかかわらず、夫は毎日私を励ましてくれ、特に私が煮詰まったときなどは、机の上にメモを置いて私を元気づけてくれた。なかでも最も助けになったのは、視覚的な手がかりを使った励ましである。彼は、暗いトンネルの先にだんだんと明るい光が見えてきて、その光が毎週少しずつ大きくなっていく挿絵を私のために描いてくれた。

　私の父Raymond Gausは、私が自分の仕事について語るのを聞くようになって数年ほど経ったころから、自分のことを誇らしげに「アスペルギアン（Aspergian）」と呼ぶようになった。専門家としては彼がASの診断基準を満たしていないと言わねばならないが、生活を共にしてきた家族としては、彼がASと大きくかけ離れているようにも思われない。父と同様に私の仕事を応援してくれる母June Gausは、父と結婚してもう47年になるが、彼女も父が自分を「アスペルギアン」と呼ぶのを否

定しようとはしない。しかし、父は私の知る中で最も愛情に満ちた人の一人であり、そのことからも、診断の有無にかかわらず「アスペルギアン」の特徴を持つ人々にも、確かに思いやりや共感といった能力があることを、私たちは知ることができる。そのような父を、数いる男性の中から結婚相手として母が選んでくれたこと自体にも、私は感謝しなければならないだろう。

序　文

　アスペルガー症候群（Asperger syndrome：AS）は、米国のメンタルヘルスの専門家にとって比較的新しい概念であり、通常は発達障害として、主に児童期に問題となる障害のひとつと考えられている。しかしながら、実際には成人においても予想をはるかに上回る数の人々がASの診断を受けており、治療を求めているのが現状である。メンタルヘルスに携わる専門家自身も、この増えつつあるASを持つ人々を特定し、臨床像を明らかにし、治療を行っていくための資源を必要としている。しかしながら、現在のところは利用可能な資源がきわめて少ない状況にある。認知行動療法（cognitive behavioral therapy：CBT）は、一般にASの二次障害として合併することの多い気分障害、不安障害などに対して有効な多くの介入方法を提供しているが、それらの中にはASそれ自体の中核的な障害にも応用できる可能性のあるものもある。しかし、そうした潜在的な利用価値はあるものの、実際に成人のASに対して適用可能となっているCBTはいまだほとんど存在しない。

　本書ではまず、ASについて、そしてASの成人期における症状の現れ方を説明し（第1章）、次に、ASの患者に生じやすい問題に対してCBTを適用することに関し、エビデンスに基づく理論的根拠を提示する（第2章）。続いて、ASを持つ人が示す複雑な問題をアセスメントするためのガイドラインを紹介し（第3章）、個別の治療計画をデザインするためのケースフォーミュレーションのモデルを示す（第4章）。ASに特有の問題を解決するために必要なスキルを患者が習得するにあたって、CBTをどのように活用できるかということについて、事例を含めて詳細に示し（第6章）、ASに併発する精神症状の軽減についても、やはり詳細に説明する（第7章）。最後に、ASについては学際的な協力が必要なことを述べ（第8章）、治療妨害要因に対する戦略を紹介し（第

9章)、治療を終結するにあたっての留意点について述べる（第10章)。

1. 本書の対象となる読者

　本書の目的は、成人のASに対応できるセラピストを増やすことにある。メンタルヘルスの分野において、成人のASには質の高い治療が求められているにもかかわらず、成人のASが正しく理解されているとは言い難い。私たちが、諸分野での研究成果と臨床実践をもっと意欲的に橋渡しすることができれば、成人のASがより良い治療を受けるための助けになるだろう。さらに私は、いわゆる「メンタルヘルスの主流派コミュニティ（mainstream mental health community)」に属する専門家が、自分は発達障害には対応できないと考えていること、あるいは発達障害にあまり関心を持っていない実情を目にしてきた。そのため、そのような「主流派」の専門家は、成人の自閉症スペクトラムに自分のサービスを売り込むことをしないし、そのような患者が紹介されたとしても、それを受け入れようともしない。一方、「自閉症スペクトラムのコミュニティ（autism spectrum community)」に属する専門家は、もっぱら子どもに目を向け、子どもや若い世代に焦点を当てた行動的介入ばかりを強調しがちである。その結果、きわめて多くの成人のASが、治療から取り残され、日常生活上の問題に苦しみ、治療すれば回復するはずの二次的な精神障害に苦しんでいる。

　むろん双方の分野には、自らの専門分野以外の論文にも目を通し、成人のASを援助したいと考える、経験豊かで有能な臨床家も存在する。その中には、心理学者、ソーシャルワーカー、精神科医、言語聴覚士、教育者などが含まれる。私は、成人のASと接する機会のあるそれらの専門家にとって、本書が情報源として役立つことを願っている。たとえば、メンタルヘルスの分野で一般成人を対象としている臨床家（すなわち、上記の「主流派コミュニティ」に属する専門家）が、気分障害や不

安障害を訴えて来談する患者の中に、ASを持つ人を見出すことは、さほど稀なことではないだろう。同様に、「自閉症スペクトラムのコミュニティ」においても、成人のASの治療を要請されることがますます増えてきている。さらに私は、メンタルヘルスや自閉症スペクトラムの領域で研究や実践を始めたばかりの大学院生や研修生に、成人のASについての認識や関心を深めてもらいたいと強く願っている。成人のASに対する治療の質が、今後高まっていくかどうかは、ひとえに彼ら／彼女らにかかっているといっても過言ではないからである。

2. 用語について

アスペルガー障害（Asperger's disorder）は、「精神疾患の診断・統計マニュアル第四版改訂版」（DSM-Ⅳ-TR）[3]　においては、「広汎性発達障害（pervasive developmental disorders：PDD）」に分類される障害のひとつである。広汎性発達障害は、「自閉症スペクトラム障害（autism spectrum disorders：ASD）」と呼ばれることも多く、本書では、この2つの用語をほぼ同じものとして扱っている。また、上記のとおりDSMでは「アスペルガー障害」と記載されているが、WHOによる「国際疾病分類」（ICD-10）[182] では「アスペルガー症候群（Asperger syndrome）」と記載されており、DSMでも「症候群」との記載を認めている。実際、北米や他の国々における文献の多くは、「症候群」という表現を用いることが多く、それらの文献との整合性を図るためにも、本書では、「アスペルガー障害」ではなく「アスペルガー症候群（Asperger syndrome：AS）」という表現を用いることにした。なお本書はASだけでなく、「高機能自閉症（high-functioning autism：HFA）」、すなわち自閉症ではあるが平均もしくはそれ以上の知的および言語能力を持つ人々、そして「特定不能の広汎性発達障害（pervasive developmental disorders-not otherwise specified：PDD-NOS）」、すなわち多くの自閉症的な特徴を

有するものの、それが非定型であるか程度が弱いためにASまたは自閉症の診断基準を満たさない人々の治療にも役立つだろう。

　ところで、平均的もしくはそれ以上の認知能力を有する自閉症スペクトラムの人々に対して用いられる「高機能（high-functioning）」という用語には、少々厄介な点がある。確かに「高機能」と呼ばれる人たちの持つ知的能力や言語能力は、「低機能（low functioning）」とされる人たちよりも「高い」のは事実だが、彼ら／彼女らが自らの能力を生かして高度に機能できているかというと、決してそうではない。つまり「高機能」という用語は誤解を招きやすい。ひとつ例を挙げると、「高機能」と呼ばれる成人の多くは、人生や職業生活を有意義なものにするために、自らの能力を生かすことができず、フラストレーションを溜めることになるのだが、皮肉なことに、彼ら／彼女らは、そのフラストレーションを表現するにあたっては、自らの高度な言語能力を大いに活用することができてしまう。ゆえに私は、「高機能」という表現よりも、Ami Klinらにならって、「認知的に有能な（cognitively able）」[114]と表現するか、もしくはLynda Gellerにならって、「潜在的に能力のある（with independence potential）」[70]と表現する方が望ましいと考えている。「高機能自閉症」という用語は、おそらく今後数年間にわたって、幅広い意味で用いられることだろう。しかし本書では、「認知的に有能な」もしくは「潜在的に能力のある」というレベルにある自閉症スペクトラムの人々も、アスペルガー症候群（AS）に含めて述べることにする。この点を読者にはご留意いただきたい。一方、いわゆる「正常（nomal）」な人々、あるいは自閉症スペクトラムに含まれない人々については、「一般的な（typical）」と呼ぶことにする。

3. 成人のアスペルガー症候群におけるメンタルヘルスの需要

　通常、成人のASがメンタルヘルスの専門家に治療を求めてくるのは、ASに起因すると思われる対人関係の問題もしくは二次的な精神障害についての場合が多い。二次的な精神障害のうち最も多いのは、不安障害と気分障害である。これらの人々に見られるメンタルヘルスの問題は、彼ら／彼女らの社会適応のための努力にしばしば関連している。自閉症スペクトラム障害の人は、他人に関心がなく、周囲に打ち解けようとしないと一般的に信じられているが、実際には、彼ら／彼女らは、友人や恋人を得るために死に物狂いの努力をしている。そして彼ら／彼女らは、得意分野と不得意分野とのバランスがきわめて悪いため、そのせいで慢性的なストレスの問題を抱えている。一般的にASの人は、学業や研究では成功を収めるが、対人関係の領域でうまくいかないことが多い。彼ら／彼女らは他者とうまく交流する力に乏しいのだが、これはGray[84, 85]が指摘するように、彼ら／彼女らに「社会的理解（social understanding）」が不足しているためである。この不足（例：合図を見逃す、場にそぐわない発言をする、個人的な境界線を越えてしまうなど）が、ASの人は無礼で、風変わりで、不気味な人であるとの誤解を与えてしまう要因となる。ASの人は、自分が興味を持つ特定の領域ばかりに過度に集中してしまう傾向を有し（例：コンピュータ、コイン収集、飛行機など）、それは時に強迫的な様相を帯びる場合もある。というのも、彼ら／彼女らがいったんひとつのことに集中し始めると、それ以外のことを話題にすることができなくなってしまうからである。また多くのASの人は、一般に「常識（common sense）」と呼ばれていること、すなわち「判断」とか「問題解決」といったことについて、困難を抱きやすい。これらの困難は、社会的および職業的な活動にも悪影響を与えることになる。な

ぜならASの人のそのような行動は、彼ら／彼女らが健全な社会的関係や性的関係を形成するのを阻害するからである。そして職に就けなかったり、就けても本来の学業レベルや知的レベルよりもずっと水準の低い仕事しかできないことになってしまう。その結果生じる孤独感や挫折感は、不安障害や気分障害に対して、ASの人をひどく脆弱にしてしまう。

　第2章では、これらの問題のすべてを、基礎的な情報処理の障害に起因する問題として概念化し、その理論的根拠となる研究を紹介する。ASの人は、誕生時もしくは幼児期の初期から、社会的情報であれ非社会的情報であれ、特異的な処理を行う。彼ら／彼女らの独特な知覚の有り様は、発達や社会経験において不利に作用し、ネガティブな結果をもたらす。ASの人が、そのような知覚様式に基づいて取った行動が、他者に不快感を与え、ひいては、他者からの拒絶や嘲笑を受けることにつながってしまう。さらにそのような知覚の有り様は、社会関係以外の領域でも、さまざまな機能を阻害するため（例：秩序立てて物事を行うことができない、見通しを持ちにくい）、彼ら／彼女らの日常生活におけるストレスレベルはさらに増大してしまう。

　ASに対する治療的介入は、それが人生の早期に行われる場合に最も劇的な効果をもたらすことは確かだが、今日の成人のASのほとんどは、子どものころに「自閉症スペクトラム」とみなされることがなかったため、早期に専門的な介入を受ける機会がなかった人たちである。しかしながら私は、成人のASの人たちが、今現在苦しんでいる機能領域において改善する機会を「永遠に逃してしまった（missed the boat）」とは考えない。生涯発達の観点からすれば、一般の人の学習や成長が18歳か21歳では止まらないことは広く受け入れられていることであり、ASの人々の場合にそれが止まってしまうと考える理由は全くない。いかなる年齢で習得した新たなスキルも、習得したその時点から、その人の発達に対してポジティブな影響を与えうるということは、本書全体を通じ

た私の前提である。

　心理療法のセラピストは、こうした成人のASに対し、(1)不適応的な自動思考に気づき、それを修正する、(2)社会的な相互作用をよりよく理解するために、他者の行動をより正確に「読む（read）」、(3)他者の行動に応じて、それに対する自らの行動を修正する、の3点を教えることで、彼ら／彼女らを支援することができる。このような新たな学びは、ASの人たちが、社会的な機能を向上させ、コーピングやストレスマネジメントのスキルを高め、不安や抑うつの症状を防いだり軽減したりするにあたって、大いに役に立つだろう。

4. 障壁を取り除き、隙間を埋める

　本書全体にわたるテーマは統合（integration）である。成人のASにおけるメンタルヘルスの問題を扱い、エビデンスに基づく介入を提供する文献はひとつとして存在しない。しかしながら、たとえば以下の事項についての理論や研究について複数の文献資料を検討した結果、ASに対するCBTの適用を支持するエビデンスはかなりの数にのぼることが確認された。

- ASにおける情報処理の機能不全
- 一般的な成人における社会的認知
- 一般的な成人におけるストレスのリスク要因とその影響
- 不安ないし抑うつを有する一般的な成人における認知的機能不全
- 不安障害および気分障害を有する一般的な成人に対するCBTの有効性
- 子どもや10代の若者のASに対するCBTの有効性

　これらの各領域で明らかになっていることを組み合わせると、成人の

ASにCBTを提供することに十分なエビデンスが存在することは明らかである。これらのエビデンスについては、第2章で概観する。そこでは成人のASに対する実用的な意義を持つ重要な研究結果を提示し、そのもととなる研究やより詳細な文献のレビューを紹介する。

5. 私の発想の起源

　私は、これまでの10年間のほとんどを、自閉症スペクトラム上にある成人で、かつ「認知的に有能な（cognitively able）」人々を対象とする取り組みに費やしてきた。私がこの分野に興味を抱き始めた当初、これらの成人に対する介入について参考となるような文献は存在しなかった。そのため最も大変だったのは、異なる分野の情報を私自身が統合しなければならなかったことである。そのうえで成人のASを特徴づける臨床的問題を定式化したのだが、それは、さまざまな領域のさまざまな文献と私自身の臨床的経験（私は25年前に初めてASの患者さんに出会ったのだが、それ以前とそれ以降の経験の両方を含む）の両方が組み合わさったものである。これらの背景は、次章以降に紹介する治療アプローチの起源でもあるので、ここで少し紹介しておきたい。

私が臨床を始めたころの怖れと誤解
　私が自閉症スペクトラムの人に初めて出会ったのは、高校を卒業した夏に、とある特別支援のサマースクールで教員の助手をしていたころであった。自閉性障害（autistic disorder）と診断された生徒が一人、クラスの中にいたのである。それは6歳の女児だったが、彼女は言葉を持たず、しばしば大声で叫び、どのようなクラス活動も楽しんでいるようには見えなかった。まだ経験の浅いティーンエイジャーだった私は、次第に彼女を恐れるようになった。というのも、どんなに私が防ごうとしても、彼女は一日に一度以上、私の髪の毛を強烈な力で引っ張るからで

ある。私は、「自分はもう二度と自閉症の人に出会うことはないだろうし、そもそも出会う必要もないのだ」と思って、その夏を終えた。
　しかしそのわずか数年後に、次の出会いがもたらされた。当時、ホフストラ大学（Hofstra University）の学部生だった私は、「さまざまな状況における自閉症児の行動レパートリーに関する研究（Cross-situational assessment of the behavioral repertoire of an autistic child）」[68]というタイトルの、私にとって初の業績となる研究を行っていた。駆け出しの行動学者として、私は異常行動の研究に科学的な手法を取り入れることに夢中になっていた。私の論文は、自閉性障害と診断された7歳の男児についての、学校を中心とした行動観察をベースにしたものだった。その男児は、重度の知的障害があり、発語がなく、他者への意識も乏しく、自己刺激行動を頻繁に行っていた。さまざまな状況におけるこれらの行動の生起頻度を測定することが、私の研究の目的だった。もちろんこのときの私は、自閉症の女の子に強く髪の毛を引っ張られたという、数年前の不快な体験を忘れてはいなかった。そして当時の私は認めようとしないだろうが、この研究の原動力となったのは、やはり数年前の彼女の行動、すなわちあまりにも奇妙で私を不快にさせた彼女の行動を理解したいという願望だったのだと思う。「このときまさに、自閉症に対する私の興味関心が花開いたのだった」と言いたいところだが、実際はそうではなかった。確かに私はこの研究を通じて、被験者の行動をより適切に説明したり予測したりできるようになり、それによっていささかの満足感を得ることはできたが、そのころの私はまだ、特に自閉症に惹かれていたというわけではなかった。今となっては恥ずかしい話だが、たった2つの自閉症のケースによって、私は「自閉症＝子ども」「自閉症＝言葉を使わない」という、実に曖昧で誤った考えを持つようになってしまった。さらに悪いことに、自分のこの単純なしろうと考えのせいで、せっかく出会った2人の自閉症の子どもたちを理解しようともせず、この子たちの日常生活における困難を知ろうともしなかった。

この学部時代の研究は、自閉症のさらなる研究に発展することはなかったが、この研究を通じて、松見（田中）淳子（Junko Tanaka-Matsumi）という指導教官に出会えたことは、私にとって大きな幸運だった。彼女のおかげで、「経験主義（empiricism）」に対する情熱と「科学者－実践家モデル（scientist‐practitioner model）」に対する憧れが私の中で大いに刺激され、私はニューヨーク州立大学ストーニーブルック校の心理学の大学院博士課程に進むことになった。そこには各分野において指導的立場にある教授が大勢いて、臨床心理学を多角的に教えてもらうことができた。それは非常に刺激的で特権的な環境であり、大学院に在籍中、私はそのような環境にどっぷりと漬かることができた。たとえば養育に対する行動科学的な介入法についてはSuzan O'Learyに教わった。夫婦の不仲とそれに対する介入についてはDaniel O'Learyに、認知行動療法と心理療法の統合についてはMarvin Goldfriedに教わった。そして問題解決療法についてはThomas D'Zurillaに、行動原理の基礎と応用についてはEdward（Ted）Carrに教わった。さらに成人の精神病理についてはJohn Nealeに、子どもの精神病理についてはAlan O. Rossに教えてもらった。

　私は大学院時代、自閉症と知的障害について精神病理学の授業で少しは学んだが、発達障害に関してはそれ以上の訓練を受けることはなかった。Ted Carrの研究グループの人たちは、発達障害を持つ児童を研究対象としていたため、そのような児童に触れる機会が多かったと思われるが、私自身は臨床実習を通じて、学校や親に対する介入よりも、成人患者に対する心理療法を自分自身の専門にしたいと考えるようになった。しかも私は、成人を研究対象とするAlan O. Rossの研究グループに所属していた。Alan O. Rossは児童心理学者として多くの経験を積み、児童虐待に関心を抱いていたが、私がストーニーブルック校に在籍していた当時、彼は成人を対象とした研究を行っていた。彼は、なぜ大人が子どもに対して「キレる」のか、なぜ大人は子どもを虐待するのか、その

要因を明らかにしようとしていた。私自身は大学院において、成人のハイリスクな反応スタイルを測定するために用いる「欲求不満耐性尺度」を開発し、その妥当性を検証することを目指していた。結局私は、学部学生を被験者とした長期にわたる一連の調査を通じて、信頼性の高い尺度を構築することができたのだが、私自身は、その尺度が実際に臨床場面で活用されるようになる前に大学院を卒業してしまった。それでも私はこの研究を通じて、たとえば怒り、攻撃性、不安といった成人の抱える多様な心理的問題について、関心を高めることができた。

　私は大学院在籍中、VA病院（退役軍人病院）にて臨床実習を行ったが、主たる対象は、戦闘関連の外傷後ストレス障害（PTSD）と薬物乱用であり、それらの実習を通じて、CBTと成人の精神病理学に対する私の関心はさらに高まった。同時に私は、今後の自分のキャリアを、研究者ではなく臨床家として形成しようとの決意を固めた。臨床実習が終わるころには、「自閉症」のことは私の頭からすっかり抜け落ちてしまい、「アスペルガー症候群」という用語も、その後久しく耳にすることはなかった。それでも私は、これから本書で述べるような領域、つまり成人のアスペルガー症候群にかかわる領域に足を踏み出そうとしていたのである。その後私は成人のアスペルガー症候群の人たちに、そうとは知らずに接するようになり、そのたびにそれまでの自分の理解（もしくは誤解）と矛盾するような現象に遭遇し、その都度自分の理解（もしくは誤解）を修正する必要に迫られた。そのような個々の発見を通じて、私は新しい考えを取り入れていき、それに応じて私の治療の方向性も少しずつ変化していった。本書の根拠となっている基本前提の多くは、このような過程を通じて形成されたものであるが、以下に、アスペルガー症候群にかかわる私の「個々の発見」について、時間軸に沿って述べてみたい。

発見1：発達障害を持つ子どもは発達障害を持つ大人になる

　私はストーニーブルック校で学位を取得した後、州のライセンスを取るまでの間に、スーパービジョンを受けながら働ける環境を探していた（ライセンスを取らなければ実際に臨床現場に立つことができない）。その際、以前に臨床実習を受けていたVA病院でできれば働きたいと思っていたが、あいにくその当時VA病院の求人がなく、そこで私はニューヨークにある「青少年センター（Young Adult Institute：YAI；現在の「国立障害者センター（National Institute for People with Disabilities）」に就職することにした。YAIは大規模な機関で、知的障害、自閉症およびその他の発達障害を持つ人々のために、定評のあるサービスを提供していた。私は成人の住居部門に配属され、知的障害、自閉性障害、および「重篤で対応困難な攻撃行動あり」と診断された人々のために、グループホームでの行動的介入の計画を立てるという業務を割り当てられた。正直言うと、それはVA病院の仕事に比べて面白味に欠けると思ったが、私はスーパービジョンを必要としていたし、お金を稼がなければならないという事情があった。私は行動科学の訓練を受けたことがあり、大学院では欲求不満や攻撃性に関する研究も行っていた。そして成人を対象とする臨床実践に大いに興味を持っていた。したがって私はYAIで、自分に与えられる業務をこなす自信があった。私はYAIが標準的な雇用条件として定める18カ月間の契約に同意した。

　私はグループホームで働くなかで、成人の発達障害の有り様を目の当たりにして、非常に興味深く感じた。私はそれまで発達障害は子ども特有の障害であると思い込んでいた。しかしここで学んだのは、発達障害の始まりは誕生時もしくは幼児期初期だとしても、その人は生涯にわたって発達障害によるさまざまな問題を抱えて生きていかざるをえない、ということだった。しかしながら、成人患者たちからひどい攻撃行動を受けることが度重なるにつれて、私の中の彼ら／彼女らに対する興味関心は次第に薄れていき、仕事自体に苦痛を覚えるようになった。実際私

は、最初の週に、とある男性の入居者に髪の毛を引っ張られたときには（髪の毛を引っ張るという行為は、ここではごく軽度な問題行動にすぎない）、10年前のサマースクールでのあの少女との経験を思い出し、「こんなことのために博士号を取ったのだろうか？」と思わず自問してしまった。10年前に比べたら、私は経験を重ね、より客観的であろうとすることができていた。にもかかわらず、男性の成人患者に髪を引っ張られるという体験は、少女に髪を引っ張られるという10年前の体験より、さらにひどい、暴力的な行為であるように感じられた。それでも私は、契約期間が終了するまではYAIにとどまろうと考えた。そして契約が切れた時点で晴れてYAIを辞め、何か別のことを始めようと心に誓った。YAIでの臨床経験が州のライセンスを取るための要件だったため、当面YAIにとどまることは私にとって無駄ではなかった。ただし私は、（引っ張られるからといって）自分の髪を切る気はなかった。そこでYAIにいる間、私は自分の髪を守るために、いろいろと工夫をしなければならなかった。

発見2：メンタルヘルスの問題に関しては、発達障害を持つ成人も一般的な成人も同じである

　YAIの住居部門で私が対応していた人の大半は、本書で述べる患者の特徴とは合致しない。というのも、ほぼすべての入居者が知的障害を持っており、自閉症スペクトラム障害を持つ人は、そのうちの半数以下しかいなかったからである。しかしながら、入居者の大半が精神障害を併せ持っており、それらについては適切な診断がなされていなかった。知的障害や自閉症スペクトラム障害を持つ入居者に対し、精神障害の診断がついていないという事実に、私は興味を抱いた。私は発達障害についての専門的な訓練を受けたことがなく、「メンタルヘルスの主流派」とも言うべき領域で経験を積んできたのであるが、そのような経験のおかげで、私はYAIにおける精神障害の問題に適切に対応できるように

なっていたのかもしれない。そしてこの問題こそが、私が結局YAIに13年間もとどまった最大の理由だった。

　18カ月間という当初の契約よりも、ずっと長期に私がYAIで働き続けたことのきっかけになったのは、ペギーという女性入居者のケースだった。彼女は中度の知的障害で、「重度の攻撃的行動」のエピソードを有していた。ペギーは1年のほとんどの時期において、協力的かつ適切に振る舞うことができていたが、約1カ月の間だけ、行動がガラリと変わり、爆発的な暴力行為、不規則な睡眠、食欲減退、男性スタッフに対する過度に性的な振る舞いといったエピソードを示した。私は精神科の入院病棟で臨床実習を行ったので、双極性障害のケースを何度か見たことがあったが、ペギーが躁病のエピソードを呈しているのは明らかだった。しかし当時、発達障害の分野では、発達障害を持つ人々の問題行動は、彼ら／彼女らの学習経験によるものであり、代わりとなる適応的行動を教え、強化することによって、それらの問題行動を軽減したり解消したりすることができる、という考えが主流だった。私自身、そのような考えに異論はない（当時も今も）。しかし、その考えが、発達障害を持つ人の示すすべての問題に適用できるとは思えなかった。いわんや躁病の陽性症状に、このような考えを当てはめられるとは、到底考えられなかった。このような一元的なアプローチでは、知的障害を持つ成人において気分障害を併発する可能性のあることが考慮されていない。私は同僚に対し、以下の質問を繰り返し投げかけたものだった。「発達障害を持たない成人は、ある一定の割合で精神障害に罹患するのに、発達障害を持つ成人はそうでない、ということが果たしてありうるのだろうか？」。

　私は参考となる資料を探し求め、ごく少数ではあるが、発達障害にかかわる他の専門家が私と同じような疑問を抱いていることを知った（たとえば「国立重複診断協会（National Association for the Dually Diagnosed：NADD）」という学際的機関）。また、これは非常に新しい

発想に基づくテーマだったため、確かなエビデンスに基づく介入について書かれた文献は当時まだ存在しなかったが、利用可能で有用なガイドライン（文献59、65、127、136、Habilitative Mental Healthcare Newsletter）を見つけることができた。また同じころ、雑誌「カウンセリングと臨床心理学（Journal of Consulting and Clinical Psychology）」では、知的障害を持つ人たちの精神疾患をテーマにした特集が組まれた（62巻1号、1994年）。これらのガイドラインのほとんどは、発達障害に対して従来用いられてきた行動的アプローチ（環境における先行刺激と、それに対する反応としての異常行動についてのアセスメントと操作）を重視しているが、それだけではなく、より多元的で、「生物－心理－社会モデル」に基づいたケースフォーミュレーションを提唱していた。

　幸運なことに、ペギーのケースを一緒に担当してくれたYAIのスタッフは、非常に親切で、しかも前向きな人だった。私たちはペギーのケースを一緒に検討し、彼女の問題行動は多元的であり、治療のためには、医学的介入、心理社会的介入、そして環境的介入といった多元的な計画を立てる必要があると判断した。グループホームの居住者はすべて、地域の医療機関で医学的なケアを受けていたが、ペギーの双極性障害に対しては、適切なケアがされなかった。私たちは何人かの医師にペギーを診せたが、医師たちは、「別の報酬システムを試してみるように」と私たちに指示するか、もしくはペギーの行動を抑制するために大量の抗精神病薬を投与するか、そのどちらかの対応しかしてくれなかった。担当医は、知的障害を持つ人が気分障害を併発するとは、考えたこともないようだった。結局、私たちが報告するペギーに関するデータを一緒に検討し、問題を概念化し、一般の人が双極性障害にかかった場合と同じような治療法を提示してくれる医師に出会うまでに1年以上もかかってしまった。それまでの間、ペギーは無効な薬を多量に服用し（多いときは、7種類の向精神薬を処方された）、入院をしたのも一度きりではなかっ

た。

　医学的治療が、ペギーの気分障害に対する介入の一部にすぎないということは、上述の通りである。適切な医学的ケアが確保された後も、私たちは彼女に対する心理社会的介入および環境的介入を提供し続けた。彼女が長期にわたる不安定な状態から回復し、最大限の自立と生活の質（QOL）を達成するためには、継続的なサポートと構造化された学習環境が必要だった。ペギーの例は自閉症スペクトラムに直接該当するものではないが、本書のテーマには大いに関連している。というのも、これから本書で述べる、多元的かつ個別的な治療計画に基づくアプローチは、ペギーの例やそれに類似した他のケースに対する私たちの取り組みから構築されたものだからである（グループホームにおける我々の取り組みについての詳細は、Gaus & Sturiale, 2002を参照されたい）。行動的介入であれ、認知的介入であれ、薬学的な介入であれ、治療にはそのどれもが重要であり、複合的な障害を抱える成人の複雑な問題を改善するためには、どれかひとつの介入だけを単独で行うのでは不十分である。

　発見3：発達障害を持つ人々にとっても心理療法は有効である
　私は州のライセンスを取ると、すぐにサイコロジストとして開業した。というのも、YAIでの仕事を続けるのと同時に、一般成人に対する心理療法の経験を増やしたかったからである。しかしながら、発達障害の領域で仕事をしている仲間から、ほどなくして発達障害を持つ患者が紹介されるようになり、ごく自然に私はそれらのケースを引き受けた。つまりまたしても私は、正式な訓練を受けていない領域での仕事をすることになってしまった。そこで私が考えたのは、それぞれの分野における文献や経験に基づくアイディアを統合する必要があるということである。ストーニーブルック校とVA病院での訓練や経験によって、私はCBTの基礎を身につけることができたが、それは発達障害を持つ人を対象とするものではなかった。一方、私はYAIでの経験を通じて、それは心

理療法といえるものではなかったが、発達障害を持つ人が呈するさまざまな認知的機能不全について学ぶことができた。そこで思いついたのが、この一見別々な2つのことを結びつけること、すなわち認知的機能不全を有する人にCBTを提供するということだった。それこそがまさに私の仕事であるように思われた。驚いたことに、このようなことについて書かれた文献はほとんどなかった。実際、発達障害を持つ人に何らかの心理療法を適用するという考えは、発達障害や心理療法の分野で働く専門家にとっては馴染みのないものだった。当時、発達障害に提供できる心理学的サービスといえば、環境的介入もしくはスタッフと親への訓練に限られており、それらはひとえに行動理論に基づくものだった。

　それからしばらくして、YAIは、発達障害の人に対して広範囲にわたるリハビリテーションと医学的サービスを提供する外来専門クリニックを立ち上げた。そのクリニックの中に、発達障害専門の心理療法部門が開設されたことを知り、私はそれを本当にうれしく感じ、そのチームに加わることを強く希望した。これが、私をYAIに（当初の契約期間を大幅に超えて）さらに長く引き留めた第二の理由である。引き続き私は自らのクリニックとYAIのクリニックの両方で臨床活動を続けていたが、まもなくして、発達障害の人たちに「トークセラピー（talk therapies）」という新たな手法を適用するという文献が出現し始めた[135, 165]。その中には、もっぱらCBTに焦点を当てたものもあった[119]。それらの文献や私自身のYAIでの取り組みを通じて、同様の研究や仕事を行っている仲間たちとの意見交換の輪が形成され、それは今でも広がり続けている。

発見4：自閉症の症状は、認知能力や言語能力の高い人たちにおいても出現する

　私にとって初めてのAS患者であるジョーには、私の開業するクリニックで出会った。彼との出会いは、私の最も重要な発見のひとつにつ

ながり、それが本書のテーマにもつながっている。最初の電話はジョーの兄からで、「私の弟はおそらくアスペルガー症候群だと思われるのですが、彼を診てもらえませんか？」というものであった。私は思わず「え？　何ですって？」と聞き返してしまった。私には、彼が「アスバーガー（ass-burger）症候群」と言ったように聞こえていたのである。彼が「高機能自閉症のようなものですよ」と教えてくれたので、そうであれば私の専門分野に関連するだろうと考え、私はジョーの予約を受け付けることにした。私は電話を切るなり、当時出版されたばかりのDSM-IV[2]を引っつかみ、広汎性発達障害の項を開いたところ、「アスペルガー障害」という新項目が記載されていた。DSM自体はすでに何カ月も前から机の上に置いてあったというのに（これは1995年の初めの頃の出来事である）、私はアスペルガー障害という新たな項目に気づいていなかった。そのことで私は少々きまりの悪い思いをしたが、その後アスペルガー障害について調べるのに夢中になり、当初のきまりの悪さもどこかに吹き飛んでしまった。

　ジョーに会うことで、私の関心はさらに高まった。ジョーのケースは第1章で詳しく紹介するが、55歳になるこの男性は、アイビー・リーグ（訳注：米国東部の名門大学グループ）の修士号を持ち、長年にわたって仕事をし、自立した生活を送っている。しかし彼の対人的行動は奇妙で、日常生活のちょっとした問題を解決するのにも苦労していた。ジョーをアセスメントしている最中に、私はこの第四の重要な発見をした。それは、対人関係上の困難や自閉症的な特異行動と、一般と同様かもしくはそれ以上の優れた知性や洗練された言語能力とが、一人の人間の中に併存しうる、というものであった。これからもジョーと同様の問題を抱えた人たちが、メンタルヘルスの専門家の助けを求めて来談するということはきっとあるだろう。私はそう考えた。私は自分の臨床活動の焦点をシフトさせ、何かと誤解を受けやすいこのような人々を理解することに時間を割きたいと思うようになった。

発見5：変えなくてよいものは変えるな（変える必要のない大切なものを、むざむざ捨てるようなことはするな）

　「自閉症スペクトラムのコミュニティ」に一歩踏み出してみると、そこは私にとって非常に楽しい場所であった。ここは、専門家、自閉症スペクトラム上にいる当事者、その家族、サポートネットワーク、そして各種擁護団体など、臨床場面を越えたところで、より生産的な多くの交流があるユニークなコミュニティである。このようなコミュニティのおかげで、自閉症スペクトラムに対する私の理解は深まり、常に情報収集をすることができ、何人ものすばらしい友人を得ることができた。

　一方私は、自閉症スペクトラム障害にかかわるコミュニティには、他のコミュニティに比べて、論争や感情的な言い合い、そして内部分裂が多いといういささか不愉快な現実を、コミュニティに実際にかかわってみて認識するようになった。たとえば自閉症を流行性の障害ととらえるか否か、そして環境要因がどれほどその発症に関与しているかといったことについては、いまだに論争が続いている。代替医療やホリスティック医療といったアプローチについても意見が分かれている。資源やサービスを受ける資格とその基準との関係から、自閉症スペクトラムを「高機能（high-functioning）」と「低機能（lower-functioning）」に分けることについても論争が続いている。ごく最近では、研究資金を集めたり治療を求めたりする際の「治癒（cure）」という言葉の使用をめぐって、「低機能」を持つ人の家族と、「高機能」を持つ成人の当事者との間に分裂が起きている。低機能を持つ人の家族は、愛する家族（すなわち低機能の当事者）の苦悩や衰弱を目の当たりにしており、その結果自閉症の「治癒」を求めることになる。一方、高機能の人たちは、自閉症スペクトラムにあることは、彼ら／彼女らが独自の資質と能力を持つことを示しており、したがって「治癒」という発想は自らの個性を放棄することを意味するため、侮辱であると訴えている（この件に関して、両サイドの主張をバランスよく説明しているサイトがインターネット上に存在す

る[41, 111, 161]。興味のある方はそちらを参照されたい)。

　私自身はコミュニティにおいて政治的な動きはとらないことにしている。私にも多くの課題や役割があるが、私が目指すのはただ一点、「科学的に根拠のある介入を通じて、患者の心理学的な苦痛を軽減するための援助を行う」ということである。その志は大学院で訓練を受けていたころから変わっていない。私はこの原理原則を、すべての患者に対して、その患者の抱える苦痛の形や大きさにかかわらず適用したいと考えている。成人のASの治療の場合、我々はきわめて微妙なバランスを保つことを求められる。すなわち、当事者の持つ機能のうち、彼ら／彼女らの幸福や健康を阻害する側面については治療のターゲットにする必要があるが、一方、当事者独自の強みや長所に関与する側面については、むしろそれらを保護する必要がある。私がASの患者を相手にしてこのようなバランスを保とうとする際に拠りどころとするのは、政治的な見解ではなく、あくまでも私自身の臨床家としての原理原則である。

　うつ病や不安障害といったⅠ軸の疾患を治療する際のセラピストと患者の最終的な目標は、症状を完全に取り除き、完全寛解に至ることである。つまりそれらの疾患は「望ましくないもの」として認識されている。しかしながら私は、ASに対してそれと同じように考えることには抵抗を感じる。なぜなら私は、成人のAS患者からAS的な特徴を完全に取り除くことができるとは考えていないし、そもそもそのようなことを治療目標にするべきでないと考えているからである。本書の主な前提は、ASを持つ人はAS特有の情報処理システムに大きく影響を受けており、その結果、彼ら／彼女ら自身が多くのネガティブな体験をしてしまう、というものである。情報処理システムにかかわるこのような問題が、彼ら／彼女らを治療に向かわせるのであり、それらの問題は私が本書で紹介する諸技法を用いて対処する必要がある。ただし私は、ASに特有な情報処理システムそれ自体に、普遍的な欠陥があるとは考えていない。ASの人の型にはまらない発想は、当事者や周囲にいる人たちにとって、

価値あるものになる可能性がある。実際に多くの場合、ASに特有な独自の思考スタイルは、この世の中で物事に対処し、自分が世の中に適応するための戦略を生み出すことに一役買っているはずである（彼ら／彼女らにとって奇妙なのは、自分自身ではなくこの世の中のほうである）。臨床心理学者であり、ASに関する多くの書籍の著者であるTony Attwoodは、自著の読者であるASの人たちに対し、「あなたは狂っているのではない。もちろん悪い人間でも欠陥人間でもない。あなたはただ、一般の人たちとは異なる考え方をするだけだ」(p.332)[9]と語りかけているが、私もそれに同意する。ASを持つ人のユニークな思考様式は、その人独自の対人関係の有り様と同様に、その人自身のパーソナリティと深くかかわっている。それは、その人の本質の一部であり、その人の才能やユニークな能力、そして魅力的な資質の源泉である。その人からASを取り除こうというのは、その人自身を消し去ろうとすることにほかならない。

6.「変化」の哲学

　多くの成人のASとの出会いを通じて、私はASの治療における「変化」の哲学を編み出した。私が、患者の苦痛を軽減するための取り組みを患者とともに行う際に重視しているのは、患者の持つ強みをベースとすること、そして生涯発達的な視点を持つことの2点である。I軸障害のためにCBTを求める一般の患者に対するのと同様、ASを持つ人の支援において重要なセラピストの仕事とは、彼ら／彼女らの日常生活において問題となるような認知的活動を同定し、それらを修正するためのやり方を患者に教えることであって、その人のパーソナリティそのものを変容させることではない。つまり成人のASに対する治療に必要なのは、以下のようなことである。

- 新たな認知的スキルおよび行動的スキルを教える。
- 変容の難しい障害については、それらを補うための技法を教える。
- 自己受容を高める。
- 不安障害や抑うつ症状などメンタルヘルスの問題が併存している場合、症状を軽減したり予防したりするための技法を教える。

ASを持つ人たちへのサポートと教育のネットワークであり、同時に擁護のためのネットワークでもある「世界・地域アスペルガー協会（The Global and Regional Asperger Syndrome Partnership：GRASP)」では、次のような声明文を出している。我々セラピストは、ここから「知恵となる言葉」を見出すことができるだろう。

　我々は共に努力します。……教育と理解を通じて、我々自身が学びます。それぞれの状態に応じて、自らの持つ才能を最大限に生かします。そのユニークな能力を活用し、我々のコミュニティ独自のさまざまな達成を祝福します。……そしてそれぞれの状態によってもたらされるダメージを最小限にとどめようとします。我々の行動が非自閉症の人たちと異なるとき、それによって生じる損害を軽減しようとします[76]。

ASを持つ人は、ストレス管理のやり方を身につけ、満足のいく人間関係を形成できるようになり、職業的な目標を達成したとしても、ASに特有な情報処理の有り様は変わらないだろう。しかしそこまで到達できた時点で、ASの独自性はむしろ祝福すべきものとなる。そして彼ら／彼女らに心理療法を提供するという仕事を通じて、私たち臨床家も、その祝福をおすそ分けしてもらうという、素晴らしい特権が与えられるのである。

もくじ

監訳者まえがき　iii
シリーズの編集者より　ix
謝　辞　xi
序　文　xvii

第1章　成人におけるアスペルガー症候群の定義 ………………… 1
1. アスペルガー症候群とは？　1
   現在のアメリカにおける診断基準：DSM-IV-TR　2
2. 成人のアスペルガー障害はどのような様態をとるのか？　4
3. 成人のアスペルガー症候群に現れる症状を理解する　28
   1) 鑑別診断の問題　28
   2) 一般的な誤解　39
4. AS の人の持つ〈強み〉　43
   1) 創造性と「型にはまらない」世界観　44
   2) 正直さ　44
   3) ユーモアのセンス　44
   4) 構造への応答性のよさ　46
   5) 自分を観察し、評価しようとする意欲　46
5. 本章の概要とまとめ　46

第2章　成人のアスペルガー症候群のメンタルヘルスに関する問題のケースフォーミュレーション ………………… 49
1. 包括的なフォーミュレーションモデル　50
2. アスペルガー症候群における中核的な認知機能障害　56
   1) 他者についての情報処理の機能不全：社会的認知　56
   2) 自己についての情報処理の機能不全　75
   3) 非社会的な領域における情報処理の機能不全　83

3. 認知機能の障害とメンタルヘルスに関する問題のリスク　88
   従来の認知行動療法の枠組みにおける AS の問題のフォーミュレーション　91
4. アスペルガー症候群のための認知行動療法　96
5. 本章の概要とまとめ　98

第3章　初期のアセスメント …………………………………… 99

1. インテーク面接　100
   1）治療を開始する理由　100
   2）インテーク面接における戦略　109
2. 診断と標的となる問題の整理　123
   1）自閉症スペクトラムの診断の確定　123
   2）併存するメンタルヘルスの問題を診断する　131
   3）性的問題のアセスメント　144
   4）「強み」と「回復力」のアセスメント　146
   5）問題リストの作成と初期の目標設定　152
3. 本章の概要とまとめ　157

第4章　個々の患者に合わせたケースフォーミュレーションと治療計画 ……………………………………………………… 159

1. ケースフォーミュレーション　160
   1）ケースフォーミュレーションのためのワークシート　160
   2）ボブの場合：ワークシートを用いたケースフォーミュレーション　161
   3）ボブのケースフォーミュレーションのまとめ　174
2. 治療計画　176
   1）「変化」と AS についての哲学的な言葉：「お風呂の水と一緒に赤ん坊まで捨ててはいけない」　176
   2）ワークシートを使った介入方法の選択と目標設定　182
3. 本章の概要とまとめ　192

第5章　心理教育と治療に向けてのオリエンテーション ……… 195

1. 心理教育　196
   1）AS について説明する　196

　　　　　2）患者を資源につなげる　199
　　　　　3）開示　201
　　　2. 治療に向けてのオリエンテーション　204
　　　　　1）治療における協同関係の確立と維持　204
　　　　　2）治療の理論的根拠を提供する　216
　　　3. 本章の概要とまとめ　218

第6章　介入：アスペルガー症候群の中核的問題へのコーピングスキルを増やす …………………………………………………… 219
　　　1. 法則定立的なフォーミュレーションのレビュー　220
　　　2. 中核的問題のための「ハビリテーション」　221
　　　3. ソーシャルスキルを増やす　224
　　　　　1）道具的スキルを増やす　226
　　　　　2）社会的知識の蓄えを増やす　234
　　　　　3）社会的認知を向上させる　247
　　　4. コーピングスキルを増やす　257
　　　　　1）補償的なスキルを発達させることの理論的根拠　258
　　　　　2）時間管理スキル　260
　　　　　3）問題解決スキル　263
　　　　　4）リラクセーションスキル　267
　　　　　5）プレアサーティブネス（前主張性）　268
　　　5. 本章の概要とまとめ　274

第7章　アスペルガー症候群に併存するメンタルヘルスの諸問題に対する介入 …………………………………………………… 275
　　　1. 患者に認知モデルを提示する　278
　　　　　思考記録を用いて自動思考を明らかにする　278
　　　2. 非機能的な自動思考を同定し、それに対応する　288
　　　　　認知の偏りを同定し、対応する　288
　　　3. 媒介信念を理解し、修正する　301
　　　　　1）媒介信念と AS：ルール　302
　　　　　2）不適応的なルールに介入する　304

4. スキーマを修正する　314
　　　　1) AS における一般的な中核信念　316
　　　　2) 連続法　317
　　　　3) 中核信念ワークシート　322
　　5. 本章の概要とまとめ　327

第8章　補助的な治療、および他の専門家との連携 ……………… 331
　　1. 他のサービス提供者への紹介と連携のためのガイドライン　331
　　　　1) どんなときに紹介するか　331
　　　　2) 協力　332
　　2. 補助的な治療とその役割　335
　　　　1) 補助的心理療法、カウンセリング、そしてサポート　335
　　　　2) 医療、およびリハビリテーションサービス　341
　　　　3) 成人の障害者向けサービス　344
　　　　4) 法的なサービス　347
　　3. 本章の概要とまとめ　348

第9章　治療における諸問題と、その対処方法について ……… 349
　　1. 心理療法のセッションにおいて問題となる社会的相互作用における困難　350
　　　　1) 行動的な問題　350
　　　　2) 言葉とコミュニケーションの問題　352
　　　　3) 認知の問題　355
　　2. ホームワークの遂行を妨げる実行機能に関する諸問題　355
　　3. 治療に対するモチベーションが低い、あるいは認知モデルを受け入れにくい　356
　　4. 治療の妨げとなる家族に関する問題　358
　　5. 物質乱用　359
　　6. 孤立およびサポートの欠如　360
　　7. 経済的問題　361
　　　　1) 雇用形態の変化　362
　　　　2) 生活環境の変化　363
　　　　3) 民間の保険による制限　365

8. 未治療の健康問題　366
　　　9. 薬の多剤服用：理論的根拠に乏しい多重精神科薬物療法　366
　　　10. 他のプロバイダーによる協力の欠如　367
　　　11. 本章の概要とまとめ　368

第10章　治療の終結と展望 …………………………………………… 371
　　　1. 治療目標が達成されたとき　371
　　　　1）治療を終結にするとき　372
　　　　2）新しい目標を設定して治療を継続するとき　372
　　　　3）効果の維持と継続的なモニタリングのために治療を継続するとき　373
　　　2. 目標が達成される前に治療が中断されるとき　374
　　　　1）治療の一時的な中断　375
　　　　2）セラピストの変更　377
　　　　3）予定外の早期の終結　378
　　　3. 成人のアスペルガー症候群の人々の今後のために　380
　　　　1）ASにおける認知的な機能不全　381
　　　　2）併存症の問題　381
　　　　3）ストレスの問題　382
　　　　4）認知行動療法（CBT）について　382
　　　　5）ジェンダーの問題　383
　　　　6）サポートサービス・モデルについて　383
　　　4. 結びの言葉　384

　　付　録　385
　　文　献　389
　　訳者あとがき　398
　　索　引　402

第1章
成人における
アスペルガー症候群の定義

　本章ではまず、アスペルガー症候群（Asperger syndrome：AS）について、その定義や診断基準など概略的な部分を整理する。次に、成人においてはASの症状がどのように現れるのか、また彼ら／彼女らがそれらの症状のために心理療法を必要とする理由や経緯について、具体的なケースを紹介しながら説明する。そのうえで、鑑別診断の難しさや一般によくあるASに対する誤解など、ASの症状を理解しにくくしている要因についても触れる。そして最後に、成人のASの臨床像をより適切にとらえるため、ASの持つ長所についても考える。これについては、特にASの治療に認知行動療法（cognitive behavioral therapy：CBT）が奏効する際、その長所がどうかかわっているかという視点から述べる。

1. アスペルガー症候群とは？

　アスペルガー症候群が米国で最初に正式に認識されたのは、1994年にDSM-IV[2]で広汎性発達障害のひとつとして取り上げられて以降である。DSM-IVではアスペルガー障害（Asperger's disorder）とされているが、そこに挙げられている一般的な特徴は、以前から知られている自閉性障害（autistic disorder）に見られる症状、すなわち「対人的な相

互反応における質的な障害」や「行動、興味、および活動の限定された反復的パターン」ときわめて酷似している。しかし、自閉性障害と比較すると、認知の発達、言語、年齢相応の自立、適応行動、ないし環境についての好奇心の発達などについては、臨床的に有意な遅れは見られない。つまり言い換えれば、ASの人々は言葉が使用でき、自閉症に多く見られる知的障害を持たない、ということである。

　ASは、DSM-IV[2]が出版された当時、米国のメンタルヘルスの専門家たちにとっては聞き慣れない疾患名だった。しかしこの疾患名は、ヨーロッパではすでに50年前に誕生していた。オーストリアの小児科医であるHans Aspergerが、彼の患者のある一群に共通して見られた特徴について最初に発表したのは1944年のことだった[4]。しかし彼のドイツ語の原稿は、1981年にLorna Wingがイギリスで治療していた自分のケースの症状が彼の記述と同じであることを発見するまで、まったく注目をされていなかった[6, 177, 178]。現在、ASを診断する際にどの基準を用いるかは国によってさまざまである。しかしASが自閉症スペクトラム障害に属するものであること、また社会的な状況における認知と行動に大きな問題を持つということに関しては、ほとんどの研究者が同意している[6, 72, 115, 178]。

現在のアメリカにおける診断基準：DSM-IV-TR

　自閉症スペクトラム障害の現行の診断システムに関しては批判が多く、おそらく今後のDSMとICDの新版においては大きな改訂がなされるだろう。たとえば、Wing[179]は、スペクトラム障害の診断に現在の分類（categorical）方式を用いることの問題点を指摘し、その代わりとなる次元（dimensional）方式を提案している。しかしながら、本書は成人のアスペルガー症候群（Asperger syndrome：AS）、高機能自閉症（high functional autism：HFA）、および特定不能の広汎性発達障害（pervasive developmental disorder not otherwise specified：PDD-NOS）の治療に

関心のある専門家のための、臨床実践用のマニュアルであり、診断基準について検討することを目的としない（現在の診断基準に関する議論の概要については文献172を参照）。そのためここでは、マニュアルとしての実用性をより重視し、十分な基準ではないものの、DSM-Ⅳ-TR[3]によって定義されている既存の診断システムに従うこととする。

表1.1にアスペルガー障害の診断基準の概要を示した。症状や関連する特徴についてのより詳細な説明はDSM-Ⅳ-TR[3]を参照していただきたい。しかしながら、ここではDSM-Ⅳ-TRを用いて患者を評価する際に覚えておくべきいくつかの点について強調しておく。第一に、アスペルガー障害は1994年以前のどのDSMにも記載されていなかったということである。現在は5つの広汎性発達障害のうちのひとつとして挙げられているが、DSM-Ⅲ-R[1]では広汎性発達障害は自閉性障害とPDD-NOSの2つしか存在せず、専門家は診断に際してそのどちらかしか選択できなかった。このことは、当時の成人のAS患者に大きな影響を及ぼした。というのは、現在の診断基準ではASの基準を満たす人も、おそらくDSM-Ⅲ-Rの2つの障害ではどちらの基準も満たしていなかったからである。このため、多くの患者にとって、自らが抱えている問題にあまり適合せず、むしろ混乱を招くような診断を受けてしまう状況が長く続くこととなった。

第二に、DSMでは現在すべてのPDDがⅠ軸に分類されているのに対して、Ⅳ版より以前の版では精神遅滞やパーソナリティ障害と並んでⅡ軸に分類されていたことである。この改訂についても、本書の範疇を超えてさまざまに議論されうる事柄だろう。しかし、これに関連して臨床家が直面することの多い実践上の問題として、この分類の違いによって、州や連邦政府の資金援助による公的なサービスや、その他さまざまな機関から提供される保障の受給資格が異なってしまうという点がある。補助的心理療法や各種サービスの利用に関する問題については第8章で詳しく取り上げる。

表1.1　DSM-Ⅳ-TRにおけるアスペルガー障害の診断基準の概要

1. 対人的相互反応の質的な障害―以下のうち少なくとも2つ：
   ・対人的相互反応を調節する多彩な非言語的行動の使用の著明な障害
   （すなわち、目と目で見つめあう、顔の表情、体の姿勢、身振りなど）
   ・発達の水準に相応した仲間関係を作ることの失敗
   ・楽しみ、興味、達成感を他人と分かち合うことを自発的に求めることの欠如
   ・対人的または情緒的相互性の欠如
2. 行動、興味および活動の、限定的、反復的、常同的な様式―以下のうち少なくとも1つ：
   ・常同的で、限定的な型の1つまたはそれ以上の興味だけに熱中する
   ・機能的でない習慣／儀式に頑なにこだわる
   ・常同的で、反復的な衒奇的運動
   ・物体の一部に持続的に熱中する
3. 社会的、職業的、または他の領域における機能の臨床的に著しい障害
4. 小児期に全般的な言語発達の遅れがない
5. 小児期の、認知、自己管理能力、適応行動、および環境への好奇心の発達に遅れがない

2. 成人のアスペルガー障害はどのような様態をとるのか？

　疫学をはじめ、成人のASについてはさまざまなデータが不足している。有病率の研究は、個々の研究でASの診断が一貫していないので結果が不明確である。また、すべて小児サンプルによる研究であり、成人のASの集団に関しては、小児におけるデータをもとに推測して検討するしかない。最近のデータでは、ASが小児10,000人中2.6人[61,62]、すべての自閉症スペクトラム障害（autism spectrum disorder：ASD）が小児10,000人中10人から67人[130]となっている。米国疾病対策センター(the Centers for Disease Control)の発表によると、2000年と2002年に行われた2つの多施設研究によって、ごく最近では小児1,000人中約3.3から9.9人ないし小児150人中約1人と推定されている[43,44]。有病率に加え、

性差についての知見も限られている。前項で触れた診断基準が不十分であるなどの診断上の問題が、症状の発現における性差を考慮する場合にさらに複雑化してしまうためである。子どものASにおける性差を調査した研究はないが[62, 116]、全PDDを合わせた場合、ある研究では男女比が3.7：1[173]、また別の研究では3.8：1[60]と報告している。アメリカ疾病対策センターによって実施された最近の研究からは、ある小児サンプルにおける全ASDは男女比2.8から6.5対1の比率にあることが判明している[43, 44]。子どもたちはその後PDDを「成長とともに克服する（grow out of it）」場合があるかもしれない。しかしエビデンスも不足しているため慎重に考えなければならないが、これら小児の有病率の推定値から考えると、成人になってからもPDDを抱えながら生活している人々が確実に存在すると考えられる。また、成人を治療している専門家がASの診断基準を満たす女性を1人診ているとすると、他の3人から4人の男性患者はASである可能性があると仮定できるかもしれない（性差の検討と診断については、きわめて思慮深く、総合的にレビューしている文献117を参照されたい）。

　1994年にDSMにASが取り入れられてからというもの、研究と臨床実践において注目されてきたのは子どもに焦点を絞ったものがほとんどだった。ASは発達障害であり、DSM-IV-TR[3]では、「通常、幼児期、小児期、ないし青年期に初めて診断される」問題に分類されている。そのため、早期の発達過程を理解することに力を注ぎ、人生早期に積極的に介入するのは当然理に適ったことではある。しかしながら、現在ASの基準を満たしている1970年代半ば以前に生まれた人々は、1994年に米国のメンタルヘルス分野にその症候群が知られる以前にすでに成人してしまっていた。その人たちが特に不幸な点は、子どものときにASの問題が明らかにされず、適切な措置が取られなかったため、今もなお新たに診断される若者たちと同じように有効な治療によるサポートを必要とする状態にあることである。これらの人々が子どものころは、1950年代、

1960年代、および1970年代により馴染みのあった自閉性障害の子どもとはきわめて異なる臨床像を示していた。自閉性障害が主に言葉がなく、他者に応答せず、知的な遅れを伴っていたのに対し、ASの子どもは、標準かそれ以上の優れた知能と高い言語スキルを持ち、学業でも優秀なことが多く、特定の話題（天文学、昆虫、列車など）への強い関心を持っていることもあった。

この現象（時に「小さな教授症候群（little professor syndrome）」と呼ばれることもある）は、両親や一部の教師には可愛らしいと感じられたかもしれないが、通常同年代からは疎まれることが多かった。彼ら／彼女らは不安に苦しめられ、怒りを爆発させる傾向があるため、教育現場においては「情緒障害」がある児童と判断されることもしばしばだったが、何らかの発達障害を持つと理解されることはなかった。現に、彼ら／彼女らのプロフィールは、1950年代から1990年代の40年間、米国のどの診断基準のカテゴリーにも適合しなかったのである。したがって、彼ら／彼女らは一連の問題を抱えているにもかかわらず、診断されないままに人生のほとんどを過ごしてきたわけだが、さらに不幸なことに、誤った診断をされてしまう場合もあった。彼ら／彼女らは、幼いころにニーズに沿って計画された教育および治療プログラムを受けられたとすれば得たはずの利益を逃してしまっており、そのために成人してからの問題はより大きなものになってしまっている。Attwood[6]が言うように、この障害を診断されたことによって質の高い教育と治療を受けられている現代の子どもの成長過程では、それ以前の世代の子どもの場合と比べて精神疾患に対する脆弱性が低くなっている。逆にいえばASを抱え、適切なサポートのないままに成長した人々が、きわめて大規模で、かつ他とは異なる世代集団を形成し、今日もなお治療を必要としているということになる。

ところで、心理療法がASの人々のために有効であることが、次第に広く認識されるようになってきている[10, 104]。ここでは、セラピストが

セッションでよく目にする成人のASのさまざまな症状の特徴と、それぞれの治療を開始する理由や経緯などを読者にご理解いただくため、私が行ったインテーク面接の例をもとにいくつかのケースを紹介する。実際の面接場面の流れをより的確に理解していただくため、ASの成人の臨床像について、理論的、実証的な説明を行う前にこれらのケースについて紹介したい。なぜなら、結局のところ、セラピストはその人の抱える問題の背景を概念化するよりも前に、名前と顔を持つ当事者にまずは会って話をするところから治療は始まるからである。以下に示すのは、各々さまざまな症状を抱えているが、いずれもセラピストが成人のASに対応する際に遭遇することの多い問題の典型例である。それぞれのケースの紹介の後には、DSMで定義されているASの症状が、各ケースにおいていかに独自の症状として生じているかについて簡単に解説する。ここで注意が必要なのは、以下のケースはそれぞれ、明確な診断がなされるまでには十分な評価が必要だったということである。ASの診断を確定するには、実際には以下の概要的な情報だけでは不十分である。本項での目的は、診断の手がかりとなりうるもののうち、インテーク面接中に見られることの多いいくつかの特徴を示すことにあり、ASの総合的なアセスメント、診断、および治療に関しては、これ以降に本書で改めて解説を行う。まずは、私のASとの最初の出会いとなったジョーのケースから始める。

◆ジョー：ストレスフルなライフイベントによって、大幅に機能が低下したケース

　ジョーは55歳独身のラテン系アメリカ人である。彼はあるとき突然アパートの立ち退きを迫られた。そしてこの一件をきっかけに、彼の精神状態と生活の自己管理能力に問題が生じ始めた。心配した兄は、ASについての記事を読み、症状がジョーに当てはまるのではと考え、彼に心理療法を

勧めた。

　ジョーは工学の修士号を持っており、専門とする分野で25年以上にわたって会社勤めをしていた。彼は過去18年間何事もなく平穏に、ニューヨークにあるアパートでずっと一人暮らしをしていた。立ち退きは寝耳に水の出来事であり、家族もショックを受けた。兄が経緯を調べたところ、ジョーのアパートは何カ月も前に新しい管理会社に売り渡されていた。そのため、ジョーは家賃の小切手を新たな管理会社の住所へ送るようにする必要があったが、彼はただ支払いをやめてしまっていた。ジョーは、郵便で送られてきた通知や警告の書類を、引き出しの中に並べてしまっているだけだった。

　彼の兄は、ジョーのことを「孤独を好み」「少し風変わり」で「柔軟性に欠ける」人物だと述べた。しかしながらジョーは、大学や大学院では成功を収め、就職して仕事を続けられており、援助を受けることなく自活できていた。ジョーは自分から連絡をすることはなかったが、彼の兄弟は毎週電話で彼の様子をチェックすることを習慣にしていた。彼は自ら悩みを訴えたことはなく、精神疾患になったこともなく、職場でも問題はなかった。彼は常に上司から肯定的な評価を受けていた。彼は毎日まったく同じ日課を実行し、友人もガールフレンドもいなかったため、家族は彼の生活が「退屈」ではないかと少し心配していた。彼は野鳥に対して情熱的な関心を持っており、暇さえあれば図書館に行ったり、テレビで野鳥のドキュメンタリーを見たりしてその趣味を楽しんでいた。彼が自分の生活に不満を漏らすことはなかったため、家族は彼が満足しているのだろうと思っていた。

　インテーク面接でのジョーは、平坦な感情を示し、単調な話し方で視線を合わせるのを避けていたが、立ち退きの件に対しては気持ちが動転していることをはっきりと訴え、この事態に十分に対処できなかったことに対する自分自身への恥と怒りの感情をあらわにした。彼は、ビルの管理会社の変更に対して過敏になってしまい、家賃の小切手を書かないようにしていたと言った。警告通知を受け取るようになり怖くなったが、どうしたら

よいかわからず、それについて家族に知らせることも恐れていた。事態が悪化すればするほど、彼はその問題に対処することを避けるようになってしまった。

ジョーのインテーク面接の様子は、DSM-Ⅳ-TR[3]に記載されているASの症状のいくつかに合致している。彼の「特定の機能的でない習慣や儀式への頑なこだわり」は、彼が家賃の支払いという習慣的な行動を変更したり、立ち退きの警告を受けたときに適応的な問題解決を実践することがまったく不可能であった様子に表れている。ジョーはまた、「限定された型の興味」も持っていた。彼の余暇活動は野鳥のみに集中していた。社会的な領域において、彼は「相応した仲間関係をつくることができず」、セラピストに対してと同様、家族との相互関係においても「対人的、ないし情緒的相互性が欠如」していた。

ジョーの例はストレスフルなライフイベント、あるいは環境における重大な変化によって誘発された機能低下を示しており、これは成人のASが心理療法につながる大きな理由のひとつである。ジョーと同様、多くの成人のASは、高学歴であり、予測可能で、構造化され、限定された環境の中では適切に機能できる。しかしながら、彼ら／彼女らは予期せぬ変化に直面すると、判断力の低下や問題解決能力の欠如を示すことになる。家族であればその当人に「常識がない」ように見えると不満を述べることもある。ジョーの場合のように、機能低下が環境の変化というストレスフルな出来事によって生じることもあれば、青年期から成人期への移行期のように、自然発達上の変化によって引き起こされる場合もある。次のロレインのケースはその例である。

◆ロレイン：自立できないことに対して欲求不満を抱えるケース

ロレインは22歳の白人カトリック教徒の女性である。彼女は両親、姉と

一緒に暮らしており、パートタイムの短大生である。彼女は幼稚園のときに特定不能の広汎性発達障害（PDD-NOS）と診断されたが、最近になってその診断がASに変更された。両親はロレインに心理療法を勧めた。というのも、両親は、ロレインの欲求不満耐性が低いことや怒りを爆発させやすいことを非常に心配していたからである。ロレイン自身も、もっと上手に自己主張するスキルを身につけ、両親に頼らないでもやっていけるようになりたかったため、セラピストに会いに行くことに同意した。

　ロレインは学校の課題に対して強い不満を感じていた。彼女は大学で受講するすべての授業で代筆者（scribe）を頼らなければならなかった。代筆者は講義のノートを取り、筆記の課題では彼女の口述を書き取った。このように教育上の特別な配慮が必要なのは、ロレインの微細運動に問題があり、書字に著しい困難があったためである。学校は彼女のための代筆者を用意できなかったため、ここ数カ月は彼女の母親がそれを務めていた。しかしこのことが母親とロレインとの間の緊張感を高めてしまうこととなった。彼女は母親との勉強の時間を絶叫して中断することが多くなり、一度は母親のことをつねってしまった。彼女はよく「自分が常に人の助けを必要としていることにうんざりしている」と訴え、これまでに自分が取得した大学の単位は正当なものではなく、むしろそれらは本当は「母親のもの」だと考えていた。

　ロレインの両親は、幼稚園のころから彼女に重篤な「自閉症の兆候」があったと報告した。それらの兆候には、普通でない言葉の使い方、社会的孤立、ひどい癇癪、変化に対する苦痛、多動などが含まれていた。それらの問題は、彼女が成長するにつれて次第に改善していったが、両親は、それは集中音声言語療法（intensive speech-language therapy）など彼女が受けたさまざまな特別支援教育によるものと考えていた。両親は常に彼女の教育に全力を注ぎ、ロレインの学校区域が彼女に特別な教育サービスを提供しない場合には、法的に異議を申し立てることもしばしばだった。両親は個人的にもお金を費やし、学校以外のさまざまな補助的なサービスを

第1章　成人におけるアスペルガー症候群の定義　11

活用した。なかでも最も効果があったのは彼女が6歳のときに乗馬療法のプログラムに参加させたことだったという。ここでの活動は、ロレインの大きな筋肉を使った運動（粗大運動）のスキル、集中力、そして自信の向上に役立っただけでなく、彼女自身それをほかのどの活動よりも楽しんでいた。青年期になると、彼女は競走馬に乗るようになり、インテーク面接の3年前には一頭の馬を所有するまでになっていた。

　ロレインのインテーク面接は2回に分けて行われた。初回、彼女は両親とともにやってきて、両親が同席することを希望した。ロレインは身だしなみが整い、きちんとした服装をした（スポーツ選手のようないでたちだった）、とても綺麗な女性だった。彼女はセラピストと握手をするときは視線を合わせたが、それ以外はずっと目が合うのを避けていた。彼女の感情は一貫して平坦なようだった。ロレインは、セラピストの質問に答える際は両親の方に目をやり、受け身的な態度を示していた。二度目のセッションには彼女は一人で来たが、そのときも彼女の感情や表情は前回と同じように平坦だった。話し方は、小声できわめてゆっくりとしていたが、明確で的確だった。彼女はセラピストを見ず、質問に対する彼女の応答には大きな遅れがあった。しかし、彼女はそれぞれの質問について慎重に考えているように見え、応答も適切で的を射ていた。彼女は長年にわたる両親のサポートに感謝しているが、自分がいまだに両親に依存していることに不満を感じていると述べた。彼女のボーイフレンド（彼女は彼も「自閉症スペクトラム上にある」と言った）との関係は1年間続いており、彼女は彼と過ごす時間を楽しんでいた。彼女はセラピーの助けを借りて、もっと自立し、自分の怒りを「コントロール」できるようになりたがっていた。ボーイフレンドも、彼女が「怒鳴る」ことで嫌な思いをし始めていた。セッションの間中、彼女は下を向いたまま、片足を膝の上に乗せて、スニーカーの底のおうとつ（凹凸）を繰り返し手で撫でていた。彼女はインタビュー中に二度、セラピストの注意をその靴の方に促し、そのデザインがいかにユニークであるかについて力説した。セラピストが彼女の注意を元の話題に

向け直そうとしても、戻るのに時間がかかった。彼女は、スニーカーとそのユニークな特徴について、そしてそれが製造された場所などを説明することに没頭していた。セッションの終わりに、彼女はオフィスを出て行きながら突然振り返り、セラピストにハグをした。しかしそのときも顔に表情はなく、視線を合わせることもなかった。

両親の報告からは、ロレインは幼少期に対人的相互反応や行動の面で重篤な問題を抱えていたことが示されたが、成人になった今もなお臨床的に重篤なASの症状を呈していた。DSMで定義されている症状で、彼女自身や両親から報告された現在の生活における現象のいくつかは、インテーク面接中にも観察することができた。たとえば、視線を合わせないことや平坦な感情は「対人的相互反応を調節する多彩な非言語的行動の使用の障害」の特徴といえる。また、セラピストの質問に対する回答が遅いこと、話がわき道に逸れやすいこと、突発的なハグ（気分と一致せず、社会的な前後関係を持たない）は、「対人的または情緒的相互性の欠如」の例であるし、スニーカーの模様に対するこだわりは、「物体の一部に持続的に熱中する」ことの表れである。書字スキルの乏しさは、一般的にASに関連した特徴である協応運動の問題を表していた。

多くの成人のASは、ロレインのように、自分が自立できないことに対する不満や葛藤を抱えている。ASの症状は、職業的、および経済的な自立を妨げるため、彼ら／彼女らは日常生活におけるさまざまな活動を他人に頼らなければならない。前成人期は、ASの人やその家族にとって特に苦痛であることが多い。なぜなら、子どもから大人への移行期は、個人の障害をよりはっきりと浮き彫りにする変化をもたらすためである。通常であれば、成長過程にある人々は、10代後半から20代前半にかけて家族のもとを離れ、職業選択の時期に入る。高校のような構造化された環境の中では学業的に成功できたASの人は、特別な教育的サポートを受けているいないにかかわらず、しばしば他の人たちと同

じように大学に進んだり仕事を始める準備ができているとみなされがちである。しかしながら、大学生活や職業生活に伴う環境、スケジュール、および作業の変化は、しばしばASの人にとっては劇的でありすぎてしまう。簡単だと想定していた作業に自分自身が苦闘していることに気づくとき、彼ら／彼女らとその家族は混乱し、失望し、葛藤に苦しむ。ロレインは、学業と自立の領域でまさにそのような失望に直面したのである。次のアンドリューのケースは、社会的な領域における葛藤の例といえる。

◆アンドリュー：対人関係の問題から孤独を抱えるケース

　アンドリューは32歳独身、プロテスタントの白人男性である。彼は調理師の資格を持ち、高級食料品店のマネージャーとして働いている。彼は、対人関係能力のアセスメントを行い、精神科的な診断をはっきりさせてほしいとの希望を述べたがこれは彼の両親の希望でもあった。両親はASについての文献を見つけ、そこに書かれていることが自分たちの息子の問題に当てはまると考えていた。アンドリュー自身もまた、他者との親密な関係を築き、維持するうえで現在抱えている問題を解決するため、CBTの可能性を試したいと思っていた。彼は現在、ニューヨーク市から約35マイルほどの郊外にある、両親の家と同じ町にある自分自身のアパートで一人暮らしをしている。

　アンドリュー自身も両親も、彼が同級生や教師、同僚、また雇い主などとの間で適切な対人関係を持てずにきたと述べた。彼は、小学校のころはひどく内気でほとんど友人がおらず、中学や高校のころは自分が周囲に「溶け込めていない」と感じていたし、しばしばいじめの対象にもなっていたと報告した。中学1年のとき、彼は学習障害と診断され、学習に困難を抱える子どものために質の高い治療教育を提供する私立の学校へ転校した。話しながら彼は、高校は3年でなんとか卒業できたが、その時期にはほと

んど常に抑うつ的な気分にあり、加えて怒りの爆発や無価値感、自己嫌悪など多くの感情的な混乱を抱えていたことも思い出した。彼は5年間大学に通い、グラフィックデザインの学位を取得して卒業した。しかし彼はその分野で仕事を見つけることができなかったため、米国調理学院（Culinary Institute of America）に入学して、シェフになる訓練を受けた。なぜなら料理は、彼が強い関心と才能を示していたもうひとつの分野だったためである。彼は調理の資格を取得できたが、そこでの訓練はきわめてストレスの大きいものだったと述べた。彼にとって、一度に多数の指示に従うことはしばしば困難であり、そのことで教師や先輩に馬鹿にされるのではないかと常に不安を感じていた。それ以来、彼は食品産業の分野でいくつかの仕事に就いたが、どの職場でも自分の学歴や経験と仕事内容が見合っていないと感じていた。彼は現在の仕事先で最も成功を収め、最近ではマネージャーの地位に昇進した。しかし成人期に入ってもなお彼の対人関係における孤独感は続き、抑うつ気分も伴うようになっていた。

　アンドリューはすべてのセッション（一人での面接が2回と両親との合同面接が1回）にカジュアルだがきちんとした服装で、きれいにひげを剃り、整った身だしなみでやってきた。彼は痩せていて、か弱そうではあったが、魅力的な男性だった。彼はセッション中、周期的に視線を逸らしたり、何度も座り直したり、短く指をはじく動作を繰り返したりと常に不安な様子を示し、また一度も笑うことがなかったが、面接には協力的だった。質問すると、応答までに長い間があったが、聞かれたことについて一生懸命考える様子が見られた。三度目の面接になると、彼はようやく少しリラックスし、自分の学習障害や過去の診断について自発的に多くの質問をするようになった。

　アンドリューの例も、DSMで定義されているASの症状のいくつかを示している。彼は、人生全般において「仲間関係を作る」ことができず、「楽しみを他人と分かち合うことを自発的に求めることの欠如」（以前は

家族によって「内気さ」だと思われていた）や「反復的な衒奇的運動（指はじきなど）」を示していた。両親によると、前例のロレインと同様に、これらの特徴は幼少期において特に顕著であったという。

アンドリューが治療を必要としたのは、ASの患者において最も多い理由である「社会的孤立／孤独」と「抑うつ」の2点のためだった。アンドリューは知的に優れ、才能にも恵まれており、また対人場面ではきわめて大人しく内気な傾向を示していたこともあって、周囲は彼の対人関係上の障害の重篤さに気づかなかった。彼の成長する時期（1970年代と1980年代）に彼を診た専門家は、彼が自閉症スペクトラム障害（ASD）を持つことにほとんど気づかなかった。この現象は、他の多くの成人患者においてもいえることである。一般に、ASDの人々は他者に対して無関心であると信じられているが、実際はアンドリューのように、その多くは親しい友人や恋人が欲しいという思いはあるものの、そうした満たされる関係を築いたり、維持したりするためのスキルを持っていないことがほとんどである。アンドリューの対人関係上の困難は、「ひきこもり（withdrawal）」や「回避（avoidance）」によって特徴づけられていたといえる。対照的に、次のサルバドールは、怒りや他者への攻撃的な態度によって特徴づけられる対人関係上の困難の例である。

◆**サルバドール：怒りのコントロールの問題から孤独を抱えるケース**

サルバドールはカトリック教徒で、イタリア系アメリカ人の33歳の独身男性である。彼は外国語教師として個人契約で仕事している。彼は怒りをコントロールすることが難しく、人間関係において自信を失ってしまっており、その援助を求めて治療にやってきた。サルバドールは最近になって精神科医によってASの診断を受けた。それ以来、彼はASに関連したさまざまな種類のサポートやサービスを求めるようになり、私のこともその中で探し出したのであった。彼は一般教養の準学士号を持っており、現在は

ニューヨーク市から約40マイルほど離れた郊外で両親とともに暮らしている。

　サルバドールは、怒りが自分の最大の問題であるとはっきりと認識しており、特に最近叔母との間で起こしてしまった大きな揉め事について、インテーク面接の際も苦しんでいた。彼は叔母に家庭教師として雇われ、フロリダの彼女の家で6週間、ティーンエイジャーの息子（サルバドールの従弟）にスペイン語を教えることになった。サルバドールは契約通り仕事をやり遂げ6週間滞在したものの、滞在期間中にさまざまな対人関係上のトラブルを起こし、ついに爆発してしまった。彼は、叔母に怒鳴り声をあげ、彼女の持ち物を傷つけた（壁を殴り、物を投げつけた）。この行動に叔母は恐怖をおぼえると同時に激怒し、その訪問はサルバドールにとって恥と失望で終わることになった。彼は、こうした爆発が自分の毎回のパターンであり、人々が「ある特定のやり方で」行動するときに、その人たちに対して感じる怒りをどうコントロールしてよいのかわからないと述べている。彼はまた、自分の才能を十分に活用し、自活することができていないことに不満を感じており、自分の年齢ならもっと生活上で自立するべきだとも考えていた。

　サルバドールは思春期のころから外国の文化と言葉に熱烈な関心を持っていた。英語を母国語とする労働者階級の家庭に育ったにもかかわらず、彼はほとんど正式なトレーニングを受けずに独学で3カ国語（スペイン語、イタリア語、フランス語）を学んだ。彼は、高校生のころは同級生に外国の文化や言葉に対して自分と同じようなレベルで関心を持っている人がいなかったので、友人がまったくいなかったと言った（その傾向は現在も続いている）。彼は、自分が興味を持っていること以外は人と会話することに関心を持っていないことを自覚していた。彼の外国語は人に教えられるくらいの高いレベルにあり、同時に外国人に第二外国語として英語を教える仕事もしている。ただ、地元の高校で時々行われる生涯学習講座でたまに仕事をするか、プライベートの個人レッスンしかしていないので、稼ぐお

金は僅かしかなかった。なぜなら、彼は学士号を取ろうとしたが、学習に困難がありやめてしまったので、教員の資格を持っていなかったからである。彼は、自分自身について、きわめて優れた記憶力を持っており、多量の情報を記憶できるが、抽象的なことの解釈が非常に難しいと報告した。その結果、彼は言語の構造（語彙、文法、文の生成など）を理解する力には優れていたが、他の人が書いた創作物（小説など）などは、その意味を理解することが難しく、文学のクラスでは成績がふるわなかった。

　サルバドールは一見、ハンサムで完璧な身なりの、話し上手で社交的な男性という印象を人に与える。最初の面接で、彼はセラピストに対してとても丁寧で、適切な態度で挨拶をし、握手をしながらしっかりと視線を合わせた。面接室に入って席につくと、彼はそのセッションの「用意」をするために数分間セラピストに対して無反応になり、おもむろに一連の準備作業を行った。彼はゆっくりと眼鏡ケースを取り出し、それを車の鍵の横に置き、ルーズリーフの入っている書類入れを開け、準備したメモを取り出し、書類入れを閉じ、その一枚の紙を膝の上の書類入れの上に置いた。そしてペンを取り出し、そこでようやく彼は顔を上げてセラピストを見た。セラピストはすでに一言二言言葉を発していたのだが、彼はそれらにはまったく反応しなかった。彼は微笑んで、「いいですよ、準備ができました」と言い、事前に自分のメモに書いてあった議題について話し始めた。面接中に、彼が上半身を揺らし始めたかと思うと突然止めて、「しまった、本当に嫌だ！　こんな風に揺らすのを止めなくては！」と怒ったように言うことが一、二度あった。彼はまた、セラピストの質問に対し、もう一度繰り返してほしいと何度も頼んできた。おそらく、話の途中で質問の意図がわからなくなってしまったのだろう。彼は、自分自身の話について、突然「何を話していたんでしたっけ？」と言うことがあり、自分の話の流れを思い出そうとしながら苛立っているように見えた。そんなとき彼は、何度も自分のメモを見直すのだった。

サルバドールのこれまでの経過とインテーク面接中に見られた行動は、DSMで定義されているいくつかのASの症状と一致する。彼は「仲間関係を作ることの失敗」の特徴を示しているし、他者の行動や意思への関心の乏しさは、「対人的または情緒的相互性の欠如」の例といえる。これは、彼がセッションの準備のために自分の議題を用意する間、セラピストの問いかけにまったく反応しなかったことにも表れている。彼の外国語の才能は彼にとってプラスにも働いたが、そのせいでむしろ人とつながりを持てないということの要因にもなり、「異常なまでの強さ」の「全面的なこだわり（an encompassing preoccupation）」といえるような事態に陥ってしまっていた。そして、彼がインテーク面接中に見せた上半身の振動は、「反復的な運動の習癖」の表れでもあった。
　サルバドールの怒りの爆発の問題は、AS一般によく見られる「感情調節の困難」という特徴を表している。彼の孤独感は、他者に対する興味関心の乏しさ（人によってはそれを傲慢さと受け取ることもある）と、怒りを派手に爆発させてしまう傾向のために、周囲から孤立してしまったことから生じている。また、自分の行動が他者にどのような影響を与えるかについて洞察する力に乏しいこと、つまりASの特徴のひとつである「視点取得能力（perspective-taking ability）の低さ」によって、彼のフラストレーションはより強められてしまっている。サルバドールが失望していたように、自分の才能や能力が十分に活用できないことで、成人のASは一般の成人よりも有意に非正規雇用に従事する割合が高い。このことも成人のASが直面する最も典型的な問題のひとつである。次のローズのケースは、職業に関するこうした問題についてのまた別の例である。

◆ローズ：職業の問題に対する不満や葛藤を訴えるケース

　ローズは37歳の、アイリッシュ系アメリカ人女性で、カトリック教徒で

ある。彼女は、ここ最近の怒りの爆発の増悪や不安の高まりから、ケースマネージャーに勧められて治療に訪れた。ローズは、長期にわたって対人関係における不適応行動が続いており、そのために職業的機能が妨げられていた。彼女は、発達障害を持つ成人のためのグループホームで他の5人のメンバーと一緒に暮らしていた。最新の心理検査の結果から、彼女は「特定不能の広汎性発達障害（PDD-NOS）」の診断を受けていた。彼女は無職であり、フルタイムの就業前教育プログラムに参加していた。

ローズは6カ月ほど前に退職勧告を受け、そのすぐ後から、怒るとしばしば絶叫したり、時には他者を身体的に攻撃（押す、殴る）したりするようになった。彼女はデパートの試着室で1年間働いていた。彼女の就業状況は職業支援員によってチェックされており、支援員は定期的にその店を訪れ、雇用主と連絡を取り、彼女の助言指導にあたっていた。彼女の仕事はさまざまな反復行動によって妨げられており、それを雇用主も心配していた。彼女はまた、許可を得ずに仕事場を離れ、店を歩き回って同僚や客と会話する傾向があり、しかも唐突に会話を始めることがしばしばあった（大きな声で話に割って入る、個人的な質問をする、など）。これらの問題について職業支援員は助言や指示を行ったものの、依然として彼女は上記のような妨害的な行為を続けていたため、雇用主に退職を勧告されたのである。過去5年間の中で、彼女にとって小売店での仕事はこれが二度目であった。彼女は以前別のデパートでも2年間働き、同じような理由で辞めさせられていた。彼女はこの行動パターンのため、その後別の仕事は紹介されず、代わりに衝動の抑制の仕方と社会的スキルを訓練することを目的に、就業前教育プログラムを勧められた。彼女は、そのプログラムに6カ月間定期的に出席はしているものの、プログラムに対する不満と仕事に戻りたい思いを訴えていた。

ローズの母親は、ローズには小さいころから嚥下の困難、情緒的交流の難しさ、言葉の遅れ、仲間関係の構築の困難、日課やスケジュールの変化に対する適応困難などの発達上の問題があったと報告した。彼女は神経科

医に「微細脳損傷（minimal brain damage）」と診断され、幼稚園では特別支援教育を受けていた。そのためもあって、その後の学校行政において彼女は「精神遅滞（mental retardation）」に分類された。ただ、彼女はどの学級にも適応しにくく、高校3年までに多くの転校やクラスの変更を余儀なくされた。たとえば、彼女は精神遅滞を持つ生徒のためのクラスに置かれたときには、仲間たちよりも知的水準が高いためにすぐに課題が退屈になってしまったし、「情緒障害（emotionally disturbed）」のクラスに置かれると、彼女の認知能力に合った課題が与えられたが、彼女の社会的スキルの欠如が仲間との関係をこじらせてしまう原因になり、彼女は常に「いじめ」に遭うことになってしまった。ローズは、高校卒業後も両親と同居し、さまざまな職業訓練プログラムに参加し、時には臨時もしくは季節限定の小売店の仕事に就くことができた。彼女は成人になってから数多くの心理検査を受けており、それらすべてはローズの全IQが知的には境界線上にあり、言語性（平均下位の範囲）と動作性（軽度の精神遅滞の範囲）のIQの値に有意差（＞20ポイント）があるとの判定だった。そして彼女が27歳のとき、ようやく一人の心理士によって彼女の症状とこれまでの生活歴が自閉症スペクトラム障害と一致していることが指摘され、彼女はPDD-NOSと診断された。彼女は33歳のときに現在のグループホームに移り住んだ。

　ローズのインテーク面接は2回に分けて行われた。最初はローズだけで、二度目は生育歴の情報を伝えるために来た母親が同席した。ローズは体格の良い女性で、色彩の調和したカジュアルな服装を上手に着こなし、身だしなみはきちんと整っていた。彼女は最初からとてもよくしゃべり、視線をしっかりと合わせ、セラピストの質問やコメントに熱心に答えた。しかしながら、彼女は部屋に入ってくるときにセラピストの机の方へ行き、その机の上にある書類を読もうとするなど、社会的な境界の認識の乏しさを示してもいた。彼女はまた、面接が進むにつれ頻繁にセラピストの話に割って入ったが、そのような言動に自分で気づき、口元に手を当てて「す

みません、ついやってしまうんです！」と言った。彼女は自分の問題や治療の目的について明確に話すことができた。ときたま彼女は言いたいことを伝えるために奇妙な手の動きを示すことがあった。それは、片手を上げ、こわばった感じに指を広げて前後に振る、というものである。彼女は自分が参加していたプログラムは「低機能」の人たちのためのものであるため、不快だったと述べた。彼女は「すみません、でもそれは知的障害の人たちのためのものなのです。私に知的障害はありません」と声をひそめて言った。また、彼女は自分の怒りのコントロールの問題や、自分が「行動過多」であること、ストレスで疲れきっていること、自分の仕事にもっと集中できるようになる方法を学びたいことなどを自ら語り、いくらかの洞察力を示してもいた。

ローズはその生育歴において、言語的および認知的な発達にやや遅れが見られたため、DSMのASの基準は満たしていない。しかし、彼女のプロフィールはPDD-NOSとは一致している（自閉性障害が除外されたのは、彼女にはコミュニケーションの問題があるものの、それらがDSMで示されている「コミュニケーションの質的な障害」の基準を満たすほど深刻ではなかったためである）。彼女がPDD-NOSに属したのは、その他のケース同様、彼女の潜在的な能力が、日常生活における現在の機能レベルよりもずっと高かったためであった。インテーク面接での彼女は、「……対人的相互反応を調節する多彩な非言語的行動の使用の障害」（非言語的合図や他者によって伝達される境界を読み取れない）、「対人的相互性」（会話の交代がうまくできない）、「常同的で、反復的な衒奇的運動」（奇妙な手のジェスチャー）などいくつかの対人的相互反応の問題を呈していた。

ローズの対人的相互反応の障害は、職業生活で最も顕著に現れていた。職業上の問題は、成人の自閉症スペクトラム障害にとって典型的な問題といえる。彼女の知的な能力の多くは、彼女の社会的スキルの水準を有

意に上回っており、その社会的スキルの不足のために、彼女は自分が選択したほとんどの職業で失敗してしまっている。多くの成人患者と同様に、知的な能力に見合った仕事をする機会があったとしても、常に彼女の対人行動がパフォーマンスの妨げとなってしまう。その一方で、彼女の社会的なスキルと同等の訓練プログラムに置かれてしまうと、そこでの課題が知的にはあまりに簡単なものであるため、すぐに退屈になり、欲求不満を感じてしまう。彼女の悪循環の一部に、衝動抑制の低さや感情調節の困難から、きわめて破壊的な形で怒りを表現してしまうために、それによって彼女の社会的スキルがさらに低下してしまう、というパターンがある。セスについての以下の例も、社会的スキルの乏しさや極端なストレス反応による、職業上の不振を特徴とするものである。

◆セス：職業上の問題と不適切なストレス反応を抱えるケース

　セスは44歳のユダヤ系独身男性で、職業カウンセラーの紹介で対人行動の問題解決のために来院した。セスは、ニューヨーク市から15マイルほどのところにあるアパートにルームメイトといっしょに住んでおり、発達障害を持つ成人のためのケアプログラムのスタッフによる訪問ケアを毎週受けている。彼は準学士号を取得しようとしており、1学期に1クラスずつ受講している。彼は、経済的には社会保障の障害者給付金を受けている。

　セスの職業カウンセラーは、障害を持つ人々のための雇用支援プログラムの一環として、ここ数カ月セスといっしょに取り組みを行っている。そのカウンセラーは、セスの社会的スキルの低さと強い不安のために、彼の就ける仕事の選択肢は限られると述べた。セスはひっきりなしに話を続け、ぶしつけな質問をし、少しの課題にも対応できずにいた（たとえば、働いていないにもかかわらず、1学期にひとつだけしか大学の講義を受けることができないなど）。彼の雇用プログラムと住居プログラムのどちらのス

タッフも、セスに発達障害があると判断していたが、精神遅滞があるようには見えなかったため、その診断にやや確信が持てないでいた。

　セスには幼児期のはじめから社会的、および情緒的な問題が見られていた。彼は、発達の各段階の基準には到達できていたし、知的には多くの領域で平均以上の能力を示していた。しかし、彼は常に一人で遊ぶことを好み、彼の行動が他の子どもたちの気に障るため、友人が一人もいなかった。学校で彼は「情緒障害あり」と判断され、高校生になるころには、学習と行動に問題のある生徒のための特別な就労支援プログラムを受けることになり、21歳までそこに通った。彼はコンピュータに興味を持ち、教員もそれをサポートした。彼は20代前半から航空宇宙関連の大会社でコンピュータのオペレーターとして雇われることになった。彼はデータエントリーの仕事に従事し、そこではこれまで学んできたスキルを活用することができた。彼は両親と暮らし、パートタイムで準学士号に向けて講義を受けながら、フルタイムで12年間働いた。しかし、長い労働時間と対人関係の問題によって、彼は仕事では常にプレッシャーを感じていた。その会社での最後の年、彼が35歳のころには、自傷行為（手や前腕の皮膚を引っ掻いたりむしったりする）が現れ始めていた。彼はその行為を一人のときにこっそりと行っていたものの、かさぶたや皮膚にできた痕や、職場でのほかの奇妙な行動が同僚の注意を引くこととなった。しばらくして、会社の従業員支援プログラムのカウンセラーが病院に行くよう彼に強く勧めた。彼は自主的に民間の精神科病院に行き、2カ月間入院した。そこでは「特定不能の精神病性障害」と診断された。退院後、彼は数カ月間仕事に戻ったが、引き続き状況は改善しなかったため、会社を退職し、長期障害者手当てを受給することになった。インテーク面接時、セスはアパートに移り住んでいたが、それまでは実家で7年間、準博士号取得のために大学に通い続けていた。

　3回にわたるインテーク面接のうち、2回はセスのみ、1回は彼の両親を加えて実施した。セスはきちんとした服装で、身だしなみを整えて面接

にやってきた。彼はやや太り気味で、白髪でしかも毛髪が薄くなっていた。彼は視線を合わせるのを避けていたが、会話は自然だった。彼はまるで学者であるかのように、非常に洗練された言葉を用いるが、話し方は単調だった。彼は熱心な様子でインテーク面接に取り組み、自分の生活についての情報をセラピストと共有することを楽しんでいるようだった。彼は、微笑みながら同時に手をひらひらさせることが数回あった。彼は、ひとつの話題にこと細かく焦点を当てるため、次の話題に移るのに時間がかかった。彼はひとつのテーマについて、それに関する情報をすべて言い尽くすまでは次に移らなかった。すべてのセッションにおいて、彼は時間が来ても話し合いを終えることが困難であり、セラピストが終わりの時間が来たことを明言したり非言語的に伝えたりしても、まるで無視しているように見えた。

セスの過去、および現在の行動には、いくつかの対人的相互反応における障害が見受けられた。彼は、児童期から「仲間関係を作ることができず」、それは「同僚とうまくいかない」という形で成人期の今もなお続いている。ほかにも、彼はインタビューの間にも、話題を変えるためのセラピストの言葉かけや、セッションを終える合図に反応しなかったり、会話においては「視線の使用」を避けたり、「対人的相互性」に乏しいなど、さまざまな相互作用上の困難を示した。また、人生全般を通して、彼は「機能的でない習慣への頑ななこだわり」を示しており、一日の日課が予測できないときに非常に強いストレスを感じていた。「予測ができない」という事態は、彼の児童期、および成人期の自傷行動の主要な誘発事象だった。また、彼のインタビュー中の手をひらひらさせる行為は、「反復的な衒奇的運動」を表してもいる。

多くの成人のAS同様、セスにはコンピュータの仕事における経験や才能が多分にあるにもかかわらず、彼は無職だった。彼は大学の講義をとってはいたものの、彼の持つ知的能力に比べて、進級のペースはきわ

めて遅かった。ASの成人においては、セスのように欲求不満耐性が低く、ストレスに不適応的に反応することはよくあることである。セスの自傷行為への周囲の反応がそうだったように、こうしたストレスへの不適応的な行動の現れ方は、ASの個人を周囲が奇妙だとか危険だとみなすことにつながりやすい。また、次のボブのケースに見られるように、ストレスへの極端な反応はしばしば精神障害の併発につながる場合もある。

◆ボブ：重篤な不安と抑うつ症状が併発したケース

　ボブは29歳の独身ユダヤ系男性である。彼はコミュニケーション学の学士号を持っているが、無職で、両親と同居し、障害者給付金を受けており、精神科のデイケア・プログラムの一部に参加している。ボブはまた、糖尿病を患っている。彼は、2001年9月11日の世界貿易センターの惨事によって誘発された不安と抑うつの急性症状を訴え、その1カ月後の10月に心理査定員に治療を勧められてやってきた。
　ボブの両親は、現在の彼の重篤な不安と抑うつのエピソードが9月11日の数日後に始まったと報告した。母親がテロの攻撃のことを電話で彼に伝えたとき、彼はニューヨーク市から約10マイルのところにあるロングアイランドの自宅にいた。彼はそれからほぼ一日中テレビのニュース報道を見続けた。彼はこの惨事について、それがどのように起きたのか、再び起こりうるか、など家族に繰り返し質問するようになった。彼はよく眠れず、ベッドに横になったままこの出来事について幾度となく考えていると報告した。彼の質問に家族が応答することで、一時的には彼の不安は鎮まるものの、彼はまたすぐに質問をせずにはいられなかった。こうしたエピソードが1日に10回から20回起き、彼と家族との関係は悪くなっていた。彼の両親は、ボブが両親に対して、言葉の攻撃を含めて頻繁に怒りを爆発させるようになったと報告した。

ボブには過去長期にわたって学習面、対人関係、および情緒面に問題を抱えていた。小学校と中学校で、彼は学習障害のための特別支援教育を受けていた。彼は友人を作ることができず、断続的にメンタルヘルスの専門家に見てもらっていた。彼の両親は、診断については思い出せなかったが、ボブが何らかの「行動の問題」や社会的困難を示していると言われたことを記憶していた。両親はまた、ボブが日課の中に予測せぬ変更があるとひどく不機嫌になったり、あるいは特定の種類の洋服（痒くなるものなど）を着ることで落ち着かなくなったり、顔面のチックがあったり、また仲間にも無関心な様子だったと報告した。高校生になると、彼はもう特別支援教育は受けなくなったが、社会適応の力は依然として乏しいままだった。彼は大学に行ったが、今でも両親に無理やり行かせられたのだと信じている。大学で彼の社会性はわずかに改善をみせ、キャンパスでは何人かの友人を作ることができた。彼は卒業後もその友人たちと連絡を取り合ってはいるものの、友人のことを「精神的に障害がある」と言っていた。21歳のとき、彼は糖尿病と診断されたが、それは彼にとっても両親にとってもショックなことだった。26歳のとき、親しい対人関係で失望を経験した（高校時代の女性に拒絶される）ことをきっかけに、不安（強迫観念と強迫行動）や抑うつの症状を特徴とする重篤な代償不全（decompensation）を呈した。当時彼を診ていた精神科医は彼を大うつ病性障害および強迫性障害と診断し、それ以来彼は精神科医の治療を受けている。

　ボブは両親と一緒にインテーク面接にやってきた。面接の間、彼は視線を合わせず、どっかりと座り、床を見つめ、精神運動遅滞（psychomotor retardation）を示した。彼はきわめてネガティブで防衛的であり、セッション中は常にしかめっ面をし、セラピストや両親に対して怒りや敵意を示した。ただ、セラピストとの対話には応じ、両親からの質問ややりとりにも応答した。

　ボブについては、インテーク面接時にさまざまな気分や不安の急性症

状を示したこともあり、ASの判断の際には鑑別診断の必要性が生じた。しかしながら、そのための手がかりのいくつかは、上記の解説にあるようにインテーク面接の中で得ることができた。それは、過去の「仲間関係を作ること」の失敗の経過や、頑なな「習慣へのこだわり」などである。またインテーク面接中に見られた、「視線を合わせられない」ことに関しては、彼の抑うつが原因であると考えることもできたが、彼の両親は、彼がごく小さなときからずっと他者とのやりとりの際に視線を合わせることはできなかったと報告したため、ASの症状と考えることができた。

　ボブのケースは、他の成人のASにも見られる典型的な現象を示している。成人のASは、ストレスや状況の変化に対応する力に乏しいため、精神疾患を併発する可能性が高い。他の多くのAS患者と同様に、ボブの症状は二次障害としての不安障害（強迫性障害）と気分障害（大うつ病性障害）の基準を満たしていた。ボブのケースはこれまでに紹介した中で最も複雑であるため、本書全般を通じて繰り返し取り上げることにする。ボブのケースの詳細なフォーミュレーションや個別の治療計画については第4章で提示する。

　これら7つのケースは、年齢、ジェンダー、知的レベル、自立のレベル、学業的達成、および症状の重症度において、バリエーションに富んでいる。ASを持つ人は、ASの特徴に関連する問題に対して、もしくは抑うつや不安、怒りなど他の精神的な症状のために心理療法を求めてくるが、その症状は実にさまざまである。ASを持つ人は皆、人生早期から社会的機能において何らかの障害を持っており、DSMの用語でいえば「制限された、反復的で、常同的な行動、興味、活動のパターン」と考えられる行動的な特徴を示している。彼ら／彼女らすべてにとって、いま問題になっている症状は、社会的孤立や支援システムの乏しさ、対人的ないし職業的目標における挫折感、日常生活における慢性的なストレス、および問題解決能力の欠如など、さまざまなストレスにさらされ、

それに対して不適応的に反応した結果生じているものと考えられる。

3. 成人のアスペルガー症候群に現れる症状を理解する

これまでに例示したケースからもわかるように、成人のASにおける症状の現れ方は実に複雑である。彼ら／彼女らの問題はさまざまな要因から生じており、かつ長期にわたって続いているため、概念化や正確な診断が難しい。本章の残りの部分では、ASを持つ成人患者のインテーク面接でよく見られる症状や行動の本質について、より詳細に説明していく。明確な理解のためには、「ASとは何か」ということだけでなく、「何がASではないのか」を理解しておくことが重要である。次の2つの項では、その「何がASではないのか」ということに関し、鑑別診断の際に生じやすい混乱と、一般的によくある誤解について検討する。その後で、ASの中核的な問題やASに併存しやすい症状など、成人のASが心理療法を求めてくる場合に遭遇する全般的な問題について解説する。

1）鑑別診断の問題

これまで説明してきたように、成人のASの症状は実にさまざまな形で現れる。そのため、メンタルヘルスに携わる人々にとって、特に成人の場合のASの診断方法については不明瞭な点が多いかもしれない。成人のASの症状は、それ自体が時として不安障害や気分障害など他の障害に酷似していることがあり、一方で、ASの診断基準を満たす患者が真の併存障害として不安障害や気分障害の症状を呈する場合もある。ここでは、ASと他の状態、具体的には自閉性障害、注意欠陥／多動性障害（ADHD）、不安障害、気分障害、およびパーソナリティ障害との鑑別に焦点を当てて解説する。

◆**自閉性障害**

　表1.2に、DSM-IV-TRの自閉性障害とASの診断基準を要約したものを並記した。DSMに従い、ASの第一と第二の基準は、自閉性障害における同じ基準に対応させて記した。ASと自閉性障害の主な違いは、ASがコミュニケーションにおける障害を伴わないと考えられていることである。またASでは、自閉性障害に見られる言語と認知、および適応能力における発達の遅れが除外されている。

　すでに述べたように、DSMシステムの妥当性についてはいまだに多くの議論が交わされている。たとえば、ASが単に「高IQを持つ自閉症」なのか、あるいはそれが自閉症とは質的に異なるのかについての論議がある。OzonoffとGriffith[137]は、この論議における両者の類似点と相違点双方のエビデンスについて総合的なレビューを行っているが、この件については本書の範疇の外にある。とはいえ、実践的な観点（よって裏づけにはやや乏しいが）からは、ASの基準を満たす成人と、潜在的に能力のある自閉性障害（つまり高機能自閉症；HFA）の基準を満たす成人とを比べると、相違点よりも類似点の方が多く見つかると考えられる。そのうえ、ASとHFAそれぞれの診断を受けている患者でも、症状のプロフィールは患者によって実にさまざまである。ASであれHFAであれ、アセスメントの過程においては自閉症スペクトラム障害の存在が認められるか否かの判断が不可欠だが、同様に、個々の事例に応じて今ある問題を概念化する視点もとても重要になる。本書では、一人ひとりの患者の問題について、その背景にあるその個人特有の要因を詳細に整理する、個別性に配慮したケースフォーミュレーションの手続きを重視している。セラピストが成人の心理療法において本書で提示するケースフォーミュレーションの手続きを使用する場合、その患者がASであってもHFAであっても、実践上の違いはほとんどないだろう。

表1.2 アスペルガー障害と自閉性障害のDSM-IV-TRの診断基準の対比

自閉性障害	アスペルガー障害
1. 対人的相互反応の質的な障害—以下のうち少なくとも2つ ・対人的相互反応を調節する多彩な非言語的行動の使用の著明な障害（すなわち、目と目で見つめあう、顔の表情、体の姿勢、身振りなど） ・発達の水準に相応した仲間関係を作ることの失敗 ・楽しみ、興味、達成感を他人と分かち合うことを自発的に求めることの欠如 ・対人的または情緒的相互性の欠如	1. 対人的相互反応の質的な障害—以下のうち少なくとも2つ ・対人的相互反応を調節する多彩な非言語的行動の使用の著明な障害（すなわち、目と目で見つめあう、顔の表情、体の姿勢、身振りなど） ・発達の水準に相応した仲間関係を作ることの失敗 ・楽しみ、興味、達成感を他人と分かち合うことを自発的に求めることの欠如 ・対人的または情緒的相互性の欠如
2. コミュニケーションにおける障害—以下のうち少なくとも1つ ・話し言葉の遅れ	
3. 行動、興味および活動の、限定的、反復的、常同的な様式—以下のうち少なくとも1つ ・常同的で、限定的な型の1つまたはそれ以上の興味だけに熱中する ・機能的でない習慣／儀式に頑なにこだわる ・常同的で、反復的な衒奇的運動 ・物体の一部に持続的に熱中する	2. 行動、興味および活動の、限定的、反復的、常同的な様式—以下のうち少なくとも1つ ・常同的で、限定的な型の1つまたはそれ以上の興味だけに熱中する ・機能的でない習慣／儀式に頑なにこだわる ・常同的で、反復的な衒奇的運動 ・物体の一部に持続的に熱中する
4. 3歳以前の、対人的相互反応における発達の遅れ、ないし異常	3. 社会的、職業的、または他の領域における機能の臨床的に著しい障害
	4. 小児期に全般的な言語発達の遅れがない
	5. 小児期の、認知、自己管理能力、適応行動、および環境への好奇心の発達に遅れがない

◆精神病性障害

　ASの症状や特徴のいくつかは、精神病（psychosis）と誤って診断されることがある。成人のASは、特定の興味の対象に強烈なこだわりを示し、それに没頭した精神生活を送っていることがある（例；特定のビデオゲームのシリーズ、マンガ本、アニメのキャラクターなど）。彼ら／彼女らは、自己管理や身辺の整理ができないことがある（実行機能の障害）。常同的な運動の習癖や、考えや習慣に対する固執は、統合失調症の陽性症状のように見える可能性がある。また、ASの人は他者に対し、疑惑の念や強い不信感など、あたかもパラノイアのような態度を示すことがあるが、それは実際には、彼ら／彼女らの認知的な処理障害によるもので、この障害が社会的な誤解を引き起こす。またそのような処理障害に加えて、他者にいじめられたり、馬鹿にされたり、拒否されてきたこれまでの経験から、疑惑や不信をより強めてしまっている場合もある。同様に、楽しみを分かち合うことを自発的に求めることの欠如、対人的相互性の欠如、および平坦な、あるいは不安定な情緒が見られることも多く、これらは統合失調症の陰性症状に類似した症状でもある。加えて、ASの人々は、極度のストレスに直面した場合にⅠ軸の別の障害では明確に説明がつかない著しい機能の衰退を見せることがある。自閉症スペクトラム障害の患者を扱う専門家たちは、これらの現象を「メルトダウン」と呼んでいる。それらはしばしば過剰な感覚器官への負荷に対する極度の不安反応として生じる場合が多い。この間、突然引きこもったり（「シャットダウン」）、支離滅裂なことを言ったり、叫んだり、物を壊す行動や自傷行為（壁に頭を打ちつける、自分にパンチする、引っ掻く、切りつける）など、劇的で、奇妙で、破壊的な行動が現れることがある。しかしながら、こうした形での苦痛の表出は、ストレスフルな状況が取り除かれたり解消したりすると消失する傾向にあり、患者の多くはすぐにそれ以前の機能レベルに戻ることができる。この「立ち直り（bounce back）」効果は、通常真の精神病性のエピソードを経験してい

る人には見られないものである。このほかにも、DSM-IV-TR[3]やGhaziuddin[72]などにより、障害の鑑別のためのガイドラインが提供されている。それらによると、ASの発症年齢は小児期初期であるが、統合失調症の場合は通常思春期後期かそれ以降である。また、ASにおいては幻覚や妄想は存在しない。しかしながら、ASに見られることのある支配的な観念や豊かな空想生活、あるいは相手の質問について字義通りに受け取る意味理解の様式などと、妄想とを鑑別するためには、慎重な聴き取りが必要とされる（第3章ではこの点についてさらに詳しく述べる）。

◆注意欠陥／多動性障害

　注意や運動のコントロールに関する問題は、ASによく随伴する症状である。自閉症スペクトラム障害と注意欠陥／多動性障害（attention-deficit/hyperactivity disorder：ADHD）の重複率の高さを明らかにした研究がある。GillbergとGillberg[74]は、ADHDの児童らのサンプルにおいて、21％がASの基準を満たし、36％がいくらかの「自閉症的特徴（autistic traits）」を持っていることを発見した。反対に、クリニックにおける一連の研究では、ASの基準を満たした35人の患者の28％がADHDの基準も満たしていた[73]。私のもとで治療を行った成人のAS患者は、広汎性発達障害（PDD）が存在すると特定される以前はADHDと診断されていることが多かった。

　DSM-IV-TR[3]では、PDDの症状が見られる場合、注意欠陥障害（ADD）ないしADHDに優先してPDDと診断する方式を採用している。これに従う臨床家は、ASに併存する障害としてのADHDに配慮しない場合が多い。しかしながら、Ghaziuddin[72]は注意や運動のコントロールに関する問題を持つASの場合、ADHDの要素を考慮しないで治療を進めると、薬物療法や行動療法的な介入のような、注意や多動の問題に対して有効な治療に対する患者のニーズを無視してしまう危険性があると指摘

している。本書で示す個別性に配慮したケースフォーミュレーションの手続きを取る際は、その患者に不注意や衝動性の症状が見られる場合、それらに焦点を当て、治療計画の中に、現存の治療法のうち実証に基づく最善の方法を組み込むようにすることが重要である。

◆**不安障害**
　私がこれまで出会ってきた成人のAS患者は、いずれもさまざまな形で不安に苦しんでいた。ASにおける不安障害の併存率の高さは、鑑別診断を複雑かつ困難なものにしている[169]。しかし、不安障害のうちASと重複する点の多い2つの障害については、やや不十分ではあるがいくつかの治療ガイドラインに従うことが可能である。その2つの障害とは強迫性障害（obsessive-compulsive disorder：OCD）と社会恐怖（social phobia）である。
　「限定的、反復的、常同的な行動パターン」とされているASの症状は、少なくとも表面的にはOCDの症状のように見える場合がある。たとえば、興味のある領域への過度の集中は、強迫的な性質を帯びることがある。非機能的な習慣や儀式に対する頑ななこだわりと同様に、反復的な運動の習癖も強迫行為と受け取られる場合がある。あるスウェーデンの研究からは、OCDの治療を必要とする患者の20％がASの特徴を示していたことが報告されている[29]。しかしながら、先に示したようなASとOCDに共通する行動について、その病因に関するデータは実に少ない。あるケースコントロール研究では、自閉症スペクトラム上にある50人の成人の臨床サンプルと、年齢と性別を同じくしたOCDの50人の成人患者に対して、Y-BOCS（Yale-brown Obsessivi Compulsive Scale）を行った[128]。その結果、反復的な思考や行動はすべての患者から報告されたものの、思考の内容や行動の種類に関しては2つのサンプルの間で質的な違いが見られた。たとえば、OCDの患者は、自閉症を持つ患者に比べて攻撃的、汚染的、性的、宗教的、対照的、および身体

的な内容を伴う強迫観念を多く報告した。その一方で、自閉症の患者は順序をつける、溜め込む、ものを言う／尋ねる、触る、軽くたたく、擦る、自己に損害を与える／自傷するなどの強迫行為を多く報告した。OCDの患者は洗浄する、確認する、および数を数えるなどの強迫行為を多く報告した。しかしながら、異なる形の症状が必ずしも異なる病因の存在を裏づけるわけではないため、この比較は鑑別診断の問題を解明するには不十分である。Ghaziuddin[72]は、OCDの患者では強迫観念と強迫行為が「自我違和的（ego-dystonic）」であると提案している。つまり、患者はそれらの観念や行為を侵入的で不快なものと認識している、ということである。対する自閉症スペクトラムの患者は、儀式的行動が苦痛を引き起こしているようには見えず、限定された興味へのこだわりは、これらの人々にとって実際には喜びのもとである場合がある。

　専門家の人々が指針にできるようなデータがほとんど存在しないため、OCDとの鑑別は臨床的な判断に頼ることになる。強迫的な興味や儀式的行動が、ASの特徴である社会的障害を伴って存在し、その症状が小児期の早くから見られる場合にはASである可能性が高い。併存症に関しては後の項で述べるが、OCDとASの鑑別に関して私が提案するのは、その人のベースラインの機能レベルから著しく逸脱し、執着や儀式的行動が増え、著しい苦痛を引き起こしているときには付加的にOCDの診断を行う、という手法である。上記では、ボブのケースがこの場合の例に当たる。

　ASと鑑別するのが困難なまた別の障害として、社会恐怖（social phobia）がある。対人的な状況の回避は、必ずしもすべてのASに見られるわけではない。成人のASのいくらかは、かなり社交的で、定期的に人々と接することを望む。彼ら／彼女らは他者との交わりを楽しみ、自分自身の対人関係上の問題には気づいていない場合もある。一方、ASの人が回避行動を取る場合、その臨床像は社会恐怖に類似していることがある。しかし、自閉症スペクトラムの人々のうちで社会恐怖を併

存するケース、およびその症状についての系統的な研究はまだ存在しない。

　これまでに私が治療した成人のASのうち、社会恐怖の基準を満たす人はごく僅かであった。その主な理由は、DSM-Ⅳ-TR[3]の社会恐怖の基準Cが、「その人は、恐怖が過剰、ないし理不尽であることに気づいている」となっているからである。成人のASにおける、対人的な接触に対する恐怖感はおそらく妥当なものである。ASの基準を満たす成人には、明らかに、円滑な対人的相互作用を保つために必要なスキルが欠如している。DSM-Ⅳ-TRでは、基準Aで、社会恐怖の診断が考慮されるためには「小児の場合、馴染みのある人との年齢相応な対人関係を形成する能力を持つとの証拠が存在していなくてはならない」と記されている。言い換えれば、その子どもが社会的スキルに欠けている場合は、恐れていたり、回避的であっても恐怖症とはみなさない、ということである。この必要条件が成人にも適用されるべきである、というのが私の意見である。その人が社会的状況に対処するための十分なスキルを持っていないのであれば、その状況を恐れることは過剰でも理不尽でもない。セラピーで社会適応に関連した問題を訴える成人のASの多くは、自分のスキル不足を痛切に認識しており、回避を適応戦略として習得してきている。これらの人々は、抑うつ的な場合が多いが（これについては本書の後の項で述べる）、社交的なASに比べて、対人行動において誤って他人の気分を害したり、他人と繰り返し衝突したりするなど、不快な接触をすることは少ない。ASの併存疾患として社会恐怖の診断がなされるのは、スキルの欠陥に対して本人の不安が極端に大きい場合に限られる。たとえば、社会的スキルの不足は軽度なのに、強い不安によってその人が持っているそれらのスキルを活用できなくなってしまっているような場合である。

◆気分障害

　不安障害と同様に、気分障害もかなりのAS患者に併発する疾患であるため、気分障害については、本書全体を通じて頻繁に取り上げることになるだろう。ASが疑われる患者の場合、その患者に見られるいくつかの特徴が自閉症スペクトラム障害からきているものなのか、気分障害による症状なのか、あるいはその両方であるのかを見分けることは難しい。発達障害があるとすでに判明しているケースの場合、その存在が臨床家の判断に影響し、気分障害が見過ごされてしまうことがある。この現象は、知的障害関連の文献では「診断的遮蔽（diagnostic overshadowing）」と呼ばれている[148]。高機能の成人では、自閉症スペクトラム障害の程度がそれほど重くない場合、その診断的遮蔽が逆の形で起こる。すなわち、抑うつ的なエピソードの治療のために診察に来る人が、その抑うつの治療が終了する段階になって初めて広汎性発達障害が明らかになる、といった場合である[72]。ここでは、ASと気分障害に重複する特徴のうち代表的なものについて、その問題の原因を鑑別するための一般的なガイドラインと併せて解説する。

　ASの顕著な特徴である対人的相互反応における障害は、ASの人を、他者に対して回避的に、もしくは社会的に引きこもらせることに結びつきやすい。これらの患者のうち、ASに特徴的な平坦な感情を示す傾向を併せ持つ人々は、まるで大うつ病エピソードの人が活動への興味喪失を示しているかのように見えることがある。ひとつの興味領域へのこだわり、あるいは過度に集中してしまう傾向がある場合、それはひとつの話題について絶え間なく話をする形で現れることが多い。この現象は、その人にとって興味関心のある事柄以外のことについて会話をするのが困難なために生じるのだが、これは双極性気分障害の軽躁、ないし躁病のエピソード中に見られる多弁と混同される場合がある。ほかにも、ASに関連した特徴として感情調節における困難があるが、これは過敏性、激情的な爆発、ないし不安定性として現れることがあり、これらは

すべて抑うつおよび双極性気分障害の症状としても生じうるものである。最後に、自閉症スペクトラム障害の人々は、睡眠障害になりやすいとの研究がある[149, 167]。しかし一方、睡眠障害は気分障害のうつ病、ないし躁病のエピソードのどちらの症状としても生じる可能性がある。成人の自閉症スペクトラム障害における睡眠障害が、併存する気分障害とは無関係に生じるのか否かについては、実証的な研究はまだないが、それが専門家にとって鑑別診断を難しいものにしているもうひとつの特徴といえる。

　精神病性障害、および不安障害の項でも述べたように、診断の過程で気分障害とASとを鑑別するためには、臨床家は生育歴と症状の形成過程について検討しなければならない。社会的な引きこもり、ひとつの話題に対する強い関心、過敏性／激情的爆発、ないし睡眠障害が、小児期の早期より存在し、先述のような社会的スキルの欠如を伴い、それらがその個人の生活史の折々で問題として現れている場合、それらはASと関連している可能性がある。しかしながら、これらの問題が突如現れたり、もともとの状態を悪化させたりする場合は、ASの併存にかかわらず気分障害によるものである可能性が高い。

◆パーソナリティ障害

　これまでにメンタルヘルスの治療を受けたことのある成人のASは、往々にして過去のある時点でパーソナリティ障害の診断を受けている場合がある。私がこれまでに出会った患者のうち、病歴において最も多く見られたのはシゾイドパーソナリティ障害、失調型パーソナリティ障害、および境界性パーソナリティ障害（特に女性の場合）である。DSM-Ⅳ-TRではそのようには分類されていないものの、臨床におけるより実用的な観点からすれば、ASがパーソナリティ障害であると主張することもできるかもしれない。実際にWolff[180]は、Hans Asperger自身がその状態を「一生の、遺伝性に基づくパーソナリティ障害」（p.127）として

説明していたと指摘している。表1.3は、DSM-IV-TR[3]におけるパーソナリティ障害全般の診断基準の簡略リストである。私がこれまで治療を行ったいずれのAS患者も、4つの基準すべてを満たしていた。しかしながら、私たちはDSMの「その持続的様式は、他の精神疾患の表れ、またはその結果ではうまく説明されない」(p.689)という記述に対して慎重にならなければならない。実際にDSMでは、シゾイドパーソナリティ障害と失調型パーソナリティ障害双方の基準については、その個人が広汎性発達障害（PDD）の基準も満たす場合、後者が優先されると定められている。

しかしながら、成人をアセスメントするときには問題が複雑化する。たとえば45歳の2人の男性について架空のケースを例に考えてみよう。一人は失調型パーソナリティ障害を持ち、もう一人がASを持っているとする。彼らが示す問題と現在の行動パターンは同じだとする。両者ともに奇妙な信念を持ち、両者ともに交友関係は少ないか、あるいはまったくなく、ともに社会不安を持っているとしよう。臨床家はいかにしてその違いがわかるのだろうか？　あいにく、この難問の手がかりとなるようなデータはほとんどないが、Sula Wolff[180, 181]は、この鑑別診断の問題について、児童に関する最も総合的な考察を提供している。彼女の推定によれば、彼女が研究した小児サンプルにおいて、シゾイド、および失調型パーソナリティ障害は、その状態像がかなりASと重複しており、「自閉症スペクトラムの中で重度の極にある障害と考えられ、正常なパーソナリティに近くなるにつれ、徐々にその症状が弱まっていく」(p.138)[180]と考えられている。

本書の第3章において、アセスメントについてさらに詳しく説明する。現時点で述べておくべきこととして、私が診断を下す際は生育歴に頼るところが非常に大きいという点が挙げておきたい。たとえ高齢の成人であれ、早期の小児期における発達について、その詳細を知り、情報を提供できる家族と会うことは非常に有益である。私は、きわめて早期（就

表1.3　DSM-Ⅳ-TRにおけるパーソナリティ障害の全般的診断基準

パーソナリティ障害は、以下のような内的体験と行動の持続的様式である。

1. 以下の2つ（またはそれ以上）の領域において、その人の属する文化から期待されるものより著しく偏っている。
   ・認知
   ・感情性
   ・対人関係機能
   ・衝動の制御

2. その持続的様式は柔軟性がなく、個人的および社会的状況の幅広い範囲にわたっている。

3. その持続的様式は社会的、職業的、また他の重要な領域における機能の障害を引き起こしている。

4. その様式は安定し、長期間続いており、その始まりは少なくとも青年期または小児期早期にまでさかのぼることのできる長い過去を持つ。

学前の年齢）における、社会的発達に関連した問題について有力な証拠がある場合、失調型ないしシゾイドパーソナリティ障害ではなくPDDと診断する傾向にある。

2）一般的な誤解

　これまでに取り上げた鑑別診断の問題と、この後説明していくASの概念化の間の橋渡しとして、「何がASではないのか」についてここでいくつか指摘しておきたい。先に述べたとおり、ASの概念はメンタルヘルスの分野では比較的新しいものである。

　DSM-Ⅳ[2]における定義は、それまでの自閉症スペクトラム障害の定義を抜本的に変更したものだった。それから13年が経ったが、本書を執筆している今この時点でも、メンタルヘルスの分野の現状はそのような劇的な変更にまだ十分に追いついていない。成人においては特にだが、ASは今なお多くの理由から見過ごされやすい。ASが見過ごされてしま

表1.4　ASについての誤解

- ASの人々は常に対人関係を避け、他者に無関心である。
- ASの人々は人間関係をまったく持たない。
- ASの人々は、まったく視線を合わせない。
- ASの人々は他者への共感性に欠けている。
- ASの人々は天才である。

う背景には、すでに述べてきたような鑑別診断の問題に加え、多くの人々（そこには専門家も含まれる）が今なお信じ続けているいくつもの誤解が影響している。その誤解の多くは、専門家はその訓練中に習ってきたような、あるいは一般の人々は映画の「レインマン」などに影響された、かつての「典型的」な自閉症のイメージがもとになっている。表1.4に挙げられているのは、本書を執筆している時点でも耳にする、ASに対するいまだに多く見られる誤解のいくつかである。以下にそれぞれの誤解について解説するが、各誤解の下にある発言は、専門家が実際に述べた典型的な誤解の発言例である。

ASの人々は常に対人関係を避け、他者に無関心である
「彼は非常によく話すし、愛嬌があるので、ASであるはずがない」
　確かに、ASの人々は、他者とうまくかかわるために必要な対人スキルが不足している。しかしながら、多くの人は他者と一緒にいたり、ある特定の集団に所属したり、他者とうまくやっていきたいというごく普通の願望を抱いている。そのため、なかにはその話し方が対人関係上望ましくないということが明らかな場合でも、なおそのような話し方を延々と続けてしまう人もいる。

ASの人々は、人間関係をまったく持たない
「彼女は結婚しているから、ASであるはずがない」
　ASであっても、成人期までには友人を作り、それらの関係を維持す

るための基本的なスキルを獲得し、なかには結婚したり、長期的な恋愛のパートナーを作ることのできる人もいる。彼ら／彼女らは、これらの対人関係に自信が持てなかったり、満足していないと不満を漏らし、ASの定義に適合するような報告をする場合もある。しかし、人間関係の完全な欠如はASの診断において必須ではない。

ASの人々は、まったく視線を合わせない
「彼がASであるはずがない。彼は面接中に私と何度も目を合わせていたのだから」
　ASの人々の中には、特に初めて誰かに会うときなどに、アイコンタクトをまったくしない人もいる。その他、アイコンタクトはできるが、視線を合わせながら同時に話を聞くことができないために、言われていることを理解しようとするときには他の方向を向きながら対話する人もいる。しかしながら、いくらか独特な兆候があるとしても、多くのASの人はしっかり視線を合わせられるものである。ASの障害は、DSM-IV-TR[3] で解説されているように、視線を合わせないことではなく「対人的相互反応を調節するために……目と目で見つめあう行動を使用すること」における障害である（p.84）。なかには時々ちらっと目を合わせる人もいれば、凝視といえるほどアイコンタクトをしすぎる人もいる。つまり、アイコンタクトを適切に使用できないことは、アイコンタクトが完全に欠如していることを意味するわけではないことを覚えておくことが重要である。アイコンタクトの欠如はDSMの分類における症状のひとつでしかなく、視線を合わせないことがASの診断に必須の条件ではない。

ASの人々は、他者への共感性に欠けている
「彼女がASであるはずがない。なぜなら彼女は病気の母親のことを心から心配しているのだから」

　DSMの基準に明記されているように、ASの人々には対人的相互反応における問題がある。これは、彼ら／彼女らが会話における交代（turn taking）や、社会的に満足するやりとりに特徴的な、情報や経験の自然な形での「ギブアンドテイク」ができない、ということである。彼ら／彼女らは、視点取得（perspective taking）、すなわち他の人が考えたり感じたりしているかもしれないことを想像する力に乏しい場合がある。私は私自身が担当したケースから、これらの問題が、認知的シフト（cognitive shifting）に関連する能力の障害に起因していることを見出した。このASの中核的な障害の問題については、第2章でより詳細に説明する。共感性の欠如のように見えるものは、社会的状況に必要とされる速度に合わせて「調子を変える（shift gears）」ことができないことから生じるのかもしれない。あるいは、過去に相互的な関わり方を十分練習する機会がなかったために、自己中心的なスタイルが発達する可能性もある。ついでに言えば、適切な情報と、それを処理する十分な時間を与えると、ASを持つ患者も私たちと同じくらいに他者への共感や思いやりを示す場合がある（この臨床的観察を裏づける最新のデータは第2章と第6章で提示する）。

ASの人々は、天才である
「彼はASではない。彼には何の特別な才能もないし、サヴァン[訳注]でもないからだ」

　ASの人々が得意不得意のばらつきの大きいプロフィールを持つのは事実である。能力と障害に関しては、それぞれの個人において大きなば

訳注）ある分野で非常に優れた才能を示す精神遅滞者や自閉症者のこと。

らつきがある。たとえば、ASの人は優れた数学的な能力を持つものの、視覚と運動の協応がきわめて悪い場合がある。しかしながら、ASの患者それぞれで、個人の能力は実にさまざまである。なかには確かに、平均的な人の、あるいはその人自身の他の領域における能力をはるかにしのぐ得意分野を持つ人もいる。しかしそのような特別な才能は持ちあわせない場合もある。個別の能力の中に他に秀でた得意分野があることは、ASの診断を下すための必須条件ではない。

4. ASの人の持つ〈強み〉

　やや皮肉な事実かもしれないが、これまで述べてきたようなASの特徴である対人関係に困難を抱えやすい傾向や、さまざまな問題に対する脆弱性は、一方で彼ら／彼女らの才能や能力として発揮される特徴でもある。セラピーの目標が決定したら、そのために改善したい問題点を同定することはもちろん重要だが、それ以上に、成人患者が治療に来る前からすでに育んできた長所や対処法を大切にし、尊重していくことも重要である。本章では、主にASを持つ人の脆弱な側面について整理してきたが、一方で、彼ら／彼女らは十分な援助が得られなくとも、自分をひどく混乱させる恐ろしい世界に折り合いをつけながら生きてきた。つまりASを持つ人は、そうした世界を切り抜けるための戦略を立てる優れた力を持っており、また彼ら／彼女らは非常に賢明な人たちでもある。治療においては、そうした社会に順応するために今までに自らが成し遂げてきたことをきちんと認識するよう促すことも重要であり、個別の治療計画には、患者が独自に学んできたそれらのスキルをうまく取り入れた形の介入方法を考えていく必要がある。以下に、成人のASに共通する長所のいくつかを挙げる。これらの長所は、私が成人のASの人々との治療実践を心から楽しんでいる理由でもある。

1）創造性と「型にはまらない」世界観

　ASの人々は特異的な観点を持っているため、他者が考えないアイディアを思いつくことが多い。この才能は治療において、問題解決のための計画を立てる際にきわめて有用である。

2）正直さ

　ASの人の中には「社会的境界（social boundaries）」に対する認識が乏しいために、話している際の自分の思考をチェックできず、思うままに口に出してしまう人がいる。この自己モニタリングの欠如は、彼ら／彼女らを社会的なトラブルに陥らせることがあるが、セラピストにとっては、ASではない患者との場合に比べてより早く思考をアセスメントすることができるので、セッションにおいては有用になる場合が多い。

3）ユーモアのセンス

　ASの人々は、自分がユーモアを理解できず、他の人々がなぜ笑っているのか「理解」するのに苦労すると洩らすことが多い。その一方で、彼ら／彼女らはユーモアを「理解できる」ときには、それを効果的に用いてかなり気の利いたことを言うことがある。これらの患者には、対人関係能力を高めるために、社会的スキルの獲得だけでなく、自分のユーモアを活用することを学ぶことが有益となる。

　たとえば、30代半ばで初めてASの診断を受けたローラの場合、自分が対人関係の微妙なニュアンスを理解するのが困難なことを自覚していた。彼女は、なぜ自分が他の人々の行動が理解できず混乱してしまうのか、その理由はわからなかったものの、自分が理解できずに混乱したユーモアについて、時折漫画に描いて表現することをしていた。図1.1はASと診断される約10年前に、彼女がブレインストーミングという言葉の意味を学んだ後で描いた漫画である。この漫画は、彼女が大きな行政組織の事務員として働いているときに、必ず出席しなければならな

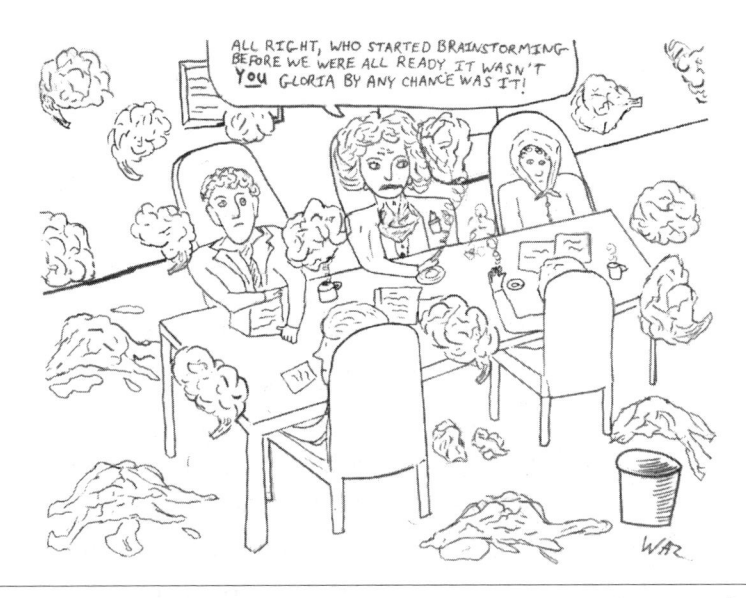

第 1 章 成人におけるアスペルガー症候群の定義 45

図1.1 ASのユーモアが適応的な形で表現されたローラの漫画絵、1994。「まあ、まだ準備ができてないのにブレインストーミングを始めたのはいったい誰？ グロリアじゃないわよね？！」

かった定期的なミーティングの様子を描いたものである。その仕事は彼女にとってかなりストレスフルなものであった。この絵の中で、彼女は部屋の中に転がる脳を描くことによって、「ブレインストーミング」という言葉についてのまさに文字通りな自分の解釈を風刺している。そして、絵の中の「自分の脳を頭の中に収めて」おこうとするスカーフをかぶった女性に、目の前の混乱させられる状況から自分を守りたい、という彼女の気持ちがよく表れている。この混乱については、風刺して笑い飛ばすことが彼女にとって有益だっただけでなく、絵にすることで彼女と一般の人々との間の面白い共通点を作り上げることにもつながった。ミーティングにはいかに無意味なものが多いか、ということを絵で表すことによって、彼女は職場で同じような状況を経験したことのある私たちが共感できる思いを表現したのである。

4）構造への応答性のよさ

ASの人にとって、世界は変化に富み、混乱をもたらすものであるため、彼ら／彼女らは自分にとって意味を成す一連のルールに厳密に従おうとする傾向がある。彼ら／彼女らは構造化された予測可能な日課に頼り、論理的に問題解決を行っていく作業に対しては実に反応がよい。CBTは理論的な根拠や構造がしっかりしているため、ASの人はCBTにおける認知モデルや理論を容易に理解することができる。

5）自分を観察し、評価しようとする意欲

私がともに治療に取り組んでいるASの人々は、自ら治療を選択し、動機づけの高い患者さんたちである。典型的な成人のASの場合、外来での治療を望むようになるころには、社会的な状況で自分が「何か間違ったことをしている」と痛切に感じていることが多い。患者は通常セラピストからのフィードバックに対してきわめてオープンで、自己観察の練習も率先して行おうとする。患者の中にはあまり治療に積極的でない人もいるが（これについては第9章でさらに考察する）、平均的にみると、ASを持つ人はCBTの患者さん候補として優秀である。

5. 本章の概要とまとめ

本章では、定義や診断基準などASの概要について、さらに心理療法の場面において成人のASがどのような特徴を示すか、具体的なケースをもとに紹介した。また、鑑別診断の問題や一般によく見られる誤解の検討を通じて、症状の複雑さや混乱しやすい点について解説した。加えて、セラピストにとって、アセスメントと治療計画を立てる段階において、ASの持つ強みや長所に配慮することが必要不可欠なため、それらについても説明した。次の章では、ASの中核的な問題についての諸研究によるエビデンスを示し、それらの中核的な問題がいかに二次的な障

害のリスク要因になるのかについて説明する。また、AS患者にCBTを用いることの理論的な根拠も提示する。

第2章
成人のアスペルガー症候群のメンタルヘルスに関する問題のケースフォーミュレーション

　現在、たとえ平均もしくはそれ以上の知能を持つアスペルガー症候群（AS）の人であっても、何らかの認知機能障害を有するというエビデンスが増えつつある。本章では、そのような基礎研究によるデータを提示し、ASの中核的な障害である認知機能の障害が、実際に治療を求めてくる成人のASの臨床像にどのように表れるか、ということについての包括的なフォーミュレーションモデルを提示する。このモデルは、ASの情報処理における基礎的な特徴が、彼ら／彼女らの日常生活における諸問題とどのように関連しているかについて仮説を立てる際に用いることができる。日常生活で生じるこれらの問題によって、ASを持つ人は精神的な諸問題を抱えるリスクを負うことになるが、実際のところ、AS患者は、DSMで定義されている精神疾患の基準を満たすことが多い。加えて、ASの認知機能障害は、一般の人々の感情障害についてBeck[21]が構築した認知理論の枠内で理解することができると思われる。このことが、成人のASの治療に認知行動療法（CBT）を用いることの理論的根拠となっている。
　私は、成人のASの個々のケースを理解しそして治療するセラピストに対し、「エビデンスに基づくフォーミュレーションモデル（evidence-based formulation-driven model）」を用いることを推奨する。

Haynes、Kaholokula、およびNelson[95]、またPersons、Davidson、およびTompkins[145]が述べているように、専門家は、患者の訴える問題について、総合的もしくは法則定立的（nomothetic）な、基礎となるエビデンスを参照し（たとえばうつ病についての研究文献など）、そこから得られた情報を、目の前の患者に影響を及ぼしている独自の要因を含めて、その個人に合わせた、すなわち個性記述的（idiographic）な仮説に整理し直すことが必要である。本章で提唱する包括的なフォーミュレーションモデルは、成人のASのそれぞれのケースが持つ問題を理解するためのものであり、認知機能障害に関する文献をそのエビデンスとしている。専門家は、このフォーミュレーションモデルを用いて、患者の日常生活において、その個人の認知機能障害と環境要因との相互作用の有り様をアセスメントすることによって、個別ケースの個性記述的なフォーミュレーションを行うことができる。個別ケースのアセスメントのための方略は、第3章と第4章にて説明する。

1. 包括的なフォーミュレーションモデル

私は、ASは神経学的な、一連の情報処理に問題を持つ疾患と考えている。ASを持つ人は、さまざまな情報を処理する際に独自の方法を使っており、これらの独自の処理の仕方は、彼ら／彼女らの、自らを取り巻く世界についての学習の仕方にも影響を及ぼしている。この考え方は、Klinら[113]の、ASが、コミュニケーション、学習、および行動における一連の症状を含む複雑な症候群でありながらも、それら問題のすべては「中核的な社会的障害（core social disorder）」に由来するものである、とした見解と一致する。これらの研究者たちは、ASの個人が社会的な手がかりや、社会的な情報についての誤った解釈、および不適応的行動を生じさせることにつながる「決定マインド（enactive mind）」における機能不全を持っていると主張している[112]。それらの

すべての障害は、ASを持つ人の、現在の成人としての機能のみならず、小児期の頃の発達にも影響を及ぼしたはずである。中核的な認知機能障害ないし「決定マインド」の機能不全の役割について、私の提唱する包括的なフォーミュレーションモデルは情報処理に焦点を当てており、患者の主訴がどのように発生し維持されているかについて考えるうえで、個々のケースをフォーミュレーションする際に役立つだろう。もちろん、患者はそれぞれに異なる特徴を持ち、上記のような社会的障害に関して同じプロフィールを持つ人は二人として存在しない。しかし、やはり包括的なフォーミュレーションと治療計画を考案するために、専門家はこれらのすべての機能障害を理解しておく必要がある。

　図2.1は、成人のAS患者が臨床場面において訴える共通の問題を図式化したフォーミュレーションモデルである。これは万全な理論的基盤を持つモデルであるとまではいえないが、ASの認知機能障害に関するエビデンスに基づいている。このモデルの目的は、心理療法を求めて来談するASを持つ人に対し、どのような要因が影響を与えているのかということについて、諸研究をレビューしたり、治療法を検討したりするにあたっての参照枠を提示することである。専門家は、ASのアセスメントを行ったり治療計画を立てたりする際に、このモデルを通じて多様な要因を幅広く考慮するとよいだろう。

　ASの人々が特有のやり方で情報を処理することについては、実証的な裏づけがある。ASの人々にとって情報の処理が難しい事柄は、主に3つのカテゴリーに分類することができるが、これらは図2.1の一番上の部分に示してある。すなわち、他者についての情報、自己についての情報、および非社会的な情報、の3つである。ここではこれらの概念について簡単に紹介するが、それを裏づける研究については次の項で再度詳しく検討する。まず、他者についての情報の処理、これは社会的認知とも呼ばれるが、ASの人々においては正常に機能していないことが多く、ASを持つ人は(1)他の人が考えている、あるいは感じていることを

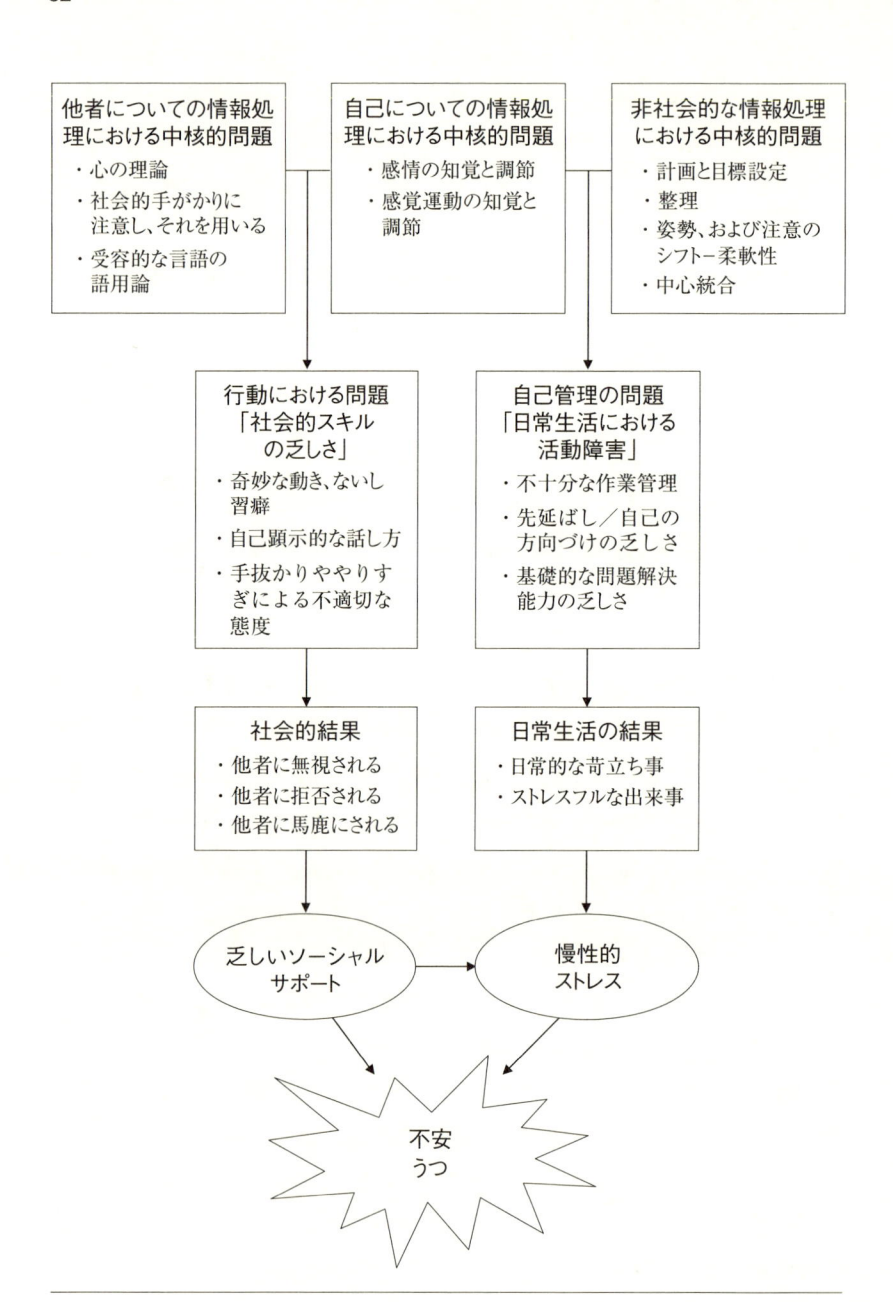

```
┌─────────────────┐  ┌─────────────────┐  ┌─────────────────┐
│他者についての情報処│  │自己についての情報処│  │非社会的な情報処理│
│理における中核的問題│  │理における中核的問題│  │における中核的問題│
│・心の理論       │  │・感情の知覚と調節│  │・計画と目標設定 │
│・社会的手がかりに│  │・感覚運動の知覚と│  │・整理           │
│  注意し、それを用いる│ │  調節           │  │・姿勢、および注意の│
│・受容的な言語の │  │                 │  │  シフト－柔軟性 │
│  語用論         │  │                 │  │・中心統合       │
└────────┬────────┘  └────────┬────────┘  └────────┬────────┘
         │                    │                    │
         ▼                    ▼                    ▼
┌─────────────────┐            ┌─────────────────┐
│行動における問題 │            │自己管理の問題   │
│「社会的スキル   │            │「日常生活における│
│  の乏しさ」     │            │  活動障害」     │
│・奇妙な動き、ないし│          │・不十分な作業管理│
│  習癖           │            │・先延ばし／自己の│
│・自己顕示的な話し方│          │  方向づけの乏しさ│
│・手抜かりややりす│            │・基礎的な問題解決│
│  ぎによる不適切な│            │  能力の乏しさ   │
│  態度           │            │                 │
└────────┬────────┘            └────────┬────────┘
         ▼                              ▼
┌─────────────────┐            ┌─────────────────┐
│社会的結果       │            │日常生活の結果   │
│・他者に無視される│            │・日常的な苛立ち事│
│・他者に拒否される│            │・ストレスフルな出来事│
│・他者に馬鹿にされる│          │                 │
└────────┬────────┘            └────────┬────────┘
         ▼                              ▼
    ╭─────────╮                    ╭─────────╮
    │乏しいソーシャル│ ───────────→ │慢性的   │
    │  サポート     │                │ストレス │
    ╰────┬────╯                    ╰────┬────╯
         │                              │
         └──────────────┬───────────────┘
                        ▼
                  ✦ 不安 ✦
                  ✦ うつ ✦
```

図2.1　ASにおける中核的な問題と、そこからメンタルヘルスの問題に至る流れ

理解したり（「心の理論（theory of mind）」）、(2)対人的相互反応を理解するために非言語的な社会的手がかりを使用したり、(3)社会的言語を適応的な形で使用する能力（「語用論（pragmatics）」）に障害を持ちやすい。自分自身についての情報の処理は、自己知覚や自己調整にかかわる内的なフィードバックループが正常に機能していない。また、ASの人々は自分の感情体験を知覚し、調整することに困難を抱くことが多く、非定型の感覚や運動を経験しやすい（どの感覚システムの刺激に対しても過剰、ないし過少に反応しやすい）。非社会的な情報の処理は、必ずしも対人関係に関連しない入力情報について、それを正常に処理することのできないASの人がいることを示している。これらの問題には、ある状況において取り込まれる情報の処理（「主旨（gist）」ないし「中心統合（central coherence）」、あるいは「全体像を捉えること（seeing the big picture）」）の困難のみならず、計画、整理、目標設定、および認知の柔軟性（「実行機能（executive functions）」）における欠陥が含まれる。

　これらの障害は、おそらく多くの次元で起こり、多角的に相互作用しているため、これらの情報処理の問題を3つの別々のカテゴリーとして分類することは少々乱暴にすぎるかもしれない。図2.2は、それらのカテゴリーの間に存在する重複部分を示している。研究者たちが各要素の関連性、ないし因果関係の方向性についてのエビデンスを確立するのはまだ何年も先のことだろうが、臨床家にとっては、個々のクライアントの提示する問題の経緯や起源を理解するための参照枠として、これらの概念は有用である。

　ここで話は図2.1に戻るが、このモデルは、ASを持つ人が環境とかかわる際に、どのような中核的問題がどのように互いに関連し合い、それがどのようにしてさらなる困難につながっていくのかを示している。図の2段目の左側の枠に示した「社会的スキルの乏しさ」は、AS患者の持つ問題として十分な裏づけが取れており、ASを持つ人の社会的スキルが乏しいことは、ほぼ事実とみなしてもよいだろう。具体的には社

```
           自己についての情報処理の障害

                   ┌─────┐
                   │中核的な│
                   │情報処理│
                   │の障害 │
                   └─────┘
他者についての情報処理の障害      非社会的な情報処理の障害
```

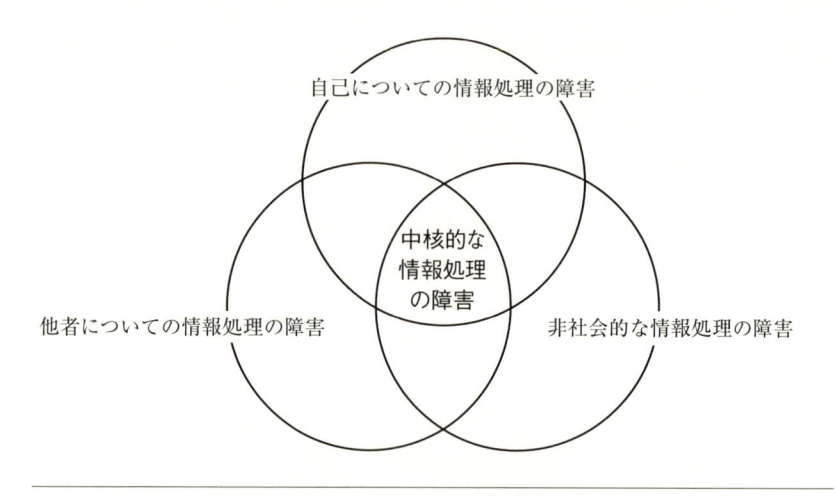

図2.2　ASにおける中核的問題の相互関係

会的推論の誤りや自己知覚にかかわる問題、そして発達過程における社会的学習の欠如が組み合わさった結果、行動面にさまざまな問題が生じることになると思われる。このような問題を有する人は、社会的状況についての理解を誤ることが多く、また、他者に対して自分がどのように反応したらよいか、そして自分が他者から何を期待されているかということについて、理解することが難しい。周囲の人々は、ASを持つ人の奇妙な習癖、不適切な言葉使い、そして不適切な態度に対して、苛立ったり怒りを感じたりするようになり、それが当事者にとって否定的な社会的結果をもたらす。つまりASを持つ人は、理由がわからないまま他人から無視されたり、拒否されたり、馬鹿にされたりといった経験をしてしまう。ときに彼ら／彼女らに対して同情的な人がいて、その言動が不適切であることを親切に教えてくれようとすることがあるが、とはいえ、そのような人々もASの行動の何がどのように不適切なのか理解しきれていなかったり、説明できなかったりすることが多い。

　非社会的な領域での困難は、自己管理や日常生活の活動における問題として現れる。図2.1では中央の右の枠に示されている部分である。こ

れらの困難は、実行機能や自己知覚の問題が組み合わさった結果、行動面に生じる障害といえる。それらは、不十分な作業管理、先延ばし、自己の方向づけの乏しさ、および基礎的な問題解決能力の乏しさとして現れる。意外な事実でもあるが、一般的にこれらの問題をもつASの人は、IQやヴァインランド適応行動尺度（Vineland Adaptive Behavior Scales）などの正式な適応行動の測定において非常に大きなディスクレパンシーがみられる[86]。知的にはきわめて聡明なのに、自立した生活に必要な作業をするのが難しいという意味では、俗にいう「うっかり博士（the absent-minded professor）」というステレオタイプがこれらの人々の説明にぴったりくる。これが、重大なストレスフルな出来事だけでなく、日常的な苛立ち事を頻繁に引き起こす。

　モデルの下部には、これまでに解説してきた各領域において、繰り返し失敗を経験してきた結果、それによって生じる諸問題が示してある。心理療法を求める成人患者が報告するように、情報処理の機能不全や不適応的な行動によって生じる否定的な結果は、彼ら／彼女らの感情的な苦痛につながっていく。ASを持つ人が遭遇する社会的結果はそのままソーシャルサポートの乏しさにつながり、日常生活における結果は慢性的なストレスにつながる。ソーシャルサポートの乏しさや慢性的なストレスは、一般の人々においても精神疾患のリスク要因であることが知られており[46,156]、成人のASの場合にも、脆弱性を高め、併存障害を発症させる要因であると推測される。ASにおける併存障害の有病率については系統的な研究はまだ行われていないものの、児童のASに関する研究においては、不安やうつの割合の高さが明らかにされているものもある[34,109,146]。ASの人々が曝されている慢性的なストレスを考えれば、彼ら／彼女らがDSM-IV-TR[3]に記載されている多くの不安障害や気分障害の危険に曝されていることが容易に推測できるだろう。加えて、ASを対人関係の領域における神経発達障害（neurodevelopmental disorder）、すなわち対人関係の学習経験において機能不全を生じる障害として理解

してフォーミュレーションする場合には、より大きなパーソナリティ障害としてのリスクを仮定する必要がある。パーソナリティ障害の事例、およびその他の事例については、アセスメントの戦略や特定の併存障害について説明を行う第3章で詳細に説明する。

2. アスペルガー症候群における中核的な認知機能障害

この項は、包括的なフォーミュレーションモデルの中で簡単に紹介した、ASの中核的な認知機能障害を証明する研究所見を紹介する。ASの人々が他者、自分自身、および非社会的な領域についての情報を処理するのが困難であることのエビデンスを整理する。

1）他者についての情報処理の機能不全：社会的認知

おそらく、ASの認知機能障害に関する最も多くの研究は、社会的認知（social cognition）の領域におけるものであろう。第1章で触れたように、社会的認知とは、人々の社会的情報に関する処理の仕方のことである。社会的認知の研究分野は臨床心理学に根ざしたものではない。なぜなら、歴史的にいえば、社会的認知に対する関心は、主に正常な一般の人々が社会的文脈の中でどのように他者や自分自身を理解しているのか、ということを実証することに焦点を当てていたためである。原因帰属のプロセス、社会的スキーマの発達、社会的刺激に対する注意、人の記憶、および社会的推論などに関する研究は、過去50年間にわたり、実証的な認知科学および実証的な社会心理学の領域で行われ、両者は互いに影響を与えながら発展してきた。その社会的認知科学が、正常な一般の人々が社会的情報をどのように処理するのかといった情報を提供してきた一方で、臨床分野の最近の研究者たちは、それらの所見を用いて、精神病理学において社会的認知における機能不全がもたらす影響について追究し始めている。次の項では、社会的認知とASに関する研究を概

説し、社会的推論や社会的言語といった社会的認知の下位領域について考察する。

◆社会的推論

FiskeとTaylor[58]は、社会的推論（social inference）を、一般の人々が社会的状況において、(1)どんな情報を集めるかを決め、(2)その情報を集め、(3)それを何らかの形で組み合わせ（解釈）、(4)（どのように行動するかについて）判断を下すプロセス、として定義している。そのような判断の末、結果的にその人の取る行動がこのプロセスの成果である。もう少しわかりやすく言うと、ある人がある社会的状況に入っていくとき（その人が1人もしくはそれ以上の人間とかかわらなければならないすべての場面において）、その人は、自分がどのように行動するかを決定するために、いくつかの認知的な判断をしなければならないということである。その判断を「推論（inference）」と呼ぶのは、その人が今起きていることをその都度「推測（guess）」しなければならないからである。人が遭遇するほとんどの状況は、それまでのどの状況ともまったくの同一ではなく、また大抵の状況において、考えるべきことやするべきことについて明確な指示が与えられることは少ないのが通常である。しかしながら、ほとんどの人々は「知識に基づいた推測（educated guesses）」を用いるため、ほとんどの場合において正しい推測を行うことができる。彼ら／彼女らは、社会のルールや規範に関する自らの豊富な知識を参照しながら、その場の情報を収集したり分析したりして意思決定を行うことができる。

わかりやすい例を挙げよう。米国において、初めての町に出張中の男性が、ある混雑しているカフェに入ったとする。彼はこういうときはもっぱら、すぐに作ってもらえるサンドイッチを買うことにしているのだが、うまくランチを獲得するには社会的推論のプロセスを踏まなければならない。上記で概説した社会的推論のステップを用いて、その店に

入ってみる。

1. 彼は、どんな情報を集めるかを決めなければならない（「私は、サンドイッチを買う列がどこから始まっているかを見つけなければならない」）。
2. 彼は、正しい情報を集めなければならない。それには見るべき場所を知る必要がある（「私は、他の客を見て、彼ら／彼女らがどこに立っているか、どの方向を向いているかを見てみる」）。
3. 彼は、その情報を解釈しなければならない。彼は、自分の観察することについて正しい意味を推測しなければならない。もし何人かの客が同じ方を向いて並んでいるのを見たら、彼はそのグループを「列（line）」として区別して認識しなければならない。
4. 彼は、その情報の解釈に基づいて自分がどうすべきかの判断を下さなければならない（「私は、列の最後の人の後ろに行って、そこに立たなくてはならない」）。この判断は、目の前の情報だけでなく、社会のルールや規範についての豊富な既存の知識を基にしたものである。
5. その成果とは、そのプロセスの最後に下した判断の行動的結果である。この場合、結果は彼が自分の判断を行動に移し、列の正しい位置に並ぶことに見られる。

この例において男性が行ったすべてのステップは、彼自身の情報収集と解釈に基づいている。彼はおそらくいくつかの環境的な手がかり（カフェのカウンターの位置、レジの場所など）を頼りにしただろうが、望ましい結果を得るためには、その店の中の人々について「読む（read）」必要があった。彼はそれまでそのカフェに行ったことはなかったものの、彼は、そこにいる他の人々、自分に期待されていること、および自分が取るべき正しい行動について正しく推測することができた。彼は、自分

がどうするかを決める前に、他の人々と知り合ったり、話したりすることもせずに、それらを正確に推測できた。おそらく、彼はこのプロセスをほんの数秒で、特に意識もせずに行った可能性が高い。

　人は、毎日何百ものこうした判断をしなければならない。この例では、男性は周囲の人々のボディランゲージに焦点を当てればよかっただけだったので、きわめて単純な課題だったといえる。しかし大抵の筋書きはもっと複雑で、他の人々の、顔の表情、声の調子、および言語などの社会的情報による、より多くの情報源を必要とする。ASの人々が、この社会的推論のプロセスのいずれか、あるいはすべてのステップを実行する能力において障害を有するというエビデンスが存在する。理論的には、これらの障害は臨床家や教育者たちによって「社会的スキル障害（social skill deficits）」と呼ばれることが多く、この障害が社会的領域において臨床的に観察されるASの不適応の原因となる[175, 176]。

　先ほどのカフェの筋書きで、今度はASの男性の場合を考えてみよう。今回は、ステップ5の行動的結果からスタートする。そのASの男性は、カフェに入り、列の先頭の人の前に進み、自分のサンドイッチを注文し始める。従業員は他の客に接していて彼のことを無視すると、彼は自分の注文をさらに大きな声で繰り返す。彼の属する文化の社会規範によれば、この行動は「割り込み」と呼ばれ、無礼な振る舞いだとみなされる。また、この行動によって彼は、他の多くの客を不快にさせ、周囲からの敵対的な非難を浴びることにもなってしまう。社会的推論の視点から見ると、この男性はいくつかの時点で誤りを犯し、このような不幸を引き起こしたと考えることができる。

1. 彼は収集すべき情報の判断を誤ったのかもしれない。彼はカフェのカウンターの場所だけをみて、他の客のことを見ないという決断を下したのかもしれない。
2. 彼は、収集すべき情報についてはわかっていても、それを収集す

る方法を知らなかったのかもしれない。彼は、他の客について検討したかもしれないが、彼ら／彼女らのボディランゲージ（この場合順番に並んでいること）については検討しなかったかもしれない。

3. 彼は、最初の2つのステップを正しく進んだかもしれないが、その情報を正しく解釈しなかったかもしれない。つまり、彼は他の客の並び方に目を向けたかもしれないが、彼ら／彼女らをひとまとまりのグループとしてみなさなかったか、彼ら／彼女らの状態を「列」として認識しなかったかもしれない。

4. 彼は、その情報を正しく探し、集め、そして解釈したかもしれないが、自分のするべきことについては妥当な判断を下さなかったかもしれない。すなわち、彼は客の列を見つけ、それを列として認識したかもしれないが、列の最後尾で待つ、という社会的ルールを知らないかもしれない。あるいは、より現実的な見方をすれば、彼はその重要性について理解していないかもしれない。彼はそのルールは知っているかもしれないが、自分が急いでいる場合にはそのルールを守らなくてもよいと思っているかもしれない。

　成人のAS患者を治療する臨床家は、ASの人々の「社会的スキルの乏しさ」に直面することになる。その場合、社会的スキルを形成することが治療目標となるが、その際重要なのは、社会的推論のどの段階に過ちが存在するか、ということを検討することである[175, 176]。以下に、その裏づけとなる研究について紹介する。本書のテーマである成人のASという臨床集団に最も関連していることから、ここでは青年期および成人期の被験者を扱った研究のみに焦点を当てることにした。

社会的知覚（social perception）と手がかり（cue）の使用
　上述のように、ASの人では社会的推論の最初の2つのステップ（す

なわちどの社会的情報を収集するかを決定し、次にその情報を集めること）に機能不全が見られることがわかっている。Klin, Jones, Schultz, Volkmar, および Cohen[113, 114] は、一連の視線追跡研究を通じて、高機能自閉症（HFA）の人々の視覚的な情報収集の特徴について調べた。本研究においてKlinらは、新たな研究デザインを構築し、より自然で動的な社会的文脈において被験者の視線のあり方を追跡できるようにした。Klinら[114]は、青年期のHFAの男性15人（論文内で被験者たちは「認知的に有能な（cognitively able）自閉症を持つ男性たち」と表現された）と、対照群として一般の青年男性15人を集め、社会的能力と自閉症の症状の重症度を測定した。本研究では、何人かの大人が登場し、人間関係で衝突したり、緊張や強い否定的感情を伴うような会話をしている、感情をかきたてられるような映像を被験者に見せた。そして視線追跡装置を使って、被験者の目の動きを正確に記録した。この装置は、被験者の視線の経路と映像を重ね合わせることができるものだった。被験者の視線の動きは、一連のデジタルの視線経路（eye tracks）として記録された。視線の追跡パターンが分析され、被験者が映像における主要な人物に関する視覚的情報、すなわち口、目、身体、および物体（映像のセットの壁に掛けられている物など）といった、4種類の視覚的情報を見るのに費やした時間について、二群間に有意な違いが見出された。自閉症群は、対照群に比べて口、身体、および物体を見るのにより多くの時間を費やしたが、目の辺りを見る時間が有意に少なかった。興味深いことに、自閉症群において、目を見ることに費やした時間と、社会的適応レベルは相関していなかった。一方、口を見ることに費やした時間はより良い社会的適応との相関が見られ、物体を見ることに費やされた時間は社会的不適応との相関が強かった。

　自閉症の人々の視線の回避については以前から多くの説明がなされているが、この研究より前は、ASの人が他者とのやりとりにおいて社会的意味を見落としがちなのは、単に彼ら／彼女らが人の目を見ないから

だと早々に結論づけられていた。その場合、臨床的な解決策としては彼ら／彼女らにアイコンタクトをより多くとるように訓練すればよいだけ、ということになる。しかしながら、Klinらによる研究[114]によって、社会的知覚が10代後半の人や成人においてはそれほど単純なものではないことが明らかになった。Klinらの研究において、社会的適応が比較的良好なHFAの被験者は、より適応度の低い被験者と比較して、必ずしも映像の登場人物の目をより長い時間見ていたというわけではなかった。もちろんこれらの研究は、被験者が映像を見る以外に現実生活の状況でいかにアイコンタクトを使用しているか、あるいはどの要因が彼ら／彼女らの社会適応に寄与するのかを明らかにしているわけではない。とはいえ、自閉症スペクトラムにある人が、「他者の目」という一般の人々が社会的なやりとりの際にきわめて頼りにする重要な手がかりのひとつを、あまり手がかりとして使っていないことは、この研究からも明らかである。

　他者の心を読み取ること（mind reading）
　Baron-Cohen、Jolliffe、Mortimore、Robertson[16]の研究は、ASを持つ成人は、たとえ他の人の目を見るようにと指示されたとしても、そこからさまざまな情報を読み取ることに困難があるということを示している。これは言い換えれば、ASを持つ人は社会的推論の第三段階、つまり収集した情報を解釈すること（interpreting）に問題が生じているということである。他者の心の状態について推測し理解する能力、すなわち「心の理論（theory of mind）」は、社会的推論のプロセスにおいて必要不可欠な部分である。他の人の思考、感情、ないし意思について誤った判断をしてしまう人は、それによって感情的にも行動的にも不適応的な形で反応しやすくなることは想像に難くない。Simon Barron-Cohenとその同僚らは、すでに20年以上も前から、自閉症の社会的機能障害を説明するうえで、心の理論を構成概念として用いることが有効

であると主張していた[17]。Simon Barron-Cohenのグループは、それ以来多くの調査研究を通じて、自閉症スペクトラム障害を持つ人には、「主観の共有（intersubjectivity）」において問題が生じていること、つまり彼ら／彼女らに、他者についての心の理論を構築することが困難であることを繰り返し実証し、この困難は「マインドブラインドネス（mindblindness）」と呼ばれるようになった[15]。

　Baron-Cohenら[16]は、「目を通じた心の読み取りテスト（Reading the Mind in the Eyes）」と呼ばれる検査を開発した。その手続きは、ASかHFAと診断された成人と一般の成人に対し、人が異なる感情や心の状態を表現している一連の写真を提示し、それらの写真と合わせて提示される、心の状態について書かれている選択肢の中から、その写真の人物の状態を表す言葉を選ぶよう求める、というものだった。写真には、顔全体が写っているものもあれば、口の周りだけのものや目の周りだけのものもあった。その結果、顔全体、口のみ、目のみの3種類いずれにおいても、成人のASおよびHFAの被験者は一般の成人に比べて有意に成績が低いことが明らかになり、それは特に、彼ら／彼女らが目の周りのみの写真を見たときに最も顕著なことが判明した。それはまるで、ASもしくはHFAの人々は、精神状態を考えるにあたって目以外の顔の部分に頼っているかのようであった。ここから、人々の目から得られる視覚的な手がかりは、ASを持つ人にとってはあまり有用ではないことが推察される。

　このような、他者の心の状態を推察する力における障害が、視覚的情報による推論に限られたものなのかどうかを調べるため、Rutherford、Baron-Cohen、およびWheelwright[155]は、先の「目を通じた心の読み取りテスト」を発展させて、それに聴覚的情報を加えた形の研究を行った。ここでは、成人ASおよびHFA群と対照群は、ともに異なる感情や精神状態を表現している役者たちの声を聴くよう指示された。その結果、ASとHFAの被験者は、対照群に比べて役者が声によって表現する

心の状態を正確に推測する能力が有意に低いことが明らかになった。この結果は、ASの人々が非視覚的な感情的情報も有効に利用しにくいことを示唆している。

　これらさまざまな研究結果から、新たにひとつの疑問が生じるだろう。それは、成人のAS患者は、他者の顔を認識したり同定したりするにあたって何らかの障害を持つのか、あるいは情報源にかかわらず、感情にかかわる情報を読み取る能力に障害があるのか、という疑問である。これに関し、Hefter、Manoach、Barton[96]は、AS、HFA、ないし社会感情的情報処理障害（socioemotional processing disorder；言語発達と認知発達は正常だが、神経学的に実証された右半球の機能障害を伴う障害）を含む、異なるタイプの社会的発達障害（social developmental disorders：SDDs）を有する26人の成人群を用いて研究を行った。Hefterらは、被験者たちの(1)顔を同定する能力、(2)顔の表情から感情を読み取る能力、(3)顔以外の手がかり（声やボディランゲージ）から感情を読み取る能力のそれぞれを、一連の課題を用いて測定した。その結果、診断名はどのテストにおける能力についても予測因子にはならず、26人の被験者のうち10人は顔の同定力において正常レベルの結果を示した。また、顔を同定する能力は、顔の表情から感情を読み取る能力とも、顔以外の手がかりから感情を読み取る能力とも相関がみられなかった。しかしながら、顔の表情から感情を読み取る能力と顔以外の手がかりから感情を読み取る能力との間には相関が見られた。これらの結果は、ASやHFAを含む社会的発達障害を伴う人には、顔やそれ以外の非言語的な感情的情報の処理に困難があり、それは必ずしも顔そのものを認識したり同定したりする能力と関連するものではない、という仮説を裏づけるものであるといえる。つまり、たとえ顔に注意を払うように指示されたとしても、彼ら／彼女らは顔や声やボディランゲージによる情報を用いて他者の精神状態についての手がかりを得ることができないのである。

　こうした研究の問題は、被験者の能力の障害が、研究室という不自然

で固定的で人為的な環境において示されているにすぎない、ということである。ASを含む社会的発達障害におけるこれらの研究のエビデンスは充分に信用できるものの、いくつかの臨床的観察記録を除けば、より自然で日常的な場面においてASを持つ人がどのように反応するかについてはほとんど明らかになっていない。そこで、こうしたより日常的な状況における社会的認知についてのアセスメントツールを開発する目的から、Dziobekら[53]は、「映像による社会的認知のアセスメント（Movie for the Assessment of Social Cognition：MASC)」というツールを考案した。Dziobekらは、このツールをASと統合失調症の被験者の社会的認知のスキルをアセスメントすることを目的に開発した。被験者は、夕食会に集まる4人の登場人物たちにまつわる15分の映像を見るよう教示される。この映像は、46回もの一時停止場面があり、そこで被験者は登場人物の感情、思考、および意思についての質問に答えるよう求められる。その映像は、社会的認知についての操作的定義をもとに作成されており、現実生活に即した形でシミュレートされている。

　Dziobekらは、知能が高く高度な教育を受けたASから構成される被験者群を設定しMASCが被験者群と対照群を識別できるかどうか、つまりMASCの妥当性を検討した。Dziobekらが知能の高いASに被験者を限定したのは、これまでに開発された社会的認知に関する検査が、知能の高いASおよびHFAと対照群とを識別できていないという研究結果を踏まえてのことである[94,139]。MASCを用いた最初の研究では、AS群が平均122の全検査IQと、16.7年という教育レベルを有し、対照群においても、年齢、性別、IQおよび教育レベルを適合させた。その結果、MASCにおいてASの被験者は対照群よりも有意に低い成績を示し、この結果はこれまでの社会的認知の検査よりも成績が低く、Dziobekらの仮説は支持された。この研究は、ASにおける他者の心の状態を推測する能力の障害の存在が、日常的な（複雑で構造化されていない）社会的状況においても明白であることを支持するものである。

他の人が考えたり感じたりしていることについての手がかりに気づくことができなければ、その人は我々がいわゆる共感（empathy）と呼ぶ、より高度な社会的推論のプロセスを遂行することができない。共感は、人々が他者とつながり、親密な関係を築くことを可能にする複雑な認知的および感情的な働きである。実際に、それは社会的文脈における「接着剤であり、我々を他者と助けあうことができるよう促し、相手を傷つけることから守ってくれる」[18]。共感にはおそらく複数のプロセスが関与しているため、操作的に定義し、測定することが非常に難しい。最近の研究では、共感には2つの要素があると定義されることが多い。その2つとは、他者の感情経験の「認知的」「知的」な理解のプロセスと、その経験に対して「感情的」な反応を生じるプロセスである[18, 150]。

　たとえば、ある女性が、ジムという同僚男性が突然母親を亡くしたことを知ったとする。この場合、彼女の共感の認知的な要素は「私はジムが悲しんでいると思う」というものであり、一方で感情的な要素は「私はジムが今経験していることを想像すると悲しい気持ちになる」というものである。上記の定義によれば、十分な共感のためにはどちらの要素も不可欠である。共感には認知的要素が必要であるが、それのみで感情的な要素がなければ共感としては不十分である。また感情的要素については、それが適切なものであるためには、その感情的な判断が正確に相手の気持ちに沿ったものであることが必須の条件となるが、そのためには認知的要素がなければならない。

　第1章で述べたとおり、ASに対してよくある誤解のひとつに、ASを持つ人には共感性が欠けている、というものがある。しかし私の臨床経験からいえば、ASを持つ人にも共感の能力はある。彼ら／彼女らに欠けているのは、共感能力そのものではなく、その能力を充分に発揮するための情報処理能力である。共感とASに関する最近の研究は、この見解を裏づけている。Baron-CohenとWheelwright[18] は、既存の共感の測定法を批判的に検討し、現在の共感の定義に沿った構成要素を測定し

ている尺度がひとつも存在しないことを明らかにした。たとえばいくつかの尺度は、共感だけではなく、その他の概念を含めた測定法になってしまっていた。また他のある尺度は、共感の認知的要素と感情的要素の両方を測定するようには出来ていなかった。Baron-Cohenらはこれまでの測定法の欠陥を克服し、「共感指数（empathy quotient：EQ）」という尺度を考案した。これは、被験者に「私には誰か他の人が会話に入りたいと思っていることが容易にわかる」や「私はニュース番組で人々が苦しんでいるのを見るとつらい気持ちになる」などといった60の項目に、どの程度同意するか、もしくは同意しないかを4件法で答えてもらう自記式尺度である。Baron-Cohenらはこの尺度をASとHFAの成人90人と、年齢と性別を合わせた対照群90人に対して行った。仮説どおり、AS群の得点は対照群に比べて有意に低かった。しかしながら、これはBaron-Cohenらも認めているが、この尺度は共感の感情的要素と認知的要素を区別して測定しているものではなかった。そこでBaron-Cohenらは、この尺度に答えてもらった後で、ASの被験者50人に臨床インタビューを行い、自らの得点が低い理由について思い当たることを挙げてもらった。すると被験者は、他の人々の行動について判断、説明、予想および解釈すること（すなわち共感の認知的要素）は困難であるが、他者の感情を不快にさせることを望んでいるわけではないと報告した。事実、彼ら／彼女らは自分の行動が何らかの形で望ましくないと指摘されれば、通常は深い反省を示し、今後そのような望ましくない行動を避けたいと思うだろうと述べている。

　これらの知見は、実証性という意味では充分とはいえないが、私の臨床経験とも一致している。ASを持つ人々は共感の認知的要素の方で失敗しているようにみえる。つまり、ASを持つ人は他の人々から重要な情報を集めることができず、そのことが、共感の感情的要素を経験する自らの能力を妨げているのである。しかしながら、もし適切な情報を与えられれば、ASを持つ人はそれに即した感情を経験することもできる

し、他者の感情を不快にさせるような自らの言動を修正したいと考えることもできる。彼ら／彼女らが感情的に共感を示せないのは、その能力がないからではなく、そこまでたどり着くことができないからである。たとえば、友人が悲しんでいることがわからなければ、どうしてその友人の悲しみに対して感情的に共感することができるだろうか？

　成人のASにおける共感を、認知的な要素と感情的な要素に分けて検討するために、Roger、Dziobek、Hassenstab、Wolf、およびConvit[150]は、成人のAS群21人と、年齢層を同じくした21人の対照群で研究を行った。彼ら／彼女らは、社会的認知に関する4つの尺度と、それぞれが共感の構成要素を測定するとされている4つの下位尺度から成る対人反応目録（Interpersonal Reactivity Index：IRI）[48]という共感尺度を実施した。IRIの下位尺度において、共感の認知的要素を測定すると考えられているのは、視点取得（perspective-taking；自分の見方を他者の見方に自発的に合わせる傾向）とファンタジー（架空の人物に自分を重ね合わせる傾向）の2尺度である。あとの2つは、共感的配慮（empathic concern；不運な他者への同情と思いやりの気持ちを経験する傾向）と個人的苦悩（personal distress；他者の極度の苦痛に反応して、自分自身が苦痛と不快感を経験する傾向）であり、これらは共感の感情的要素を測定すると考えられている。結果としては、社会的認知のテストにおいて2群の間には有意な差が明らかになり、AS群は社会的認知のすべての尺度において対照群よりも低得点を示した。AS群は、共感の認知的な要素に関する下位尺度においても有意に低得点であった。しかしながら、共感の感情的要素の下位尺度に関しては結果がかなり異なっていた。共感的配慮の領域で、AS群は対照群と同様の結果であり、2群の間に差はみられなかった。また、個人的苦悩の領域では、AS群は対照群よりも有意に高得点を示しており、これは、他者の極度の苦痛に直面したときに、ASを持つ人が一般の人以上に苦痛を感じることを示唆している。ただ、この点に関してRogerらは、高いスコアは共感の指標で

もありうるが、個人的苦悩の下位尺度は不安にも関係しており、ASにおいて報告されている全般性の不安の強さを反映している可能性があると指摘している。いずれにせよ、これらの結果と考察は、ASの人々には共感性がないという、一般に共通した見解とは一致しない。

◆社会的言語（social language）
　社会的言語は社会的認知の下位領域に位置づけられるが、それは言語が社会的な状況を理解する際に重要な役割を果たすためである。専門家がAS患者とともに治療に取り組む際、患者の認知における機能不全と、社会的な理解および社会的言語の使用の仕方における機能不全との間に明確な境界線を引くのは不可能である。第1章でも述べたように、ASの人々は標準的な言語テストにおいて正常範囲のスコアを出す傾向があり[120]、これはつまり、言葉や文章の作成、すなわち言語を正しく使用するという形式的な面においては問題がないことを意味している。知能検査では、ASを持つ人は口語に関連した下位項目できわめて高い能力を示すことが多い。しかしながら、Landa[120]とTwachtman-Cullen[171]が述べるように、ASを持つ人は、柔軟な形で言語を理解したり用いたりすることに大きな困難を抱えている。言語使用における柔軟性は、さまざまな社会的要請に応じる際に必要不可欠なスキルである。こうした言語の柔軟な理解と使用に関するスキルは、言語病理学者によって「コミュニケーションの語用論（pragmatics）」と呼ばれている。前項で概説した社会的認知の障害は、これら語用論に関連した言語課題において重要な役割を担っていると考えられており[120, 171, 175, 176]、その逆も同様で、語用論も社会的認知に影響を与えると考えられている。
　治療の直接的な介入ターゲットが社会的言語である場合は、治療は心理療法のセラピストではなく言語聴覚士によって行われることが最適だろう。とはいえ、いくつかの理由により、心理療法のセラピストがこれらの障害に精通していることも重要である。まずひとつは、心理療法が

きわめて言語的な治療活動である、ということである。ASの人々の言葉の使い方は独自の形式をとるため、セラピストが彼ら／彼女らと有効なコミュニケーションを行うためには、社会的言語の領域における患者の特異性を理解していなければならない。ASを持つ人は、表面的には言語を巧みに使用しているようにみえる。しかしながら、ASを持つ人の形式的な言語の使用における優れた能力は、本項でこれまでに概説してきたような、より捉えにくく「目立たない」欠陥を覆い隠してしまう傾向にある。セラピストがASの社会的言語の特徴に精通していなければならないもうひとつの理由は、社会的言語そのものが、患者が治療を求めている主要なメンタルヘルスの問題において、しばしば大きな役割を担っていることがあるためである。ケースによっては、アセスメントと初期のケースフォーミュレーションが終わると言語聴覚士への紹介が必要となる場合があり、言語療法が全体的な治療計画の中に組み込まれることもある。

　ASに見られる言語の語用論における障害のレビューに関しては、Dianne Twachtman-Cullen[171]とRebecca Landa[120]を、また、語用論の問題における社会的認知の役割については、Winner[175, 176]を参照されたい。これらの言語病理学者たちは、言語聴覚士以外の人々にも理解しやすいようにこれらの複雑な問題をうまく説明してくれている。そのいくつかを以下に概説する。

　Twachtman-Cullen[171]は、人間のコミュニケーション・システムについて説明し、そこに存在する3つの構成要素を提案している。専門家もしばしば混乱することのある、コミュニケーションの特徴的なプロセスとは次のようなものである。

- スピーチ：言葉を発声するための神経筋の運動行動；音の機械的伝達。
- 言語：シンボル（言葉）により概念の表現の仕方を規定し、形式（構文／文法）と内容（語義）を含む、特定の集団によって合意さ

れたコード。
- コミュニケーション：人々の間でのメッセージ交換を目的としたスピーチと言語の使用。

　ASの人々は、スピーチと言語には問題がなくても、コミュニケーションや語用論に問題を抱えていることが多い。人は通常、小児期や青年期を通して、社会的な要請に適合するように言語を調整するためのルールを学ぶ。これらのルールはその個人が属する文化によって決定づけられる[120]。しかしながら、ASの人々はそのような過程でこれらのルールを学ぶことができず、成人するころにはコミュニケーションの意図（communicative intentions）、前提（presupposition）、および会話（discourse）などにおいて問題を抱えるようになり、社会的な場面で苦労するようになる。次項に、語用論におけるこれらの3つのプロセス（コミュニケーションの意図、前提、会話）について述べる。以下の解説から、スピーチ言語の領域における障害と、前項で概説した社会的認知における機能障害がASにおいて重複していることがより明確になるだろう。

　コミュニケーションの意図
　コミュニケーションを上手に取るためには、会話の中で使用される言葉の背後にある意図を伝えたり、またそうした意図を適切に読み取ったりする必要がある。人はしばしば、自分が意図することをそのまま文字通りの表現では表さないことが多い。私たちが用いる言葉というのは、社会的状況（文脈）、イントネーション（声の高さや大きさのバリエーション）、顔の表情、ジェスチャー、および環境の手がかりなどによって調整されているため、文字通りに表現しなくても内容が伝わるからである。ASの人々は、自分の意思を他者に明確に伝えるために、これらの手段のいくつか、あるいはすべてを用いることに困難がある。ASを

持つ人はまた、こうした方法で伝えられる他者からの意思を理解することにも困難を示す。

　たとえば、もし上司からやりたくない仕事を依頼されたとして、あなたは「もちろん、喜んでさせていただきます」と答えるかもしれない。この場合のあなたの意図は、単に、それを進んでやるということを伝えることであり、文字通りそれについて喜んでいることを伝えたいのではない。また、このときの社会的文脈（権威者に応答している状況）が、あなたがどのような言葉を選択するかに影響を及ぼしたことが推察される。あなたは、自分の属する文化において、仕事の指示の丁寧な受け方とされているやり方を用いたのである。そのやり方は、他の社会的文脈において用いられることもあるが、同じ表現でも、顔の表情やイントネーションなどを変え、そのメッセージの調子を変化させると、まったく違う意思が伝わることになる。

　たとえば、あなたは今日一日予定が過密であり、時間に追われていることを配偶者に告げたにもかかわらず、その直後に配偶者が帰りにクリーニング店に寄って何かを取ってきてほしい、とあなたに頼んできたとする。あなたは、その要望に苛立ち、それをあまりやる気がしないのだが、「もちろん、喜んでするよ」と言うかもしれない。先ほどの例でこの言葉を上司に言った言い方とは対照的に、あなたは歯を喰いしばって言葉を絞り出し、配偶者を睨みつけるとする。この場合、あなたは配偶者があなたのイントネーションや表情からあなたの意思を感じ取ることを期待している。

　ASを持つ人々は、さまざまな文脈に合わせてコミュニケーションの戦略を変えることができない。彼ら／彼女らは、人々が用いる言葉の文字通りの意味に頼りきっているため、しばしばコミュニケーションがうまくいかなくなる。上記の例における上司、あるいは配偶者がASを持つ人であった場合、どちらの状況においても言葉を文字通りに受け止める可能性がある。ASの人であれば、「喜んで」と言った相手が、本当

に「喜んで」自分が要求した作業を実行するだろうと考えるかもしれない。

　前提
　コミュニケーションを上手に取るためには、相手に伝えるためのメッセージを考える前に、その伝える相手がこれまでに持っている知識、期待、および信念などについて適切に判断することが必要である。Landa[120] が述べているように、発言する側の人は、伝達するべきメッセージの内容と形式を計画する際、前提として聞き手がどれだけの事前情報を持ち合わせているか、ということに配慮する。Landaは、このような前提が正しく機能するためには、一連のさまざまな能力が必要になると述べている。すなわち、発言する側の人は、注意を調整することができ、社会規範やルールについての豊富な知識を持ち、同じ状況について異なる見方があるということを柔軟に配慮でき、さまざまな方法で物事を表現するための言語スキルを持っていなければならない。実用的なレベルでは、コミュニケーションの相手が期待しているものを知り、それに従って言語を調節できることが必要とされる。前述の例の場合、上司に依頼された仕事を引き受ける際に丁寧な言い方をしたということは、あなたは、自分のこのような前提を理解する能力を用いたのである。この能力によって、あなたは、あなたと上司が互いの役割に対して同じ期待を持っている、ということを理解することができる。その役割への期待とはつまり、上司の仕事には仕事を部下に振り分けることが含まれ、あなたの仕事にはそうした上司からの妥当な指示に従うことが含まれる、というものである。

　ASの人々は、社会的状況で絶え間なく変化する文脈に対して言語を調整することが困難である。彼ら／彼女らはいつ、そしてどれくらいフォーマルな、あるいはくだけた話し方であるべきか、ある考えについていつ詳細に述べ、いつ簡約して述べるべきか、どれだけの背景事情を

提供するべきか、用いられる文章はどれだけ複雑な、あるいは簡単なものであるべきか、どの状況でどの話題がタブーなのか、がわからない。それはひとえに、話を聞いている人の要求や期待について理解する、すなわち前提を理解する能力の欠如によるものである。同様に、ASを持つ人は他者が彼ら／彼女らについて適切な前提を立てることができるような手がかりを提供することも困難である。

会話

コミュニケーションを上手に取るためには、お互いの合意のもとで、主要な話題以外にもさまざまな話題が挿入されながら進んでいく会話の流れにうまく乗る必要がある。一般にこの能力は「会話のスキル（conversation skills）」と呼ばれている。うまくいく会話では、人々が話題の調整、話が途絶えたときの修復の仕方、および語り方（ナラティブな会話）について共通のルールに従っている。成人のASにおけるこれら会話のプロセスに関する研究は今のところ行われていないが、Twachtman-Cullen[171]は、会話のためのGrice[87]の4つの格言（ルール）を提示し、それらがASの個人においてはどのように無視されてしまうのかについて述べている。これらのルールを逸脱する行動は、私が治療に携わったASの他の患者にも観察されるものである。

1. 量に関するルール：それなりの情報量は必要だが、冗長になりすぎないよう注意すること。このルールを破る人は、聞き手がその話題に興味がなかったり、話を終わりにしたがっているという手がかりに気づかず、「ノンストップ」で話し続ける人である。
2. 質に関するルール：事実を語ること。このルールを破る人は、作り話をしたり、自分では事実と信じ込んでいるが実は誤った情報に基づいて話をする人である。
3. 関連性に関するルール：状況と話題に関連したことだけを話すこと。

このルールを破る人は、話が脱線しやすい人である。
4. 明確さに関するルール：聞き手にとって明確で理解しやすい情報を伝えること。このルールを破る人は、背景となる情報を十分に伝えずに、考えの途中から突然話し始めてしまう傾向を持つ人である。

　要約すると、ASやHFAの人々には、社会的推論や社会的言語の問題があることを示唆するエビデンスが存在する。社会的推論には、多数の情報源をもとに、ある社会的状況で必要とされていることについて正確に、常識ある推測をするスキルが必要である。社会的言語とは、現在の文脈に従った、柔軟な言語の理解と使用のことである。社会的認知に障害がある場合は、社会的言語の領域もうまく機能しない場合があり、その逆もまた同じであって、両者のプロセスは相互的な関係にある。ASの「社会的スキルの障害」の多くは、社会的認知と社会的言語という中核的な問題によるものである。

2）自己についての情報処理の機能不全
　この項では、自己の内面から得られる情報、および自己についての情報を処理する際に、ASの人々が持つさまざまな困難について述べる。私はフォーミュレーションモデルにおいて、自己についての機能不全と社会的認知の機能不全とをあえて分けることにしたが、実際には図2.2にあるように、ASの中核的障害のすべては、重複し、相互に関係しあっている。分類に関するこの定義の意図は、ASの人々は、他者を「読む」のが難しいだけでなく、内的な情報源からの情報を知覚することにも機能不全が見られるということを説明するためである。自分自身を「読む」ことにおける機能不全は、社会的相互反応において弊害をもたらすだけでなく、一人でいるときにも影響が出てくる可能性があるため、それぞれ別個に検討する意義があると思われる。内的な情報の「フィー

ドバック・ループ」の機能不全によって影響を受けるのは、2つの主な領域である。それは、(1)覚醒状態および感情に関する知覚と調節、(2)感覚運動処理の知覚と調節である。

◆覚醒状態および感情に関する知覚と調節

　感情を社会的経験と分離するのは不可能である。実際に自閉症スペクトラム障害の人々の感情生活における機能不全は、研究者たちによってそのほとんどは社会的な文脈においてのみ概念化され、報告されてきた。Peter Hobson[99]は、自閉症における感情機能障害の主なテーマを、「他の人たちと自分や相手の思いを共有し、分かち合うことにおける障害」として論じている。Marans、Rubin、Laurent[125]は、言語病理学者としての立場から、ASの人々の感情調節について概説している。Maransらは、ASの人たちに見られるコミュニケーションスキルの乏しさが、ASを持つ人の感情調節スキルの乏しさと関連していると考えている。Maransらによると、重要な社会的状況に対応するために、人間は「最適な覚醒状態」および「安定した内的状態」を維持しなければならない。正常な乳児における感情調節スキルの発達についてのTronick[168]の概念を借用すると、ASに見られるスキルの欠損は、相互調節（mutual regulation）と自己調節（self-regulation）という2つのカテゴリーに分けられる。相互調節スキルとは、他者に合わせて覚醒状態を調節する能力のことである。相互調節スキルには次のようなスキルが含まれる。

- 自己と他者の感情状態を理解し、解釈する。
- 他者の意図について、感情的な手がかりを解釈する。
- 他者に何らかの手助けを求めるときに、常識的なやり方で感情を表現する。
- 手助けしてくれた他者に対応する。
- 社会的なかかわりに対して意識を向け続ける。

自己調節スキルには、次のような能力が含まれる。

- 自分自身の生理的、および感情的な状態を認識する。
- 自分が知覚的に過敏になったり社会的な刺激を過剰に受けたりしているときに、それに対して自分自身の感情や覚醒状態がどのように反応しているかについて気づく。
- 社会的状況において、問題が生じた場合にそれを解決するために必要な情報に注意する。
- 目の前の社会的状況において期待されている反応の仕方を理解し、自分の反応をそれに合わせる。
- 社会的に受容される方向に沿って行動の戦略を立て、自分の経験を調整する。
- 不定期の出来事をある程度予想し、認知的戦略を用いてそれらに対処する。

　この相互調節スキルの問題は、前項で概説した社会的認知の障害と容易に関連づけられる。重複を避けるため、本項では、感情機能の社会的な側面については焦点を当てず、感情の内的、あるいは主観的体験の方に焦点を当てる。Marans ら[125] や Geller[69] が述べているように、それらは自己調節スキルと深く結びついている。残念ながら、自閉症スペクトラム上にある人々の、自分自身の感情の体験の仕方を調査した研究はほとんど見当たらない。これは、それらの概念が理解しにくく、測定が困難なためであると考えられる。そこで本項では、成人の心理療法のケースフォーミュレーションに有用な、感情に関するいくつかの研究を整理しておく。

アレキシサイミア（失感情症）

　自分自身の覚醒レベルを調節する際に必要なスキルのひとつとして、自分自身の感情状態を認識し、解釈する能力が挙げられる。自分が感じている感情を言葉で説明できない、あるいは自分の感情がはっきりわからない状態は「アレキシサイミア」と呼ばれ、脳損傷のある患者において観察されることが多い。BerthozとHill[32]は、高機能自閉症（HFA）の成人集団においてアレキシサイミアがどの程度存在するかについて調査した。Berthozらは、トロント・アレキシサイミア尺度（Toronto Alexithymia Scale：TAS-20）とバーモンド・ブロスト・アレキシサイミア質問票B（Bermond and Vorst Alexithymia Questionnaire Form B：BVAQ-B）の2つの尺度を実施した。加えて、すべての被験者にベック抑うつ質問票（Beck Depression Inventory：BDI）も実施した。その結果、HFAの被験者たちは、成人の対照群に比べてよりアレキシサイミアの傾向が強く、BDIではより抑うつ的であった。この結果からは、アレキシサイミア的、あるいは自分自身の精神状態を把握するのが困難な人が、どうして自らの抑うつ症状を報告できるのか、という疑問が生じる。この結果をさらに分析してみると、同じアレキシサイミアを持つ患者でも、障害を持つ側面がそれぞれに異なる可能性が明らかになった。というのも、自分の感情を同定するうえで、認知的な面を測定するTAS-20は、HFAと一般成人との間に相違が出たが、感情的な面を測定すると考えられているBVAQ-Bは、そうではなかった。この結果は、自分自身の状態に気づく、という点に関するHFAの障害は、すべての領域に及ぶものではなく、特定の側面においてのみ存在する可能性を示唆している。

　本章でもすでに述べたRogersら[150]による共感に関する研究は、アレキシサイミアを考察するうえでも有用である。前述のとおりRogersらは対人反応目録（IRI）[48]を成人のASの群と対照群に対して実施した。その目的は、共感の構成概念を再検討することだったが、IRIの項目に

は、自分の感情的な反応についての自己報告が含まれていた。この研究結果は、先ほどのアレキシサイミアの研究での結果と一致した。すなわち、視点取得やファンタジーといった、共感の認知的要素を測定する下位尺度に関しては、一般成人群に比べて成人のAS群は得点が低かった。その一方で、共感的配慮や個人的苦悩といった、共感の感情的要素を測定すると考えられている下位尺度については、共感的配慮はAS群と一般群は同レベルであり、個人的苦悩に関してはAS群の方が高得点であった。つまりAS群は一般群に比べ、個人的な苦悩をむしろ感じやすいという可能性を示唆する結果であった。

　これらの研究は、ASを持つ人がどのように感情を体験するか、ということではなく、彼ら／彼女らが自分の感情をどのように報告するか、ということを示しているにすぎない。とはいえ、これらの研究は、ASの人々が、尺度の質問に認知的要素が含まれている場合には、感情的な覚醒について報告することが一般の人々よりも少なく、質問がより純粋に感情に関するものである場合には（BDIやIRIのPersonal Distress Subscaleなど）、一般の人々よりも強烈な感情体験を報告することが多いことを示唆している。明確な結論を出すためには、より統制された研究が必要である。とはいえこれらのデータから、ASの人々が一般の人々とは異なるやり方で自分の感情を報告するということはある程度確実であると考えられる。これらの違いは、第3章で考察するアセスメントの検討材料として重要なものである。

◆感覚運動処理の知覚と調節
　ASの人々は、自分自身の身体についての情報処理に機能不全が見られる場合がある。Kanner[108]が初めて自閉症のケースを解説してから、後続するさまざまな研究によって、自閉症の子どもたちには非定型の感覚運動的発達が見られることが、十分に裏づけられてきた（詳細は文献11を参照のこと）。ただしこのテーマについて、成人のASとHFAにお

いてはそれほど研究されていない。また、AS患者の感覚システムは過敏すぎたり逆に鈍感すぎたりすることが多く、それが彼ら／彼女らのストレスの要因になりやすいといわれている[89]。

　表2.1は、ASにおける感覚システムの問題を示したものである[132]。ASの人は、一般の人とはかなり異なったやり方で感覚を処理するため、一般の人には普通に見える状況に対しても極端な反応を示すことがある。黒板を爪で引っ掻いたりするなどの、一般に嫌悪される音は、ASの人の気には障らないことがあるが、誰かが静かにガムを噛んでいる音など、ほとんどの人にとっては特に問題とならない音がきわめて不快に感じられる場合がある。ASの人は、特定の刺激にのみ影響され、過敏になる傾向がある。ASの人に見られる独特な行動はしばしば、極端な感覚を調整あるいは管理するための唯一の方法であることが多い（斜視、身体を前後に揺らす、洋服を制限する、など）。多くのASの人が取る別の対処戦略には回避がある。これが、AS当事者を愛する人や身近な人にとって、「反抗的行動」「頑固さ」「先延ばし」として誤解されやすい。ASを持つ人は自分の内的状態を他者に報告することが困難なことがあるため（これはアレキシサイミアや社会的言語の不足による）、自分が経験していることや特定の状況を回避している理由を他者に伝えることができない。たとえば、触覚的に敏感なあるASの男性は、自分の家での親戚の集まりを非常に恐れていた（彼は両親と同居していた）。彼は親戚に会うこと自体は楽しみにしており、そのような社会的状況を恐れていたわけではなかった。彼が苦にしていたのは、家の中に人が多くいるために、自分の身体が他者と接触してしまうことだった。彼は結局、親戚が集まり始めて1時間もしないうちに自分の部屋に引き上げてしまった。彼の両親はそれを「無礼だ」とみなし、後で彼を非難した。

　治療においてどのような形で感覚の問題が持ち上がってくるか、ある52歳の男性のケースを示す。彼は、ASに対する治療を求めており、自分が風の音に対して極度に敏感なことを訴えていた。彼は天気予報をや

第2章 成人のアスペルガー症候群のメンタルヘルスに関する問題のケースフォーミュレーション

表2.1 ASにおける感覚システムの問題

システム	プロセス	受容細胞	過敏性の問題	感受性鈍磨の問題	個人への実際的影響
触覚	触れる	皮膚	軽い触感、強い圧力、布地の質感、服のラベル、服のファスナー、温度の変化、痛みの耐性の低さ	極度の温度に対して無感覚、痛みへの耐性が高い、センセーションを求める（奇妙なジェスチャー、ないし自傷）	普通の人にとっては気にならないかもしれない、人ないし物との接触による身体的不快感。特定の経験を避けるために思い切った手段をとり、健康、ないし安全にたいする脅威を無視し、奇妙な、刺激を求める行動のために社会的な拒絶を経験することがある。
前庭	バランス	内耳	動きに対する耐性の低さ、速度や方向を変えるのが困難、重力的不安定さ	じっとしているのが困難、刺激を求める（ロッキング、物に衝突する）	不器用さ、過活動、および「速度を変える」うえでの困難が、グループでのゲーム、ないしスポーツなどを不快な経験にするため、ポジティブな社会的経験が減少する。
固有感覚	動き	関節と筋肉	身体部分の位置に対する不正確な認識、連携の欠如	動きを抑制するのが困難、奇妙なジェスチャー、チックのような習癖	姿勢の悪さ、多数の物体を運ぶのが困難、不規則な歩行、不器用さ。視覚の刺激との連携の乏しさが、粗大運動（スポーツなど）と微細運動（手書きなど）の問題につながる。物を動かず、あるいは人に触れるとき（握手をするとき、など）力が足りない、あるいは力を入れすぎることがある。
視覚	見る	網膜	特定の光、ないしパターンに対する耐性の低さ	奥行きと知覚の状態の乏しさ、視覚運動の連携の乏しさ、視覚追跡と収束の乏しさ	特定の明るさの状態（蛍光灯など）、ないしパターン（他の人の目を見る）を避けることがある。視覚運動問題（上記にも挙げている）が身体的活動を苦痛なものにする。
聴覚	聞く	内耳	特定の音に対する耐性の低さ、音に対する大げさな驚きの反応、背景雑音をフィルタリングするのが困難	聴覚的手がかりの欠如、音に対する無関心	特定の音（ベル、ブザー、甲高い音など）を伴う状況を避けることがあり、騒々しい設定（パーティーなど）での会話に関与するのが困難なことがある。危険なことを知らせたり、社会的相互作用に必須な、重要な聴覚的手がかりを見逃すことがある。
味覚	味わう	味蕾と鼻の粘膜	激しい食物嫌悪	いくらかの食物への興味の欠如	きわめて限られた献立の食事に固執することがある。上記にある触覚の問題とつながりはあるものの、いくらかの食物嫌悪は食物の質感に関係しており、単に風味の問題ではないようである。
嗅覚	におう	鼻の粘膜	においに対する強い嫌悪	強いにおいに気づかない	職場において問題となることがある。たとえば、その人にとって強すぎる香りを他者がつけていたり、嫌悪的な洗剤が使われていたりする場合。

たらと気にしており、セラピストは初め、それは併存する不安障害による症状だと考えた。そこでセラピストが彼の不安の要因をアセスメントしようとすると、彼はようやく自分にとって風の音がいかに耐え難いか、ということを説明することができた。彼のアパートには古い窓があり、風の強い日はヒューヒューと音を立てるため、そのせいで家にいること自体が彼にとって耐え難く、それが彼の問題を悪化させる大きな要因となっていた。この情報は、治療計画において重要なものだった。もしセラピストが彼の天気に対する不安だけに焦点を当てていたら、不十分な援助しかできなかっただろう。結局、風の音に対するこの問題を解消するために、セラピストはさらにいくつかの問題を解決したり環境を調整したりしなければならなかった。

　表2.1は、ASにおいて観察される運動の問題についても記載されている。DSM-IV-TR[3]では、その診断基準に「型にはまった、反復的な運動の習癖（手をひらひらさせる、指をひらひらさせる／ねじる、あるいは複雑に身体全体を動かす）」として運動症状が挙げられており、関連した運動の特徴（不器用さや過剰活動性）についても述べられている。私は、これまでの臨床経験から、反復的な運動の習癖は、成人のASには顕著ではないことを見出している。ただし、ASを持つ人が強い感情を経験しているときには、一時的にそのような現象が見られる場合がある。たとえば、私の患者の一人は、手をひらひらさせ、身体を前後に揺らすが、それは笑っている間だけのことである。それ以外のときにこれらの行動を観察したことはない。彼はまた、不満や葛藤を感じているときに、指を広げる独特のジェスチャーをする。彼は、両手を持ち上げ、指を大きく広げ、「私のコンピュータはもう直らない！」など、自分の心配について言葉で述べながら、身もだえするように指を動かす。話すのを止めるとすぐに、手は膝の上の元の位置に戻る。この場合も、このジェスチャーはそれ以外のときには見られない。

　その他の運動の特徴には、微細運動の障害（書字の拙さなど）がある。

Baranek ら[11]は、自閉症の子どもにおけるこれらの問題をレビューし、自発的な動きと不随意な動きを識別することが難しいことが問題となることを指摘している。運動についての問題は、広範な医学的問題、神経学的障害、DSM-IVで定義された運動障害（複雑な運動性チックなど）[2]、強迫性障害（OCD）、および注意欠陥／多動性障害（ADHD）など、いくつかの異なる状態の症状である可能性もあり、鑑別診断が必要である。心理療法家は、感覚運動の問題や考えられる介入について綿密に評価するため、ASの患者を作業療法士に紹介することがある。

3）非社会的な領域における情報処理の機能不全

本項の最後に、非社会的な情報の処理におけるASの問題について述べる。ASを持つ人は、自分を取り巻く環境における非社会的な情報についても、誤った処理をしてしまいやすい。そのせいで彼ら／彼女らの機能がさらに低下することがある。これらのエビデンスは、主に神経心理学の文献において提示されている。心理療法のセラピストは、たとえ正式な神経心理学的訓練を受けていなくても、こうしたエビデンスについて理解しておく必要がある。たとえば私自身も神経心理学者ではなく、神経心理学的な障害を治療するための正式な訓練は受けていないが、担当する患者がどのように情報を処理するかということを、基礎的なレベルで知っておく必要がある。なぜならそれらの知識は、ASを持つ人の認知スタイルや、それに関連する行動について、私がケースフォーミュレーションを行う際に必要だからである。以下に紹介する法則定立的なエビデンスは、セラピストが個々の患者についての仮説を立てる際に十分に役立つものである。セラピストはまた、患者の情報処理の特徴を理解するための総合的なテストバッテリーを組むために、神経心理学者の協力を仰ぐことがある。

ASを持つ人の神経心理学的特徴はあまりにも多様なため、その特徴を明らかにするための研究は非常に難しいといわざるをえない。各研究

において選択される対象者や課題にばらつきがあり、そのせいでASに共通する神経心理学的なプロフィールや表現型を同定することができない[170]。このような制約があるものの、現時点で専門家がASの成人患者に対応する際に有用だと思われる所見について、以下に概説する。

　Ozonoff、South、そしてProvencalら[140]は、ASを含む自閉症スペクトラム障害を持つ人々が、柔軟性、計画、整理、目標設定およびワーキングメモリの使用において障害を有することを実証した諸研究について、最新のレビューをまとめている。これらの障害は、自閉症スペクトラム障害に限定されたものではなく、もともとは前頭葉の損傷がある患者において[52]、また後にはADHD、OCD、統合失調症、およびさまざまな形の認知症において、「実行機能（executive functions：Efs）」の障害として説明されている（OzonoffとGriffith[137]のレビューのとおり）。標準的な知能検査はこれらの障害を同定できるほど精度は高くないが、それと併せて神経心理学検査を用いれば、以下に概説するような項目についての情報が得られるだろう。

◆柔軟性
　自閉症の実行機能に関する最初の研究は、ウィスコンシンカードソーティングテスト（Wisconsin Card Sorting Test：WCST）を使って行われた。これは、カードの分類作業の課題から、認知的な柔軟性を測定することを目的に作成された神経心理学的検査である。年齢を同じくした対照群に比べて、HFAの成人群では、前に学んだ一連のルールがもう当てはまらないことを意味するフィードバックが与えられても、以前のルールに固執する、あるいは以前のルールで分類し続ける傾向を見せた[152]。そのような傾向は、対照群を他の種類の学習障害（たとえば失読症など）にした場合にも有意だった[154]。

　これらの研究や、似たような他の研究は、ASやHFAにおける、注意シフト（set-shifting）能力の障害のエビデンスとして提示されているが、

WSCTは注意をシフトする能力を明確に測定するものではない。言い換えれば、WSCTの成績には、整理のスキル、作業記憶、抑制、選択的注意、および言語的フィードバックのコード化など、他の実行機能の活動も含まれている[140]。ASやHFAにおいては、これらの機能のすべてに障害があると考えられるが、Ozonoffと共同研究者は、ASやHFAが機能不全を来している領域をより明確にするために、要素処理分析（component process analysis）を行った。たとえば、柔軟性の操作と抑制の操作を区別できるよう作成した一連のテストを行うことで、HFAの人々は、反応やコントロールを抑制することは可能だが、注意を柔軟にシフトする能力の方に問題が見られることが明らかになった[138]。抑制能力についての他の検査からも、HFAの人々が抑制の操作については障害が見られないことが明らかになっている[101, 141]。

注意シフトの能力をテストした研究からは、HFAの成人は2つの異なる感覚的モダリティの間で注意を迅速にシフトさせることが困難であり[47]、別の手がかりに注意を向ける必要があっても、すでに注意を向けている視覚的な手がかりから離れることに困難があることを示している[174]。これらの研究を総合すると、ASとHFAの人々には認知的柔軟性においていくつかの問題があると結論できるだろう。また、これらは彼ら／彼女らが臨床場面において、そして愛する人々から「融通がきかない」と思われることが多いことの理由を示しているのかもしれない。

◆計画

「ハノイの塔（The Tower of Hanoi）」という神経心理学的検査は、主にASやHFAの実行機能に関する研究で頻繁に用いられてきた。計画能力を測定するために作成されたこの検査は、対象者がターゲットとする目標に到達するための行動を取る前に、そこに到達するための下位目標を同定することで問題解決を行うことが必要となる。自閉症の実行機能に関する文献のメタ分析では、自閉症スペクトラム障害の人々と対

照群とを弁別するのにさまざまな神経心理学的検査が用いられたが、最も有力な効果量を持つ検査はこのハノイの塔だった[144]。

しかしながら、WCSTと同様にハノイの塔も計画能力だけを測定できるわけではない。たとえば、この検査はそのほかにも、ワーキングメモリ、すなわち「情報をアクティブでオンラインの状態で維持し、認知的情報処理を推し進める能力」も調べている可能性がある（Baddeley, 1996；Ozonoffら[140]のp.611にて引用されている）。ところが、一方でHFAの人々にワーキングメモリに限定してさまざまな検査を行った場合、その結果はさまざまであった。たとえばBennetto、Pennigton、およびRogers[30]は、HFAにおけるワーキングメモリの障害を実証したが、OzonoffとStrayer[142]による研究はそうではなかった。ただ、ハノイの塔の課題分析[77]からは、ハノイの塔が、特にターゲット目標と下位目標の間の対立を解消する被験者の能力を測定することが示唆された。言い換えればつまり、問題解決において、差し迫ったその場の感覚においては間違っているように見える行動も、より大きな目標との関係においては実は正しいことがあり、それを見通せる能力、ということである。この結果は、ハノイの塔の検査がHFAの人々における計画性に関する障害を測定しており、それは認知的な柔軟性とも関連しているらしいということを示している[140]。

◆中心統合（central coherence）

人が一般に持っている、入ってくる情報について個々の細かい部分だけに焦点を当てるだけではなく、それらをまとめて全体の要点を見つけたり、全体の文脈の中で理解したりしようとする傾向について、「中心統合」と呼んだのはFrith[64]が最初であった。彼女は、自閉症の人々はこの領域に弱点を持つという。自閉症の人々は「全体像」を抽出するのが非常に難しく、詳細に焦点を当てた処理を示す傾向が見られる。それは、部分的な焦点づけと記憶であって、全体像ではない。

Happe[92]は、この見解を裏づける文献のレビューを示した。たとえば、単語と文章の記憶テストでは、自閉症の人々は、一般の対照群と同等あるいはそれ以上の単語数を想起することができる。しかしながら、一般の対照群の想起は単語が文章（すなわち文脈）の中で提示されるときには促進されたが、自閉症の人々にはそのような現象が見られなかった（文献166など）。非言語的な視覚テストでは、自閉症の人々はより詳細な部分を検出するのを得意としている。たとえば、形の埋め込みテスト（Embedded Figures Test）では、自閉症の被験者群は、対照群よりも大きなデザインのなかにある小さな形を見つける能力に優れている[105, 159]。しかしながら一方で、彼ら／彼女らは物体の各部分を統合する能力に困難が見られた[106]。

　ASの人々の情報処理の傾向は、彼ら／彼女らの困難の原因でもあるが、同時に才能でもあるため、Happe[92]は、個々の細かい部分に焦点を当てる一連の傾向を、「障害」というよりも、「認知スタイル」として捉えるべきであると提案している。彼女は、何人かの自閉症の被験者が、意味と要点を抽出するよう明確に指示を与えられた場合にはそれが可能であっても、そうした指示のない課題では、自発的にはそうしないことを示すいくつかの研究（たとえば、文献162など）のレビューを行っている。この一連の傾向が好みであって、変化が不可能な障害ではないという考えは、特定の状況におけるASの彼ら／彼女らの認知を修正しようと成人患者とともに取り組んでいる専門家にとっては心強いものである。

　要約すると、ASとHFAの人々の一連の神経心理学的研究は、これらの人々が非社会的な情報を処理している場合に生じる一般的な問題について示してきた。これらの研究によって、ASの持つ困難、特に認知的柔軟性、計画、および関連した情報の集合体における要点ないし全体像の認識に伴うさまざまな困難が繰り返し明らかにされている。

3. 認知機能の障害とメンタルヘルスに関する問題のリスク

　先に述べた中核的な認知機能の障害は、ASを持つ人に否定的な結果をもたらし、問題をさらに悪化させ、感情的苦悩を引き起こす多くの不適応行動を取らせてしまう。こうした成人のASを持つ人が心理療法にやってくる際、第1章で述べた7つのケースで明らかにされたように、ASの中核的な問題のうち、ひとつの問題に対してのみ援助を求めてくることはまれである。通常は、患者のASに関連した症状は、環境的なストレス要因や併存するメンタルヘルスの問題が、クモの巣のように複雑に絡み合っており、このクモの巣のために、セラピストはその人の呈する問題について広範にケースフォーミュレーションを行う必要性に迫られる。これまでとは別の新しいケース、パムへのインタビューの様子を通じて、図2.1にあるフォーミュレーションモデルで使用されている用語について説明しよう。

　パムは46歳の事務職の女性である。彼女の中核的な認知機能における問題には、作業に関する計画性の乏しさと、蛍光灯に対する過敏性が含まれている。彼女の机の上には、大きな蛍光灯が下がっており、それが彼女の集中力に大きな影響を及ぼし、計画性の問題を悪化させている。彼女には実用的な言語表現という社会的スキルの問題もあり、会社に対して照明設備の変更をうまく願い出るやり方もわからないでいる（このケースに関しては、不安も一因となっていることは読者も容易に想像されるだろうが、ここでは認知機能の障害に焦点をしぼって検討する）。彼女はその照明のもとで働き続け（黙って耐える）、自分の仕事をうまくこなせないままでいた。この不快な状況は、仕事の生産性の乏しさという日常生活における結果と、上司による批判という社会的結果につながった。

　前述のとおり、ASの人それぞれが、フォーミュレーションモデルに

おいて説明された障害のすべてに苦しんでいるわけではない。しかしながら、大部分の成人のASは、それぞれが独自の認知的なプロフィールを持つなかで、日常生活においてしばしばこうした問題に直面している。そしてこのことが、メンタルヘルスの悪化（図2.1のフォーミュレーションモデルにおいて提示されている）に関する、最大にして最も明確な2つのリスク要因、すなわちソーシャルサポートの乏しさと慢性的なストレスにつながる。ソーシャルサポートの乏しさはまた、慢性的なストレスを増悪させてもいる。SarasonとSarason[156]は、豊かなソーシャルサポートを持つ人々は、乏しい人々に比べてネガティブなライフイベントの影響に対して脆弱性が低いことを実証した。Sarasonらは、ソーシャルサポートの自己報告と、社会的な能力のレベルの間に正の相関があることも明らかにした。本研究において、ソーシャルサポートの報告が少なかった人々は、社会的スキルもより乏しく、ソーシャルサポートを多く報告した人々に比べて、他者からもあまり興味深い人物ではない、頼りがいに乏しい、親しみにくい、思いやりに乏しいと評価されることが多かった。当然ながら、この相関データは、「鶏が先か卵が先か」というような問題をはらんでいる。しかしながら、Sarasonらによって測定されたさまざまな側面で、ASの人々がいかに潜在的に危険な状況にあるかを理解するにあたっては、必ずしもこれらの可変要因の因果関係のすべてを証明する必要はないだろう。

　CohenとWills[46]は、ストレス、ソーシャルサポート、および幸福や健康（well-being；身体的および精神的な健康）の関係を調査した研究のメタ分析を行った。Cohenらは、知覚された対人資源の利用可能性が、ストレスフルな出来事を和らげる役割を果たす可能性がある、との仮説を支持するエビデンスが十分に存在すると結論づけた。人々が社会的ネットワークに帰属する度合いは、幸福や健康の向上にも関係しており、それはストレスフルなライフイベントが存在しない場合にも当てはまる。

　一般成人におけるこのストレス研究の結果を、ASの人々の生活を調

査する際に考慮すれば、彼ら／彼女らが直面するリスクを想像するのは容易なことである。ASを持つ人には、ソーシャルサポートが少なく、社会的能力に乏しいため、ストレスやそれによってもたらされるストレス反応に対してより脆弱である。しかしGrodenら[88]を除けば、研究者や臨床家たちは自閉症スペクトラム障害の人々の生活におけるストレスの影響を割引いて考えてきたといえる[89]。しかし、この点については最近になって関心が高まりつつある。たとえば、Baron、Groden、Groden、およびLipsitt[14]は、ストレスと自閉症スペクトラムに関する理論と研究を一冊の本にまとめ上げた。Attwood[9]はその著書の中で、ASの子どもたちが直面するストレス要因について臨床的なフォーミュレーションを提唱し、後に大学、職場、ないし結婚における成人のASのストレス要因について解説した[10]。

私自身の治療においても、成人のASが直面する生活上の困難が、さまざまなストレッサーを呼び込んでしまうことを目の当たりにしてきた。日常的なトラブルが多いのは、実行機能における問題が自己管理をきわめて困難にしているためである。たとえば、整理する能力に乏しいことは、物（車のカギ、財布、重要書類など）を失くしやすくなることにつながるし、計画性の乏しさは、課題をやり遂げたりスケジュールを維持することを困難にする。感覚における問題は、環境にまつわる普通の出来事（照明、雑音など）をストレスフルなものにしてしまう。慢性的ストレッサーには、上記のような孤独感や孤立のほかに、失業、過少雇用（才能、ないし知的能力を十分活用しない仕事に就くこと）、経済的問題、および法的問題がある。

先のパムの例に戻ると、彼女は英文学の修士号を持ち、全検査IQが135であるが、大学の教職員として求められる多くの要求に対応できないため、事務員の仕事をさせられており、仕事ぶりも芳しくない。彼女にとって教えることは長年の夢であり、知的にも研究者としてもそのための条件を満たしてはいるものの、実際には失業経験が慢性的なスト

レッサーになっていた。

　成人のASにおいて、精神疾患の併存率や自殺のリスクが高いことは驚くべきことではない。成人の自閉症スペクトラム障害の生活経験に関する最近の英国の調査では、サンプルの32％が何らかのメンタルヘルスの問題を報告し[13]、そのうちの約8％が自殺念慮や自殺企図を経験していた。加えてASおよびHFAの成人の臨床サンプルにおいて、15％が自殺を計画、あるいは企図していたことも報告された。Isager、Mouridsen、およびRich[103]は、1945年から1980年の間に生まれ、広汎性発達障害と診断された341人のサンプルの死亡記録をレビューし、そのうち2人が1993年までに自殺していたことを発見した。これは、グループ全体の0.6％（約170人に1人）に相当する。これらの研究は、ヨーロッパ圏において行われたものではあるが、一般的な米国人口における自殺率（およそ7,800人に1人）と比べても、自閉症スペクトラム上にある人々の自殺率が大幅に高いことがわかる。

従来の認知行動療法の枠組みにおけるASの問題のフォーミュレーション

　認知行動療法（CBT）は、40年にわたってメンタルヘルスの問題に対処するための一連の戦略を提供し続けてきた。CBTは、一般的な患者に対する心理療法のアプローチとして、その妥当性を裏づける膨大な実証的文献を持つ。CBTにおけるさまざまな治療的アプローチは、認知活動が感情と行動に影響し、人間は気分と行動を変化させるためにその活動をモニターし、修正するための学習が可能である、という前提に基づいている。

　Butler、Chapman、Forman、およびBeck[38]は、広範なメンタルヘルスの問題に対するCBTの有効性に関して行われたメタ分析研究について、最新のレビューを提供している（詳細についてはそちらを参照されたい）。その中で指摘されていることで、本書の内容に最も関連して

いるのは、単極性うつ病、全般性不安障害（GAD）、パニック障害、広場恐怖、社会恐怖、および外傷後ストレス障害（PTSD）の成人に対して適用されたCBTについての効果研究全般において、高い有効性が示されているということである。成人のASについては、レビューされた研究のどれにも含まれてはいなかったものの、ASを持つ人は、CBTを用いて成功するそれらのメンタルヘルスの問題のすべてにおいてリスクが高く、ASの研究においてもこれらの障害の併存が報告されてきている（文献6, 10, 72など）。この事実は、AS患者のためのCBTの有効性をより詳しく研究する際の根拠となる。私は、治療を求めるASの人々にも、気分障害あるいは不安障害に苦しむ一般の人々に利用可能なものと同じ最先端の介入が提供されるべきであると考えている。

◆Beckの認知モデル

　CBTの基盤である認知モデルは1960年代の初期に提唱されたが、Ellis[57]のモデルとBeck[20]のモデルでは若干の相違がある。Beckのモデルは、さまざまな、実証的に確認された成人の心理療法の手続きの基礎となっており[38]、本書全般を通して、CBTの考察における指針となっている。成人のASのケースをBeckの認知モデルでフォーミュレーションすることは、専門家がCBTの文献における広範なエビデンスに基づく介入を行うことにつながるため有効である。

　図2.3はPersonsら[145]によって示された、Beck[21]の感情障害のモデルに関する図式である。Beckは人々がスキーマに沿って情報を処理すると提案した。スキーマは、人生初期からその人が所属する環境や集団の人々（家族、同輩、文化、宗教的コミュニティなど）との相互作用を通じて学ぶ中核信念に基づく。それらは、人が環境に対して考え、感じ、そして行動する様式に影響を与える。ある出来事が、それに関連したスキーマを活性化し、それによって認知のサイクルが刺激され、感情／気分に影響し、それが行動に影響を与え、再び認知に影響する、といった

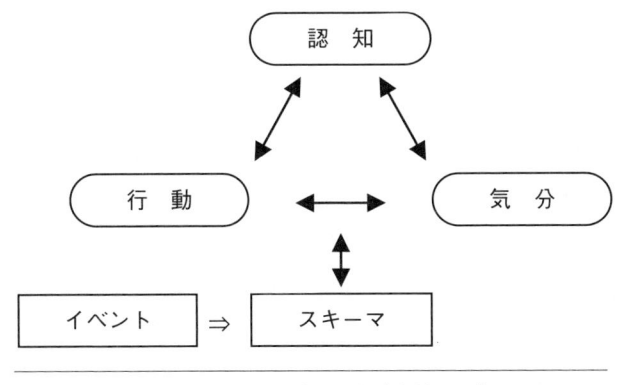

図2.3 Beckの認知理論（文献145）

流れになる。このフィードバックループは、一巡して元に戻り、スキーマを強化あるいは修正することによってさらにそのスキーマに影響を与える。時として、人はスキーマによって出来事の認識を歪曲するが、そういった意味では、このループは不適応的なものにもなる。Beck[21]は、感情的問題や障害が、そのような多くの歪曲によって生じることを提唱した。人生全般を通じて、スキーマは、新たな情報が取り込まれるたびに継続的に変化し、進化し、ルールや信念を変更し続ける。このプロセスも、新たな情報を取り込めずに、たとえ過去には機能的であったとしても、現在の生活状況にはもはや適合しないスキーマに「しがみついている」場合には不適応を生じうる。また別の問題としては、自己、他者、世界、ないし未来についての否定的な信念が、肯定的な信念を上回ってそれらのバランスが不均衡になる場合がある。そのような否定的なスキーマによって、人は、それらの信念体系に適合する情報のみに選択的に焦点を当て、それらを反証する可能性のある情報を無視してしまうことがある。

◆スキーマとAS

ASの認知障害を考えると、ASを持つ人には多くの不適応的スキーマ

を発達させるリスクがあるといえる。認知モデルによると、他者の存在はスキーマを構成する信念のモデルとなり、適切な信念を強化する資源であると仮定されている。しかしながら、ASにおける社会的認知の障害は、社会的文脈において他の人々から得られる情報を推測したり活用したりすることをより困難なものにさせている。そのため、ASを持つ人は時間をかけて適切に健全なスキーマを発達させ、進化させるための多くの情報を見逃してしまう。ASの認知の柔軟性の乏しさもリスク要因であり、彼ら／彼女らは非機能的なスキーマに固執する傾向がある。社会的拒絶や職業生活の失敗など、度重なるネガティブなライフイベントの経験は、自己、他者、世界、および将来についてのネガティブな信念を強化する可能性がある。

　図2.4は、先に述べたASの中核的問題のフォーミュレーションモデルの改訂版であるが、この図では元の図に加え、ネガティブな信念が発達したり強化されたりするポイントを図解している。社会的スキルと自己管理における困難は、自己についての否定的なスキーマを容易に発生させうる。無視されたり拒否されたり、あるいは馬鹿にされたりといった社会的結果は、通常、他者と自己についての否定的なスキーマの形成を促す。日常的な苛立ち事やストレスフルな出来事による日常生活の結果は、世界や自己についての否定的な信念の形成に寄与する。最終的には、それらすべてが、これから起こることについての否定的な考え、すなわち将来についての否定的なスキーマにつながる。

　図2.5は、ASにおける先天的な問題と、ASを支援する介入としてCBTを用いることの理論的根拠との関連性を示したものである。ASの中核的問題をBeckの感情障害のモデルに付け加えているが、それぞれの段階で、ASの中核的問題が感情障害の脆弱性を高める要因になることを示している

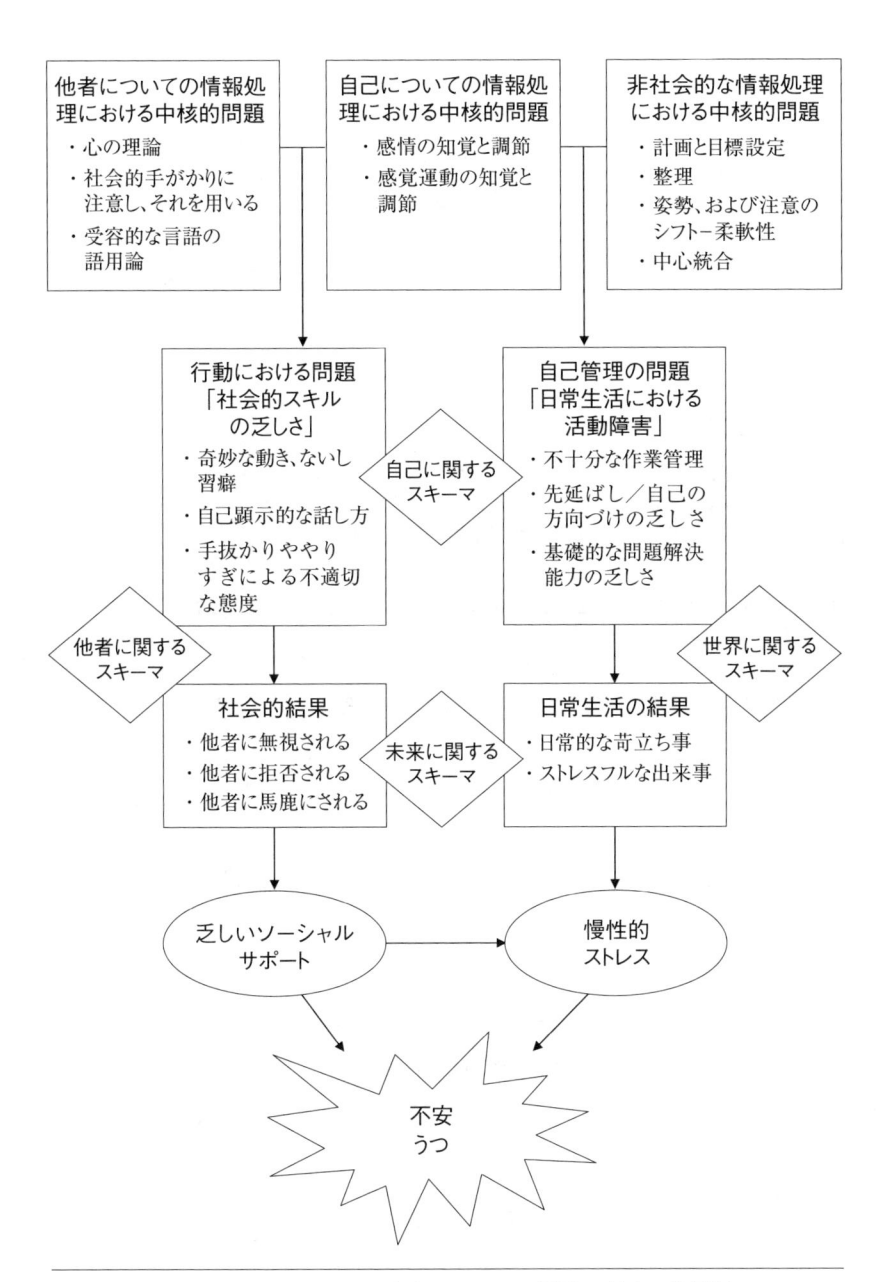

第2章　成人のアスペルガー症候群のメンタルヘルスに関する問題のケースフォーミュレーション　95

```
┌─────────────────┐  ┌─────────────────┐  ┌─────────────────┐
│ 他者についての情報処 │  │ 自己についての情報処 │  │ 非社会的な情報処理 │
│ 理における中核的問題 │  │ 理における中核的問題 │  │ における中核的問題 │
│ ・心の理論         │  │ ・感情の知覚と調節  │  │ ・計画と目標設定   │
│ ・社会的手がかりに   │  │ ・感覚運動の知覚と  │  │ ・整理            │
│  注意し、それを用いる │  │  調節             │  │ ・姿勢、および注意の│
│ ・受容的な言語の    │  │                   │  │  シフトー柔軟性    │
│  語用論           │  │                   │  │ ・中心統合         │
└─────────────────┘  └─────────────────┘  └─────────────────┘
```

図2.4　ASにおける不適応スキーマの発達に対する脆弱性

（行動における問題「社会的スキルの乏しさ」・奇妙な動き、ないし習癖・自己顕示的な話し方・手抜かりややりすぎによる不適切な態度）

（自己管理の問題「日常生活における活動障害」・不十分な作業管理・先延ばし／自己の方向づけの乏しさ・基礎的な問題解決能力の乏しさ）

〈自己に関するスキーマ〉
〈他者に関するスキーマ〉
〈世界に関するスキーマ〉
〈未来に関するスキーマ〉

社会的結果
・他者に無視される
・他者に拒否される
・他者に馬鹿にされる

日常生活の結果
・日常的な苛立ち事
・ストレスフルな出来事

乏しいソーシャルサポート　→　慢性的ストレス

→　不安　うつ

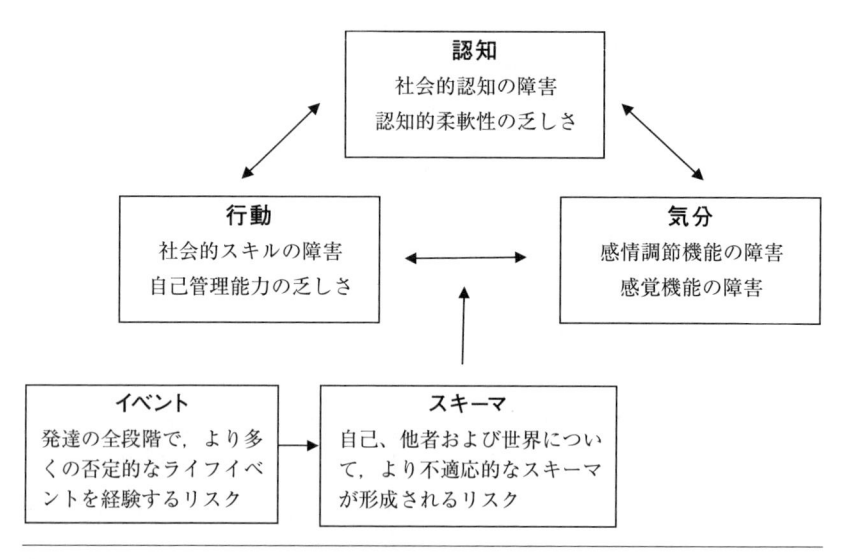

```
            認知
      社会的認知の障害
      認知的柔軟性の乏しさ

   行動                   気分
社会的スキルの障害      感情調節機能の障害
自己管理能力の乏しさ    感覚機能の障害

   イベント              スキーマ
発達の全段階で，より多   自己、他者および世界につい
くの否定的なライフイベ   て，より不適応的なスキーマ
ントを経験するリスク     が形成されるリスク
```

図2.5　Beckの認知理論における脆弱性としてのASの中核的問題（文献145）。

4. アスペルガー症候群のための認知行動療法

　CBTは、人々が自分の解釈上の過ちを認識しやすくなることを目的に、自分自身の思考や知覚をモニターすることを教育していく。ASの人々が心理療法においてこれを学ぶことができないと信じる理由はない。私は、ASの成人たちが社会的相互反応を再概念化することを学び、他者の行動をより正確に読むことができるようになると考えている。他者の動機や、さまざまな社会的状況において存在する「ふるまいの法則（codes of conduct）」の理論的根拠を理解してしまえば、彼ら／彼女らは自分自身の行動をより容易にモニターし、他の人々や状況への反応を調節することができる。ASを持つ人は、ストレス、不安、およびうつ病を引き起こす不適応な情報処理のパターンに気づき、それらを修正することを習得することもできる。

　ASに対してCBTの適用を勧めている専門家は複数存在するが[6, 7, 10, 66,

94, 169)、その効果が実証されているとは言い難い。今日までに、ASに対するCBTの適応について公表された事例報告は4例あり、そのうち2例が成人の事例である[40, 93]。残りの2つは、小児および青年の事例である[28, 147]。

ASに対するCBTに関し、唯一実施されたコントロール研究は、小児期と青年期の参加者を対象に行われ、グループセラピーの形式で行われた。Sofronoff、Attwood、およびHinton[163]は、CBTをもとに構成した集団治療を10歳から12歳のASの被験者らに適用した。介入の目的は、6回にわたる2時間ずつのセッションで不安症状を軽減することだった。手続きには、2つの主要な構成要素が含まれていた。それらは、(1)感情の教育（affective education；感情の機能について、いかにそれらが思考と結びついているかについて、また、リラクセーションの手段など、感情を処理する行動的技法について子どもたちに教える）と、(2)認知の再構成（cognitive restructuring；歪曲した、あるいは機能不全の信念を認識し、修正し、それぞれの信念を支持する、あるいはそれに反する証拠を確認および検証し、特定の出来事に対する新たな認知を形成すること）であった。親たちも子どもたちのセッションに並行して参加し、すべての技法を同じように教えられた。治療待機（wait-list）群に比べて、参加者らは、架空に想定された問題に対して対処を考案する能力において有意な改善を見せただけでなく、親によって報告された不安症状についても軽減が認められた。別の研究では[164]、ASと診断された10歳から14歳の被験者グループに対して同様のCBTの手続きが用いられた。この場合の目的は、怒りの症状を軽減することであった。治療待機群に比べ、これらの子どもたちにおいても親によって報告された怒りのエピソードの頻度は有意に低下し、架空に設定された問題状況における対処反応を生み出す能力も改善した。

これらは、本書にとってきわめて関連の深い研究といえる。なぜなら、それらがASに対するCBTのアプローチの初めてのコントロール研究だ

ということに加え、ASの感情的、および精神的な健康に直接介入するための、初めての系統的な試みだからである。手続きが多面的なため、これらの研究によって、治療のどの要素が変化の要因であるのかを特定することはできない。また、これらの小児研究には親の介入的要素が含まれていたことを考えると、個人療法を受ける成人に同様の結果が認められるかどうかについては疑問が残る。とはいえ、これらのデータは、ASを持つ人に対するCBTの活用を検討するうえで、その理論的根拠の重要な予備的裏づけを提供している。本書を通じて、成人のASのケースをフォーミュレーションするための枠組みや、実証性に基づいたCBTによる介入を含む治療計画を提供することによって、セラピストや科学者たちが、今後さらにAS集団と取り組み、研究を進めていくことが促進されることを期待したい。

5. 本章の概要とまとめ

本章では、ASの人々における中核的な機能障害の存在を裏づける研究所見を提示した。それらの機能障害とは、他者についての情報（心の理論、社会的手がかりの使用、語用論）、自己についての情報（感情、および感覚運動のプロセスの認識と調整）、非社会的情報（計画、構成、認知の柔軟性、および中心統合）の処理における問題である。ASのフォーミュレーションモデルを提唱し、Beckの感情障害の認知モデルによってASの患者からしばしば報告される不安や抑うつが適切に説明されること、およびそれらへの対応に有用であることを解説した。最後に、ASの患者に対するCBTの使用を支持する予備研究について紹介した。次章では、個々の患者におけるこれらの問題について、セラピストがどのようにアセスメントを行うかについて考察する。

第3章
初期のアセスメント

　本章では、アスペルガー症候群（AS）を持つことが明らかであるか、もしくはASが疑われる成人のケースの、心理療法におけるアセスメントの手続きについて解説する。こうしたケースが心理療法につながるまでには、さまざまな経過をたどり、紹介元も多岐にわたる。その典型例としては次のようなものがある。

- 医師が患者をASと診断し、その患者に対して心理療法を勧める。
- ASについての本を読んだ人が、自分自身がASの傾向を持つのではないかと疑い、治療を希望して訪れる。
- 自分の子どもがASと診断されたことをきっかけに、その親が自分もASに当てはまるのではないかと自らの診断を求めてくる。
- 家族の一人がASについての本を読み、当事者のASを疑い治療を勧める。
- メンタルヘルスの不調のために入院してきた患者に関して、治療にあたっている精神科の入院病棟チームによってASが疑われるか明らかになるかして、退院の際に外来での治療を依頼される。
- すでに一定期間、心理療法を担当しているセラピストが、そのクライアントがASを持っているかもしれないことに気づいた場合。こ

の場合、セラピストは、新たなケースフォーミュレーションを行うことも含めて、今後も自らその患者の治療を継続するかもしれないが、外部の、ASをより専門的に扱っている機関に依頼する場合がある。

本章は、2つのセクションから成る。最初のセクションでは、第1章でも紹介した成人のASの人々が治療を開始する理由についてさらに詳細に解説し、ASの患者に対してインテーク面接を行う場合に特に配慮すべき点について説明する。第二のセクションでは、診断の確定と標的となる問題を同定するために必要不可欠な、情報の収集の仕方について焦点を当てる。そしてASの診断、併存する症状のアセスメント、患者の強みや長所についての整理、および問題リストの作成に関するガイドラインを提供する。

1. インテーク面接

1) 治療を開始する理由

どこから紹介されて来るかにかかわらず、ASの患者は自分の生活状況や幸福、そして健康にまつわる事柄について、さまざまな問題や不満を抱えて心理療法を受けに訪れる。以下にASの抱える問題について2つの視点から整理する。1つめは、患者自身から見て問題となっている事柄について、ASの患者がインテーク面接の際に報告する最も一般的なものについて整理する。2つめは、その問題についておそらく患者本人とは若干異なる視点から見ているだろう、治療を勧めた家族の側から見た問題についてである。

◆**患者本人から報告される問題**

孤独

多くのAS患者は、自分の生活における人間関係の量や質に関する不満を訴える。独身の患者の中には、男女関係において繰り返し経験した失敗に苛立ちを感じ、セラピストが恋愛関係のパートナーを探すための近道を教えてくれることを期待して治療にやってくることもある。これらの人は、結婚まではいかなくても、他者と性的な関係を持ちたいという健全な願望を持っている。患者の中には自分の生活における交友関係を広げていくことを望んでいる人もいる。

社会的な状況における苦痛

多くのAS患者は、いくつかの、あるいはすべての社会的な状況に苦痛を感じている。ASを持つ人は皆、対人関係においてさまざまなネガティブな経験を持ち、軽い場合では無視されたり、ひどくなると身体的あるいは性的に暴行されたりしている場合もある。彼ら／彼女らの中には、自分自身の不安や社会的スキルの乏しさが、そうした社会的経験のネガティブな結果の一因になっているのかもしれない、ということを自覚している人も多い。心が痛むような例として、最近私が担当した25歳の大学生のケースを紹介するが、その若い男性は、事前に書いた質問リストを持ってインテーク面接にやってきた。以下がそのリストである。

1. 人と知り合いになるときにはどんな質問をしたらよいか？
2. 人と知り合いになるときにしてはいけない質問とは何か？
3. 他者に対して話してはいけない話題とは何か？
4. グループでの会話のときにしてよいことは何か？
5. グループでの会話のときにしてはいけないことは何か？
6. 他者に一度にいくつまで質問してよいか？
7. 他者に話しかけてはいけないときとはいつか？

8. 会話全般においてしてはいけないことは何か？
9. 友人ができる活動にはどのようなものがあるのか？

抑うつ

多くの患者は、過去に経験した（あるいはインテーク面接の際も継続的に感じているかもしれない）「悲しみ」や「落ち込み」もしくは「抑うつ」を訴える。自分の生活を改善していくことへの無力感や、自分の将来についての絶望感を報告することもあり、なかには希死念慮を訴える人もいる。

対人的な衝突／怒りのコントロールの問題

AS患者の中には、対人的な苦痛や不安に加えて、他者とうまくいかないことについて不満を訴える人もいる。ASを持つ人は、他の人々との口論や喧嘩を繰り返すことがある。これらの人々は、より外交的で、それほど回避的ではないタイプの人物だが、生活の中では他の人々から攻撃的ないし好戦的であるとみなされる行動を取ることが多い。衝突は家族、大学や職場の同輩および上司などと、あるいは公共の場で見知らぬ人物との間で起こる場合もある。

雇用に対する不満

成人のASの多くは、職業に関連した問題を報告する。ASを持つ人の多くが高学歴にもかかわらず、そのうちの大半は社会保障による給付金に頼りながら、無職か、あるいはパートタイムの雇用に従事することが多い。それ以外の人々は、フルタイムで働いてはいても、彼ら／彼女らの才能、学歴、および関心などが活かされず、それらをかけ離れた仕事に就いている場合も多い。職場における問題としては、患者の対処能力を超えた作業を要求されることや、仕事の社会的な要素（たとえば同僚や上司、客とうまく関係を取るなど）を理解することの難しさがスト

レスをもたらす。職場の文化や力関係などの微妙なニュアンスを理解することが困難なため、ASを持つ人としては、自分の実績を認めてもらえない、あるいは昇進を見送られているといった感覚を抱いている場合もある。その他の例では、限られた一連の業務（たとえばコンピュータのプログラミングなど）においては仕事ぶりが優秀なために、それに伴い、彼ら／彼女らにとって適性の乏しい社会的役割（たとえばマネジメントなど）をするよう求められたりすることもある。

生活状況に対するフラストレーション
　AS患者は自立した生活を送れずにいることが多いため、インテーク面接時に現在の生活状況について不満を訴えることがある。ASを持つ人の多くは家族や住居プログラム（たとえばグループホーム、介助つきのアパートなど）に頼って生活している。前項で述べたように、職を安定して維持しにくい点が、ASを持つ人の経済状況に影響するのは明らかであり、大学卒業後の一般の若者でさえ自活するのに苦労しているような大都市においてはASを持つ人の生活状況はさらに悪化してしまう。また、ASを持つ人が居住環境を整えようとする際は、しばしばプライバシーや選択権の侵害などの法的な問題が絡んでくることも多い。こうした状況は、ASを持つ人が訴える無力感や絶望感の原因となる重大なストレッサーとなる。

◆家族から報告される問題
怒りの爆発
　インテーク面接に家族がかかわる場合、最もよく聞かれる訴えは患者の怒りの表出に関連した問題である。それらは、叫ぶ、悪態をつく、他者を脅す、足を踏み鳴らす、物を破壊する（物を投げる、壊す、壁を殴って穴を開ける）、自傷する（自分をひっぱたいたり殴ったりする、硬い表面に頭を打ちつける）などである。また、よりまれではあるが、

他者に対して身体的に攻撃する（押す、蹴飛ばす、殴る、首を絞める）場合もある。これらは爆発的で、予測不可能であり、暴力的な激怒の表出を伴う「メルトダウン」である。自分の子どもの成長につれて、これらの行動に対処する方法を見つけた親も、大人になってからのAS患者の癇癪はかなり威嚇的で恐ろしく、なかには危険とさえ感じることもある。

強迫観念／強固で偏った関心

家族はしばしば、特定の話題ないし活動（天文学、スポーツ、交通機関、航空機、映画、気象学など）に対する患者の「強迫観念」についての心配を訴える。その活動自体は必ずしも不適応的ではないのだが、問題なのは、当人がそれ以外の適応的な活動をせずに、その活動だけに専念して途方もない時間を費やしてしまうことである。コンピュータの使いすぎは、最もよくある訴えである。ASの人は、自分の関心がある話題に関することをインターネットで調べたり、ニュースグループで掲示したり、あるいはチャットに参加したりすることが多い。そのほかでよく問題として挙がる活動としては、テレビ番組を見ることや、ある特定の分野についての本を読みふける行為などがある。

強迫的な行動

前項で述べたAS患者に見られる興味関心の偏りは、そのまま彼ら／彼女らの、反復的で、不適応的な行動につながる場合が多い。そして、家族にとっては、それらの行動は自己破壊的なものに感じられる。ASを持つ人は自分の関心に没頭しすぎてしまうため、健康、安全、ないしお金についての判断を誤ることがある。ある若年男性は、栄養や健康に興味があったため、通販の栄養補助食品に何千ドルもつぎ込んでしまった。彼の母親は、経済的なことだけでなく、彼が、健康への影響も考えずにこれらのビタミンやミネラルを過剰摂取していることを心配してい

た。また別の男性は、競馬に没頭し、場外の馬券売り場で少ない収入を賭け事に使い果たしてしまうようになり、そのことを母親が心配していた。

引きこもり／抑うつ

　インテーク面接の時点で家族が患者の孤立と抑うつ気分について心配していることも多い。患者の大幅な気分の変化はしばしば家族が患者に治療を勧めるきっかけとなるが、それは、その変化によって他の機能にも変化が生じる（たとえば自己管理のスキルが後退する、以前に比べて社会的なかかわりが乏しくなるなど）ことが多いためである。

動機の欠如／先延ばし

　おそらく、成人したASを子どもに持つ親にとって最ももどかしさを感じるのは、彼ら／彼女らが生活上の決まりごとや自己の決断に対して責任を取ろうとするモチベーションに乏しいことだろう。ASを持つ人は高い知能を持っているため、親は「ほかにもうまいやり方があるのに」とか「もっとしっかり貯金すべきだ」などと不満を漏らす。たとえば、アイビー・リーグの4年生だったある女性は、優れた数学の能力を持っていたにもかかわらず、彼女の父を憤慨させることとなった。なぜなら彼女は大学院に願書を提出するのを先延ばしにし、出願の締め切りに遅れてしまったからである。

乏しいADLスキル／自己管理と整理能力

　家族にとってもうひとつの不満や葛藤のもとは、AS患者が基本的な身だしなみや家事の責任が果たせないことである。ASを持つ人の知能の高さと適応能力の低さの間の「不一致（discrepancy）」は、家族にとってみれば不可解である。自己管理などは、知的な活動よりも容易にできるように見えるからである。たとえば、優れたIQを持つ人がなぜ毎日

歯を磨くのが難しいのか、ということである。成人したわが子の障害をよく理解している親でさえ、一緒に暮らしている場合にはこの問題にイライラしていることが多い。

問題行動による地域社会とのトラブル／法的な問題

AS患者が地域社会の住民とトラブルを起こしたことをきっかけに、家族が本人に治療を勧める場合がある。トラブルには法的な問題が絡むこともある。常識に欠けた行動や社会的な判断力の乏しさのために、ASの人は周囲の他者に誤解されることが多い。たとえば、ある30歳の男性は、軽微な交通違反で車を止められたが、その後逮捕されてしまった。簡単なやりとりの後で、警官が車を完全に調べる間彼に車から降りるように命じたところ、彼はとても不安な様子を示し、歩き回ったり、小声でぶつぶつつぶやき始めた。このため、警官は彼を疑わしく思い、より対立的な状況になってしまった。彼のつぶやきは次第にエスカレートして怒鳴り声になり、驚いた警官はさらに尋問するために彼を警察署に連行した。彼はしばらくして釈放されたものの、これ以降警察をひどく怖がるようになってしまった。彼の母親はそのとき彼と一緒にはいなかったが、後に、彼が視線を合わせることを嫌うことや、神経質なチック症状が車の中を取り調べる原因となり、それがこのような不幸な一連の出来事の引き金になったのではないかと推測している。

◆性に関連した問題

さらにもうひとつの領域として、性に関連した問題がある。ここでこの問題を特に別立てにして取り上げるのは、たとえセラピストが、性的なことに関して患者が現在どのような社会的状況にあるか直接的に尋ねたとしても、それらがインテーク面接の時点で報告されることはまれなためである。一般の人々が健全な性的自己を発達させるのに対して、自閉症スペクトラム上にある人は、青年期に性に関する教育的、ないし社

会的経験をすることがないため、性に関する問題に対して脆弱である[5, 10, 97, 118]。多くの場合、患者とその家族は性について話題にすることを避けており、性に関連した問題を抱えている人も、セラピストとの信頼が築かれるまではそれらに関する話し合いを始めたり、話そうとしたりしないことが多い。とはいえ、セラピストはインテーク面接中に以下に述べる問題に対してマインドフルになり、信頼関係が確立した後には、セッションでそれらについてアセスメントを行えるよう準備を整えておくことが重要である。

性に関連した情報の欠如

多くの成人のASは、性的機能の解剖学的、および生物学的側面については正確で事実に基づいた知識を持っている。しかしながら、露骨に性的な質問をしてしまったり、不適切な行動を取りがちだったりと、性の社会的な側面については不十分な、あるいは間違った知識を持っていることが多い。具体的には、プライバシー、男女関係のルール、関係における相互性、パートナーの選択、および性行為への同意についての社会的規範や規律などにおいて誤解が見られることがある。

性的題材への執着

成人ASのうちの何割かは、自分に不足している性に関する情報について、ポルノの題材（雑誌、電話、インターネットなど）から得ていることがある。興味のある領域に過度にこだわる傾向を持つために、彼ら／彼女らはその題材に「強迫的に」とらわれているように見え、そのことで身近な人々を心配させてしまう。ポルノグラフィーを性に関する知識の情報源にすることによって、誤った情報に基づく問題を永続させてしまう可能性がある。

性嗜好異常

成人のAS患者の中には、変わった対象物や儀式を通じて性的な興奮に到達するための特殊な方法を発達させる人がいる。この行動は、青年期に通常の社会的な性的経験が欠如した結果として生じる場合が多い。なかには、社会的なルールについて適切に理解できないことから、これらの考えや行動を個人的なものにとどめておくことができない例もあり、その場合問題がより悪化することになる。

性的アイデンティティおよび性的指向における混乱

青年期において標準的に体験されるはずの社会経験と性的な経験の乏しさのために、ASを持つ多くの人が、性役割や性的指向の混乱を訴える。彼ら／彼女らが聞いてくることの多くはごく正常な疑問だが、普通であればもっとずっと早くになされるはずの質問だろう。このような遅れは、性的アイデンティティにおける明らかな発達の遅れを反映している。性役割の混乱は、たとえば「男性は家の周りの修理をすることができるはずだが、自分は道具の使い方がとても不器用だ。ということは、自分はゲイなのだろうか？」とか「自分は子どものときにスーパーヒーローの絵を描くのが大好きだったのに、母に女の子はそんなことをすべきではない、それは女らしくないと言われた。これはどういう意味なのでしょうか？」などといった質問に表れる。

交際相手とのやりとりについての不安

交際相手になりそうな可能性のある人とのやりとりについて、患者が社会不安を示すのはよくあることである。ASを持つ人は、過去の失敗の経験から、自分自身のスキルの乏しさを自覚しているために、交際できる機会があっても自分を抑えてしまうことが多い。

触れることへの嫌悪
　ASを持つ人は、触覚の過敏性のために、パートナーとの性的接触に喜びを感じられない場合がある。

2) インテーク面接における戦略
　ASの人のインテーク面接における目標は、一般の患者に対するものとほとんど変わらない。本項で指摘する点の多くは、熟練した臨床家にとっては常識のように思われることであろうし、それらは何もASに限られたものでもない。しかしながら、セラピストがASの患者のインテーク面接を行う際には、いくらかの特別な配慮と、それに関連した工夫が必要な場合がある[104]。インテーク面接の目標は、次のようなものである。

- 現在の症状と病歴についての正確な情報を得る。
- 患者との信頼関係を築き始める。
- 患者のコミュニケーションスタイルを学び始める。

　KingdonとTurkington[110]は、統合失調症を持つ成人患者との治療関係の確立に関して、有用なガイドラインを提供している。ASの患者と統合失調症の患者における治療のニーズには大きな違いがあるものの、中には共通している点もある。両方の患者グループはともに、社会的認知、特異的な言葉の使用、独特の信念、および他者への不信に関連した問題に直面する。AS患者はさまざまな知覚の問題を抱えており、認知行動療法（CBT）を進めていくにあたっても柔軟な対応が求められるため、私はKingdonとTurkingtonの主張に賛同している。KingdonとTurkingtonの主張した考えとは、「ペースを合わせること（pacing）」「対立的にならないこと（nonconfrontation）」「用いる言葉に『完全な言語』としての正確性を持つこと（using "word-perfect" accuracy）」および

「戦略的に身を引くこと（tactical withdrawal）」などである。以下では、これらインテーク面接における基礎的な部分のガイドラインについて解説する。

◆ペースを合わせること

　セラピストに必要とされる最初の調整は、AS患者のゆっくりとした治療の進み方に対し、辛抱強く付き合うための心の準備を整えておく、ということである。Brenda Smith Mylesは、教師やセラピスト向けに、ASの青年たちに用いるためのさまざまな心理教育的教材を作成してきた。彼女は、ASの人々の治療の進むペースについて、専門家が現実的な期待を定められるように、ある用語を作り出した。それは、彼女はサービスを提供する側の人々に対し、AS患者に対しては「アスペルガー時間（Asperger time）」で取り組むようにと指摘したのである。アスペルガー時間とは、「一般の患者に期待する時間の2倍の時間をかけて、その半分のことをやり終えることができれば成功している」という意味である[132]。KingdonとTurkingtonはまた、ペースを合わせてやりとりすることは、患者を圧倒してしまわないようにするためにとても重要なことであると強調している。これはつまり、インテーク面接はセッションを一度終えただけでは完了せず、すべての必要な情報を集め、患者との治療関係を構築するためには、複数回の面接が必要な可能性もあるということを意味している。

　電話で初回の面接を予約する際、私は必ず患者に対して、面接はまずは一度だけ行い、その後の面接を行うかどうかはその面接の終わりにお互いに話し合って決めることを伝えている。初回面接の終わりに、患者とセラピストが二度目のセッションを設定することに合意する場合、セラピストは治療のプロセスに着手するかどうかを決めるまでにあと3回は面接に訪れる意思があるかどうかを患者に尋ね、治療計画が決まるまでには通常合計で4回のセッションが必要であることを説明する。この

やり方は、2つの目的を達成するために必要である。ひとつは、そのケースに対する確実な理解を得るにはそれだけ多くのセッションが必要なのは事実であり、場合によってはそれよりも長くかかることもあるからである。しかしながら、このようにしてインテーク面接のペースを決定し構成することは、一方で患者との信頼関係を築くための戦略でもあり、これが2つめの目的である。ASの患者は新たな関係に入っていくときに不安を感じることが多く、治療を続けるかは話し合って決められるなど、そのプロセスをASの当事者がコントロールできることを強調することで、プレッシャーを最小限に抑えることができる。

◆患者の話し方を学ぶ

　ASの人々は、言語的にはかなりの強みを持ち、通常きわめて正確に話すことができる。しかしながら、彼らは言葉を独特の形で使用し、人が言うことを字義通りに解釈することがある。したがって、セラピストは自分自身の言葉の使い方に気をつけて、患者を混乱させたり、惑わせたりしないようにしなければならない。KingdonとTurkingtonは、精神病を持つ患者に対して、言葉として「完全な言語」としての正確性と正直さを用いることの重要性を論じている。これは、セラピストが、自分が使う言葉に対して特にマインドフルになり、学者のように的確でなければならないということである。ASの患者にとってこれほどの正確さが不可欠であるのは、彼らが言葉を額面どおりに受け取ってしまうためである。言語は、実際には言っていることをそのまま意味しない表現やフレーズに富んでおり、普段私たちは文字上の不正確さに気づかないことが普通である。しかしASの患者は非常に頭が良く明確であるため、言葉を正確に用いることがいかに重要なことであるかをわかっているはずの私でさえ、この点で過ちを犯してしまうくらいである。次の例は平均的なIQを持つ38歳の男性のAS患者に対して行ったインテーク面接の一部である。

セラピスト：あなたの今の生活を10年前と比べると、あなたはずいぶんと成長したようですね。
患者：　　（目を見開き、顔を赤らめて）いいえ、そんなことはありません。18歳のときから身長は変わっていません。5フィートと9インチ半です！

　知能レベルが平均的にもかかわらず、この男性は「成長した（grown）」という言葉が「背が伸びた」ことを意味していると理解した。セラピストが、実際にこの発言をより適切に述べると次のようになる。

　「あなたは、この10年間で、いろいろとできるようになりたいと思っていたことが、実際にできるようになったのですね」

　最初のインテーク面接の間、セラピストは患者がこれまでの経験を描写するのに用いる言葉や言い回しに留意し、その後の質問でそれらと同じ言葉を使うとよい。それは、そのことによって患者にとってセラピストの言うことがより明確に伝わるというだけでなく、セラピストが、自分の中で少しずつ明確になってきた患者についての理解を本人と共有したいと願っていることを伝えることにもなる。これは、対話におけるコントロール感覚を患者に与え、患者の不安を軽減することにもなるだろう。次の例は、セラピストが患者の特異的な言い回しを用いて、さらなる情報を求めているところである。

患者：　　私には一定のやり方でしなければならないことがあります。私にはコントロールできないのです。本当に、本当に、それをどんなに変えたくても、できないのです。私には、それを変えさせてくれない「こころの習慣（mental habit）」があるのです。
セラピスト：最近最もあなたが悩んでいる「こころの習慣」は何ですか？

患者：　　　　ダイエットを始めることなどです。私には、火曜日にしかダイエットを始められないという「こころの習慣」があります。それは理にかなっていませんし、私の心がなぜそう考えるのかもわかりません。でも私にはそれを変えることができないのです。たとえ私がいくらどんなにそうしたくても、水曜日や木曜日に始めることはできないのです。

セラピスト：ダイエットのほかにも、あなたを悩ませる「こころの習慣」がありますか？

　インテーク面接の段階では、専門用語を正しく使うことよりも、患者がセラピストと情報を共有し続けられるようにすることの方が重要である。もっと後のセッションになれば、セラピストは上記の「こころの習慣」とそれが何であるかについて、患者に心理教育を行うことを選択することもできる。

　ASを持つ人は苦痛な状況について語ることが困難な場合がある。一般の成人患者が治療を求めて来談する際には、困っていることをセラピストと自発的にわかち合おうとするが、ASの患者の場合、苦痛な状況について具体的に尋ねられない限り報告しないことが多い。社会的なやりとりに関するマナーについての文字通りの解釈から、セラピストが尋ねる質問にのみ答えるべきだと信じている患者もいる。また、ASを持つ人は一連の質問が持つ全体的な意図を理解できないことがあったり、ひとつの話題と関連のある他の似たような話題とを結びつけられないことがある。以下の例では、患者が自分にとって苦痛な状況について説明しているが、セラピストは患者がその状況と生活上の他のパターンとを結びつけることができるまで、かなり具体的な質問をし続ける必要があった。ASを持たない一般の成人患者の場合であれば、おそらくこれらを自発的に結びつけることができるだろう。

患者：　　　この間の授業では、教授が長々と話し続けていたけれど、私にはついていけませんでした。私は黒板をじっと見つめ、彼のことを見続けていましたが、彼が中国語で話してくれた方がまだましだったかもしれないくらい、何も理解できませんでした。私は教室から飛び出したくなりましたが、それはよくないと思いました。

セラピスト：以前にもそのようなことが起きたことがありますか？

患者：　　　一度もありません。

セラピスト：これまでに話に「ついていけない」と感じていながらも聞こうとしたことがありますか？　あるいは、話が理解できないときに、部屋から飛び出したくなったことがありますか？

患者：　　　あ、はい。去年の父の定年パーティでのスピーチはそんな感じでした。永遠に続いて、まったくついていけませんでした。そうしたとき、理解できていないのは私だけなのでとても慌ててしまいます。

　セラピストが最初に「以前にも似たようなことがあったか」と質問をしたとき、患者はそれを文字通りに理解した。彼女はおそらく、セラピストが以前にも教室において教授との間で同じようなことがあったか、と尋ねたと思ったのだろう。セラピストはその質問が具体性に欠けていると気づき、教授との間でのエピソードの流れを用いて、患者が他の似たような状況に一般化できるよう促した。さらに質問を追加しなかった場合、セラピストは患者の持つ人の話を聞くことへの不安症状を見過ごしてしまう危険があったといえる。また、患者が最後に言った、「それを理解できていないのは私だけなのです」という言葉からは、非機能的な自動思考やスキーマについての予備的な情報が明らかになっており、あるいはこれについても見過ごしていたかもしれない。

◆敬意を払う

　セラピストが患者に対して敬意を持つべきであることは、当然のことのように思えるかもしれない。しかしながら、患者とのラポールの形成よりも、患者の認知や行動の修正を促すためのセラピストの働きかけが早すぎてしまう場合などは、それが批判的であると患者に受けとめられてしまう場合があるため、ここで簡単に論じておく必要があるだろう。AS患者は、初回面接で社会的に不適切な行動を示すことがあるため、セラピストは患者の独特の習癖やユニークなコミュニケーションのスタイルに関して、いくらかは許容しつつも、患者―セラピスト間の関係性においてバランスの取れた制約を設定する必要がある。

　ひとつの戦略としては、前もってできるだけ多くの制約を明確にしておくことである。たとえば、セラピストのオフィスのルールについてあらかじめ詳しく説明されれば、患者の不安はいくらか和らぐだろう。これらは、一般の患者であればおそらく察することができるような事柄だが、ASの人々にはより具体的に説明する必要がある。そのようなルールには、たとえばオフィスに入ってくるときにどのドアを使用するか、トイレはどこか、待っている間はどこに座っていればよいか、オフィスに来たらどのような手続きをとればよいか、ノックをすべきか、いつ支払いをするのか、セッションの時間は何分か、といったことが挙げられるが、ほかにもいろいろとあるだろう。これらのルールを予め細かく患者に伝えることで、患者が間違った行動を取り、それをセラピストが修正しなければならないことになる事態を最小限に抑えることができ、患者にとって不要な決まり悪さを味わう状況を極力少なくすることができる。ASを持つ人は、他者の期待を察することは困難だが、その期待が何かということが予め明確にわかっていれば、通常はきちんと応じることができる。

　患者が面接で味わう不快を最小限に防ぐために、患者に対してセッションの時間が終わりに近づいているということを何らかの形で予告す

ることも有用である。認知的シフト（cognitive shifting）が困難なため、ASの人々の多くは、終了の明確な合図があっても、やりとりを止めることが困難な場合がある。彼ら／彼女らは、セラピストが立ち上がって、ドアの方に歩いていっても、なお話し続けたまま座っていることがある。患者にとって、面接が突然終わりを迎えてしまう形にならないためには、実際の終了よりも5分から15分早く、徐々に終わりに近づけるプロセスを開始することが有効である。たとえば、次のように促すことができる。

「終了時間まであと5分になりました。終わりにする準備を始めましょう」

オフィスでのルールや過ごし方など、患者に対してセッション以外の部分の制約や決まり事を明確に伝えておくことの利点のひとつは、それによって、セッションの中で患者が示す独特な行動を、セラピスト自身がより柔軟に受け入れられるようになることである。患者が過覚醒状態になってしまうとインテーク面接の流れが妨げられてしまうため、治療の初期段階では患者が不安を感じることを最小限に抑えるよう手助けすることが最優先される。つまり患者のストレスを最小化する、ということであり、これはすなわち、セラピストは、患者が不安に対処するために行う独特な行動に敬意を払い、容認するということである。このことはKingdonとTurkingtonのガイドラインにおける「対立的にならないこと」に該当する。インテーク面接では、（患者が明らかに自分を傷つけたり、セラピストの物を破壊したりといったことをしない限りは）セラピストが社会的スキルを教えたり、行動修正のための指導を行ったりするべきではない。たとえば、患者の多くは最初視線を合わせないことが多いが、セラピストは彼ら／彼女らに目を見るよう促すべきではない。なかには、話しながら物を手で触ったりいじったりする患者もいるが、

こうした行動も制限してはならない。なぜなら、それらの行動は、実際に彼ら／彼女らにとって、面接に集中するための手助けになるからである。なかには、席を立ち、部屋の中を歩き回り、書棚や壁の絵を眺めたりする人もいる。初期の段階ではこうした行動も制止すべきではない。これらの行動は、通常の社会的状況においては無礼とみなされるが、面接場面では、患者が自分の覚醒レベルを調整するのを助け、患者が面接により集中できるようになるために必要な行為である。

　セラピストが患者を理解していく過程で、セラピストが何気なくした質問やコメントが患者を動揺させてしまうことがある。患者は特異的な知覚や過去のネガティブな経験を持つために、一見平凡な質問でも、突然パニックのような、あるいは怒りの反応を誘発してしまう可能性がある。たとえば、平静であるように見えていた22歳の患者は、私が余暇をどのように過ごすのが好きか尋ねたところ、突然怒鳴りだし、椅子を手で引っ叩いた。こうした場合はKingdonとTurkingtonの言う、「戦略的に身を引くこと」が有効である。つまりこの状況では、一連の質問をあきらめ、すでに安全な話題だとわかっている事柄に移行することが最善である。

　繰り返しになるが、患者にセラピストのアジェンダや厳しい行動制限に従うように強いることは非生産的である。その第一の理由は、患者が面接の過程をきわめてネガティブなものとして経験し、セラピストを信頼しないことにつながりやすく、治療がインテーク面接から先に進まない可能性があるためである。第二の理由は、患者が覚醒しすぎて目の前の作業に集中できないために、セラピストが必要な情報を得られなくなるためである。自分は患者の社会的に不適切な行動について指摘を控えることが難しいと感じるセラピストは、患者の不適切な行動の問題は、セラピーの目標として後日対応すればよいということを肝に銘じておく必要があるだろう。

◆**家族が同席するときの注意点**

　私が診ている成人患者のうちの約半数は、自らの意思で治療を希望し、一般の成人患者と同じように自分だけで初回セッションの日程を決め、来所している。一方、あとの半数の患者は、親や兄弟姉妹が治療を希望し、セラピストへの最初の電話は家族がかけてくる。インテーク面接に親や兄弟姉妹が同席することは、正確な診断のために特に必要となる小児期早期の発達についての情報や、現在の機能レベルについての情報を提供してくれることがあるため、有用な点も多い。しかしながら、これについては慎重に行われなければ、患者の尊厳ばかりでなく、セラピストに対する患者の信頼を失わせる危険を冒しかねない。AS患者の多くは、自分の生活に家族が関与する場合、受身的な役割をとりやすい。彼ら／彼女らは、自分の日常生活に求められるさまざまな活動や作業を他の人々に任せてしまっているように見えるが、一方でそれら援助してくれる人々に対し、プライバシーや意思決定を侵害されていると感じ、怒りを抱いていることも多い。重要なのは、セラピストが初めから、治療において患者とされるのが誰であり、その人物が治療の過程にどう責任を持って関与していくのかを、関係者全員に対して明確にすることである。

　成人患者の尊厳を護ることは、最初の電話の時点からすでに始まっている。患者以外の人が連絡してきた場合、セラピストは患者となりうる人に予約をしてもらうよう促すべきである。電話をしてきた人物が患者は予約を取ることはしないだろうと言う場合には、初期のアセスメントにも関連する以下のような問題がないかどうかが疑問として浮上する。

- 治療に対する動機づけの乏しさ
- 強い不安（電話の回避）
- 実行機能の問題
- 抑うつ症状

・家族に対する不適切な依存

　これらの項目のどれが原因になっているにせよ、セラピストは、そのときに患者が電話に出ることができるかどうか、あるいは、別のときに患者が電話に出るよう取り計らうことができるかどうか、電話をかけてきた人物に尋ねるべきである。患者との5分から10分の会話は、家族とは異なるかもしれない患者自身の治療に対する動機づけを知るためにきわめて重要である。次の例は、最終的に患者と接触可能になったときにセラピストがとるアプローチを示している。

セラピスト：こんにちは、＿＿＿さん、私は＿＿＿と申します。私がお力になれるかどうかということで、あなたのお父様からあなたの代わりに電話をいただいたのですが、それでよろしかったでしょうか？
患者：　　　ええ、父もそう言っていました。
セラピスト：お父様は私のことについて何とおっしゃっていましたか？
患者：　　　えっと、あなたが何かのセラピストだということです。
セラピスト：そうです。私は［精神科医／心理学者／ソーシャルワーカー］です。あなたのお父様はなぜあなたがセラピストと話した方がよいと思われたのでしょう？
患者：　　　私があまり外に出ないので、父は心配しているのです。
セラピスト：それはあなた自身もお父様と同じように心配しているということでしょうか？
患者：　　　私にとってはたいしたことではありません。これまでずっとこんな感じだったのですから。私は家にいるほうが好きなのです。叔母が看護師で、その叔母が私に何か問題があるのでは、と……アスペルガー症候群だと思っているのです。そんなことから父が電話をしたわけです。私は、いつもこんなふうですし、

これからもずっとこうだと思います。たいしたことではないのです。私は家にいるほうがいいのです。

セラピスト：私は、仕事上、成人のアスペルガー症候群を持つ方々にお目にかかることが多いのですが、お父様はそれで私の名前を知ったのでしょうね。私は、あなたがアスペルガー症候群かどうかはわかりませんし、それはあなたに実際お会いしてみなければ判断できないことでしょう。先ほど、お父様が心配していることについて同じようにあなたも心配しているのかどうか尋ねたとき、あなたはそうだとも、ちがうともはっきりとはおっしゃいませんでした。あなたは、状況は変化せず、これからもずっとこのままの状態だと思っていると私に教えてくださいましたが、それでいいと思っていらっしゃるということなのでしょうか？

患者：そうですね、ずっとこのままでいいとは思ってはいませんが、この状況を受け入れるべきだとは思っています。インターネットでアスペルガーというのを調べたら、少し自分と似ているように思えます。でもそれは一生涯変わることはないと書かれていました。治ることはないのです。私はこれまでずっとアスペルガーのことは知りませんでしたが、25年間もそれとともに生きてきたわけですし、大丈夫だと思います。ただ父が私を放っておいてくれたらいいな、と思うだけです。

セラピスト：お父さんと同居しているのですか？

患者：はい、残念ながら。そのことが問題の一部でもあるのです。父は私のすることをいちいち監視しています。彼は自分自身のことだけを考えて、私のことは放っておいてくれればいいのに……。

セラピスト：なるほど。あなたがアスペルガー症候群であってもそうでなくても、今あなたには不満や葛藤を感じるような状況が起きているようですね。でもあなたは物事に自分自身で対処して、自立

しようとし、お父さんと距離をとろうともしているようですね。私たちにできることは2つあります。ひとつは、このまま予約を入れずに、私たちが今話ができたということと、あなたが今お話ししてくださったような問題に、これからも自分の力で対処していくことに決めたとお父さんに伝えることです。お父さんがあなたのことを心配して私に電話をくれたのはわかりますが、あなた自身が今の状況を変えたくないのであれば会う必要はありません。あるいはもうひとつの方法としては、私たちは一度だけ会ってもう少し話をし、その後お父さん抜きで、つまりあなたと私の二人で、あなたが今ご自分で対処していることに対して、私が力になれるかどうかについて考えてみることです。

患者：一度だけうかがうことはできると思います。父を連れて行く必要はないのですか？

セラピスト：ありません。お父さんに運転してもらって連れてきていただく必要があれば別ですが。もしそうでも、セッションではあなたとだけお目にかかります。どなたがあなたと一緒にいらしたとしても、その方には待合室で待っていていただくことになります。

　このように、時間を別に少し取ってでも、患者自身と電話で話すことは小さな投資につながる。成人患者がセラピストを親の配下にある人物とみなしている場合、特に自立が問題となっているときには、この例のように、セラピストは、患者の信頼を確立するために力を注がなければならないが、ケースによってはまったくそうしなくてもよい場合もある。治療は、その人がいくらかでも自分自身で治療に来る決断をしたのだと思えなければうまくいかない。この例では、患者は治療に来ることを決めたが、たとえ来ないことを選択したとしてもセラピストはそれを尊重

しただろう。治療の開始にまつわる話し合いでは、治療に来ないことが選択されることも多い。ただし、主体的にそのことを選択できたこと自体が治療的に働く場合もあり、そのような人は、後日、治療を始めることに対してより動機づけが高まった際に自ら電話をしてくる場合がある。

　上述のような、患者が自ら予約を入れることの利点にもかかわらず、私は、親が成人した息子や娘のために予約を入れるのを許可する場合がある。それはたとえば、患者は治療に来る意思や願望を表現したが、不安あるいはASそれ自体のために、電話に出ることができないほどの状態であると親が報告する場合などである。こうしたケースにおいては、その人は、通常家族によって予約時間に連れて来られることになる。第1章で紹介したボブの例がそうである。セラピストは、その人がいくらかでも自分自身で選択できる機会を作るために、待合室で一度挨拶をするとよい。例として、以下のような形で声をかけるとよいだろう。

「こんにちは。私は、＿＿＿＿と言います。あなたのお母さんがあなたのために今日の予約を入れてくれたのですが、お母さんに一緒についてきてもらうかどうかはあなた自身で決めることができます。お母さんを面接室に連れて入ることもできますし、ここで待っていてもらい、私たちがお母さんに聞きたいことが出てきた場合にだけ呼ぶこともできます。あなたはお母さんにどのようにしてもらいたいですか？」

　患者が親と一緒に入ってくることを選んだ場合も、セラピストは面接の間、すべての質問を患者自身に向かって行うようにする。患者が身を引き、かかわりを避けようとする場合にも、セラピストは、まるで患者がそこにいないかのような会話にならないように留意しなければならない。

2. 診断と標的となる問題の整理

1) 自閉症スペクトラムの診断の確定

　患者が来院する際、すでに自閉症スペクトラム障害（ASD）のアセスメントや診断を専門とする専門家から、正式なASあるいは高機能自閉症（HFA）の診断がなされていることがある。このような場合、セラピストはASDそれ自体の病歴や症状について聴取するためにそれほど時間をかける必要はない。

　しかし、本章の初めに概説したような、ASDの専門機関以外からの紹介の場合は、情報収集の過程において、より注意を払わなければならない。診断を求めている患者はメディア、家族、あるいは他の分野のメンタルヘルスの専門家などによって、すでにASについてのさまざまな情報に曝されているかもしれない。それ以外にも、他の主訴ですでに患者とともに心理療法に取り組んでいるセラピストが、ASやHFAの存在に気づいている場合もある。

　セラピストが診断のために病歴や症状の情報収集にかける時間は、その診断が患者によってどのように用いられるかによる。患者が、アセスメントの後に、あるプログラムやサービスを申し込むために必要となる資料のひとつとして、詳細な診断報告が必要な場合には、アセスメントの過程はより正式な形を取り、より多くの標準化されたテストを実施する必要がある。しかしながら、セラピストと患者が、心理療法における有効な治療計画をデザインするために、今生じている問題の概念化をより充実させることを目的に情報収集するのであれば、ASの診断それ自体に焦点を当てたアセスメントというのはそれほど詳細なものである必要はなく、時間もそれほどかからないだろう。

　先に述べたように、発達障害を正確に診断することは、その人が成人してからかなり経っている場合には難しくなる。なぜなら、その場合の

臨床像は、長い経過の中でさまざまな要因の影響を受けているからである。以下に示すガイドラインは、臨床家が過去と現在の社会的機能についての情報に加え、生育歴に関する情報を得るにあたっても役に立つだろう。

◆患者自身から情報を得る

　セラピストはまず、成長する過程での同輩関係、学校での経験、および利用してきた治療サービスなどについて患者に尋ね、患者自身が記憶している自らの生育歴について理解する。また、現在の人間関係に関して、その量や質を尋ね、現在の社会的な機能レベルをアセスメントする。たとえば、患者が友人について報告するときには、その人たちの名前を尋ね、友人の数を推測する。加えて、患者がそれらの人々とどの程度頻繁に、またどんな手段で交際しているのかも尋ねるようにする。ある若い男性は、約10人の友人がいると述べたが、さらに質問していくと、彼らのうちの誰とも会ったことはなく、インターネットのチャットだけの付き合いであり、その時点で彼の生活にはそれ以外に友人が一人もいないことが明らかになった。表3.1は、インテーク面接で患者に尋ねる質問項目の一覧である。

　何を聞くか以外にも、患者の対人関係のスキルを評価するために、面接の最中に患者が治療者に対してどのような関わり方をするか注意深く観察することも重要である。表3.2に、インテーク面接中の行動を観察する際の指標をまとめた。

◆親や他の家族から情報を得る

　患者の許可が得られた場合、その人の幼少期を知っている人物に面接に同席してもらい、幼いころの発達や対人関係、行動の特徴などについて尋ねることがある。家族にも同じ質問を行うことによって、特に特別支援教育ないし治療サービスなどについて患者本人から得られた情報を

表3.1　インテーク面接における患者への質問項目

発達的な側面や対人関係のこれまでの経過についての質問
- どんな友人がいましたか？
- 友人との関係で何か困っていたことはありますか？
- からかわれたり、いじめられたことがありますか？
- あなたのお気に入りの遊び／趣味は何でしたか？
- あなたにとって一番嫌だったのはどんなことでしたか？
- つらい気分になったとき、どのようにして自分を落ち着かせていましたか？
- 特別支援学級に通っていましたか？　もし通っていた場合、それはどんな理由で通うことになったのですか？
- 学校で、あるいはプライベートで心理療法を受けたことがありますか？　もし受けていた場合、それは何のために受けていたのですか？
- 学校で、あるいはプライベートで音声言語療法を受けたことがありますか？　受けていた場合、それは何のために受けていたのですか？
- 学校で、あるいはプライベートで作業療法をうけたことがありますか？　もし受けていた場合、それは何のために受けていたのですか？
- 何か向精神薬を処方されたことがありますか？　もしある場合、それはどんな理由からですか？

現在の社会的機能についての質問
- 今はどんな友人がいますか？　その友人のファーストネームを教えていただけますか？
- どの程度の頻度で友人たちと会っていますか？
- 友人たちを楽しませるためにあなたが普段よくやることはなんですか？
- 誰かと出かけることはありますか？　もしあるなら、その相手とどんな風に過ごしていますか？
- あなたには、彼氏／彼女／恋愛相手がいますか？　もしいる場合、愛情や身体的な親密さなどに関して何か不満に思っていることはありますか？
- 現在誰とも会っていない場合、過去には会っていた時期があるか、あるいは今後そうしていきたい気持ちはありますか？　それはなぜですか、あるいはなぜそうしない／しなかったのですか？

補足できることが多い。表3.3は家族に対する質問項目の一覧である。

◆記録を見直す

　患者がたとえ高齢の場合でも、昔その人について行われた何らかの評価の記録が残っていれば、そのコピーを提出してもらうよう患者や家族

表3.2 面接中の行動観察の指標

- 患者は、会話を調節するためにどのように非言語的な手がかりを使っているか？（アイコンタクト、ジェスチャー、ボディランゲージ）
- 患者は、どのように言葉を用いているか？
- 彼／彼女は、変わった表現をしていないか？
- 彼／彼女は、あなたが意図したように質問を理解しているか？
- 彼／彼女は、脱線したり、状況依存的だったり、あるいは堰を切ったような話し方をする傾向がないか？
- 話の内容に不足はないか？
- 面接中の、場面の切り替わり（話題の変化、セッションの終了、など）に対して、彼／彼女はどのように反応するか？
- 治療者自身が社会的な場面でその人に会った場合を想像してみる：彼／彼女は、奇妙に、あるいは風変わりに見えないだろうか？

表3.3 インテーク面接における家族への質問項目

- 彼／彼女は、近所、保育園、幼稚園で友人がいましたか？
- 彼／彼女には、成長の各時期（小学校、中学校、高校など）で、友人が特に多かったり、あるいは特に少なかったりしたことがありますか？
- 彼／彼女は何に気分を悪くすることが多かったでしょうか？
- ストレスフルな出来事の後で、彼／彼女を落ち着かせるために何が必要でしたか？
- 彼／彼女の強みや、得意だったことはどんなことでしたか？
- 彼／彼女には、何かをひどく恐れることや、奇妙な習癖、あるいは儀式的な行動などはありましたか？
- 彼／彼女の言葉の発達に問題はありませんでしたか？
- 彼／彼女の運動の発達に問題はありませんでしたか？

に依頼する。評価の記録には、通知表なども含まれる。教師の事実に基づくコメントは、学校での機能についての手がかりを提供してくれる。家族が記録を保持していない場合は、通っていた学校に問い合わせれば得られる場合もある。おそらくまれにしかない幸運だったと思うが、43歳の男性に地元の学区に戻って自分の小学校時代の通知表を取ってきてもらったことがあった。そこに書かれていた教師の意見は、ASの有無に関して有用な証拠を提供してくれた。その他の有用な書類としては、小児科医、神経科医、精神科医、心理学者、ソーシャルワーカー、言語

聴覚士、および作業療法士などによる報告書がある。また、若年者で特別支援教育を受けている場合は彼ら／彼女らの個別指導計画（Individualized Education Plan：IEP；学校が提出する、その個人に必要な指導と目標に関する意見書）を得ることが役に立つ。

◆患者の治療に携わっている専門家と話をする

患者の自閉症スペクトラム、ないしメンタルヘルスに関連した症状についての見解を共有するため、初回の面接の段階で、現在あるいは直近で患者の治療サービスに携わっている人がいれば、その人と連絡をとる許可を患者に求めるようにする。それらには、精神科医やケースマネージャー、あるいは言語聴覚士などがいるが、別の主訴で他の心理療法のセラピストがかかわっている場合もあり、その際は、そのセラピストにASについてのセカンドオピニオンを求めたり、あるいは異なる様式（グループや家族など）や異なる目的のための治療が併行して提供される場合もある。

◆標準化された検査や症状チェックリストを用いる

ASDの診断には多くの標準化された検査や尺度が活用できる。これらは、それを実施するために必要な経験や訓練、その検査や尺度の対象となる年齢層、また対象とする人々の機能レベル、および実施の方法や形式などの面でさまざまな違いがある（これらの検査や尺度の総合的なレビューについては、文献122を参照）。成人患者には適当でないものや、心理療法のオフィスで実施するには実用的でないものもあるが、その他のものは、慎重に選択することで、専門家にとって有用なツールになりうる。さまざまな検査や尺度のうち最も有用なものについて、以下に、それぞれのメリット、デメリットとともに整理した。なお、表3.4はその要約である。

表3.4　成人のASDの診断の際の補助的アセスメントツール

検査・尺度名	著者	対象となる年齢層	実施形式	回答者	必要とされる訓練、ないし専門的知識	単独で用いる場合の有用性
自閉症の診断のための構造化面接―改訂版（ADI-R）	Lord, Rutter, & Le Couteur[124]	全	構造化面接	介護者	高	高
自閉症の診断のための行動観察目録（ADOS）	Lord, Rutter, DiLavore, & Risi[123]	全	行動観察	本人	高	高
Gilliamアスペルガー障害尺度（GADS）	Gilliam[75]	3-22歳	質問紙	介護者	中	低
アスペルガー症候群診断尺度（ASDS）	Myles, Bock, & Simpson[133]	5-18歳	質問紙	介護者	中	低
オーストラリア版アスペルガー症候群尺度（ASAS）	Attwood[6]	3-19歳	質問紙	介護者	低	低
自閉症スペクトラム指数（AQ）	Baron-Cohen, Wheelwright, Skinner, Martin, & Clubley[19]	成人	質問紙	本人	低	低

自閉症の診断のための構造化面接―改訂版（Autism Diagnostic Interview–Revised：ADI-R）

　「自閉症の診断のための構造化面接―改訂版」[124]は、当事者をケアする人（親を含む）とともに実施する構造化面接である。これは、幅広い年齢層や機能レベルにおける自閉症をアセスメントできるようデザインされている。ガイドラインにしたがって正しく使用すれば、ASDを確

定ないし除外するために単独で用いることのできる信頼性の高いものである。しかしながら、経験の豊かなセラピストでさえ、面接の実施には相応の訓練と実践に加えASDの臨床経験が必要である。この面接は、初めてASやHFAのケースを担当したり、また比較的短時間に習得して使い始めることができる手段を探している専門家には有用ではない。しかしながら、成人のASDの正式な診断を専門としていこうと考えている専門家にとっては、ADI-Rの習得は価値ある時間投資といえるだろう。

自閉症の診断のための行動観察目録（Autism Diagnostic Observation Schedule：ADOS）

「自閉症の診断のための行動観察目録」[123]は、一連の状況における検査の対象者の社会的行動、およびコミュニケーションに関連した行動について、行動観察に基づいて採点する標準化された尺度である。これは、すべての年齢層の対象に有効で、単独で使用することにも適しているが、認知的な能力の高い当事者に対しては、精度が低くなる可能性がある。また、ADI-Rと同様、専門家がそれを適切に実施できるようになるためには訓練が必要とされる。

Gilliamアスペルガー障害尺度（Gilliam Asperger's Disorder Scale：GADS）

「Gilliamアスペルガー障害尺度」[75]は、3歳から22歳までの個人について、当事者をケアする人（親を含む）に対して行う質問紙である。この尺度の特徴は、ASのスクリーニングのためのツールとして有用な点である。この尺度の有用性については、371人の個人に対して行われたGADSの研究の研究者用マニュアルの中にその詳細が報告されている。しかしながら、この尺度は22歳以上の個人に対しては検証されていないため、22歳以上の成人に対して用いる場合には慎重に解釈を行う必

要がある。この尺度は、社会的相互作用、限定された行動パターン、認知パターン、および実用的なスキルの4つの領域から構成されており、多様なASの症状について専門家が過不足なく確認するために役に立つ。

アスペルガー症候群診断尺度（Asperger Syndrome Diagnostic Scale：ASDS）

「アスペルガー症候群診断尺度」[133]は、5歳から18歳の個人について、当事者をケアする人（親を含む）に対して行う質問紙である。この尺度は、まだ大規模なサンプルで総合的に検証され、標準化されているものではないため、この尺度の結果から単独で最終的なASの診断を行うことは適切ではない。また、サンプルには18歳以上の個人は含まれていないため、それ以上の年齢の個人に対する使用も推奨されていない。GADSと同様、この尺度もASの症状について専門家が適切に確認するには有用である。この尺度では、症状が言語、社交、不適応行動、認知、および感覚運動の5つの機能領域に分類されている。

オーストラリア版アスペルガー症候群尺度（Australian Scale for Asperger's Syndrome：ASAS）

「オーストラリア版アスペルガー症候群尺度」[6]は、GADSやASDSと同様、当事者をケアする人（親を含む）に実施する質問紙である。この尺度の測定特性はまだ厳密に検証されてはいないものの、妥当性に関しては3歳から19歳の人々の小規模サンプルにおいて検討されている。ASの有無についてこの尺度のみで判断することはしない方がよい。この尺度をここで紹介するのは、患者の子どもの頃の行動について親に振り返ってもらう際の質問紙として適しているためである。項目はそれぞれリッカート尺度で採点され、症状は、社会的・感情的能力、コミュニケーションスキル、認知的スキル、興味の幅、および運動スキルの5つの領域にわたって検討される。

自閉症スペクトラム指数（Autism Spectrum Quotient：AQ）
「自閉症スペクトラム指数」[19]は、成人の自閉症スペクトラム症状をアセスメントするために開発された質問紙で、ここで紹介する質問紙の中で唯一の自記式のものである。これは、平均ないしそれ以上の知的能力と、言語的能力を持つ個人に対してのみ使用できる。予備調査からは、クリニックのサンプルにおいてその弁別的妥当性が裏づけられている。この尺度は、決定的な診断ツールとしてではなく、あくまでスクリーニングの手段として用いるのに適しており、患者に50の質問に回答してもらい、リッカート尺度で採点する。社会的スキル、注意の転換、細部への注意、コミュニケーションおよびイマジネーションといった、ASやHFAの人々が影響を受けていると考えられる5つの領域が評価できる。

2）併存するメンタルヘルスの問題を診断する
セラピストがASの症状についてアセスメントする際、DSMで定義されている他の障害による症状についても注意を払わなければならない。ASを持つ人が心理療法のセラピストのオフィスを訪れる場合、通常その目的はASの症状そのものの改善ではなく、それ以外のメンタルヘルスの問題の解決である場合がほとんどである。アセスメントの際に過去に受けた診断を報告する患者もいる。これらの診断は現在の患者の状態に適合しないものも多い。1994年まではASという診断名がなかったことを考えれば、過去の診断は、どのDSMの分類にも該当しない、風変わりな臨床像をなんとか明らかにしようと苦心した臨床家が遠い過去につけた診断、ということになる。こうした診断には、「非定型の気分障害」「非定型の不安障害」「特定不能の精神病性障害」、ないし「自閉症様」といった亜型の診断が多い。また、定型ではあるがASやHFAといった診断と同様に臨床像に適合しないものとして、「分裂病質（スキゾイド）パーソナリティ障害」「分裂病型（スキゾタイパル）パーソナ

リティ障害」「境界性パーソナリティ障害」「鑑別不能型統合失調症」、ないし「統合失調感情障害」などの診断がなされている場合もある。

　次の項では、外来の臨床場面でよく出会う併存疾患のうち、最も一般的なものについて、それをアセスメントする際の戦略について概説する。注意していただきたいのは、ここで提唱している一連の戦略は、一般的な不安、気分およびパーソナリティ障害のアセスメント方法についてではないということである。すでに心理療法を実践している読者は、患者とこれらの精神疾患の問題を検討していくための自分自身の戦略をすでに持っているだろう。各疾患については、他のさまざまな文献でより詳細な解説がなされており、下記の各疾患の項では、その一部を取り上げているに過ぎない。気分、不安、およびパーソナリティ障害についてのアセスメントの基本原理は、ASやHFAである場合もそうでない場合も同じである。ここでは、自閉症スペクトラム上にある患者のアセスメントにおいて併存疾患を診断する場合に、特に留意しておくべき特別な配慮や、工夫すべき点についてのみ提示することにする。

　以下に示す各疾患について検討するときは、先に述べたAS患者の面接のためのガイドラインをもう一度思い出し、一見したところ奇妙に見える行動に直面しながらも気楽に構え、彼ら／彼女らの言葉で話し、敬意を払いながら進めていくことが重要である。

　◆不安障害
　ASを持つ人は、情報を独特な方法で処理するため、慢性的にストレスに曝されており、なかには自分がただ普通に見えるようにするために大変な努力をしなければならないと訴える患者もいる。多くの場合、彼ら／彼女らは自分の情報処理の問題に気づいてはいながらも、他者の行動や自分の環境の小さな変化に対して、過剰に警戒する形で対処していることが多い。実行機能の問題のため、彼ら／彼女らはしばしばごく簡単な計画や整理の作業に膨大なエネルギーをつぎ込まなければならない

ことが多く、それらが過剰な心配や強迫的な思考につながる場合がある。社会的、および性的な領域の過去の失敗体験は、対人的な回避行動につながる可能性が高い。ASを持つ人の過去の体験においては、外傷的な身体的暴行や脅迫を受けることも珍しいことではないが、それは彼ら／彼女らの奇妙な行動が、学校ないし地域社会において、攻撃的な人々の注意を否応なく引いてしまうためである。性についての教育が欠如していることから、適切な身体接触にもかかわらず困惑してしまったり、あるいはレイプなどの不適切な接触によるトラウマを受けたりするなど、ASを持つ人は性的にさまざまな不快な体験をするリスクが高まる。このような多様なストレッサーのために、ASの人々においてDSM-Ⅳ-TR[3] に記載されている不安障害のいずれかを発症するリスクが高いことは想像に難くないだろう。

治療を計画する際には、その個人に不安障害が併存するかどうかを考慮して計画しなければならない[169]。治療開始早期に「ベック不安尺度」(Beck Anxiety Inventory)[22, 24] を実施しておくことで、事前のスクリーニングを行うことができる。以下に、DSM-Ⅳ-TR[3] によって定義されている最も一般的な不安障害について、それらが自閉症スペクトラム上にある患者に併存するか否かを鑑別するための戦略について解説する。各項の冒頭には、その鑑別のために有効な、検討すべき視点を質問の形で記してある。読者に留意してもらいたいのは、自閉症スペクトラムの患者には、彼ら／彼女らの問題にかかわる諸要因について、きわめて正確な言葉で、具体的な質問をしなければならない、ということである。このような質問の仕方をしなければ、ASを持つ人はそれが重要なことであっても、充分に話せなくなってしまう可能性がある。不安障害の総合的な解説、不安障害について説明する理論、および現在の治療アプローチなどの詳細についてはBarlow[12] を参照されたい。

広場恐怖を伴う、あるいは伴わないパニック障害

患者は強度の不安エピソードがあると報告しているか？　患者や家族は頻繁な「メルトダウン」を報告しているか？

メルトダウンとは、自閉症スペクトラムの分野において、過覚醒、引きこもり、および身体的に攻撃的な行動などによって特徴づけられる、突然生じる代償不全のエピソードを指して使われる言葉である。メルトダウンはパニック発作と混同されやすいが、メルトダウンのエピソードには、極度にストレスフルなものとして経験され、また数多くの原因や経過を伴う何らかの状況が先行する。しかし患者によっては、DSM-IV-TR[3]によって定義されている真のパニック発作を報告する場合もある。患者は、パニック発作について尋ねられると、自分の感情を表すのに独特な言葉の使い方をしながらも、典型的なパニック症状を報告することがある。たとえば、ある若い男性は発作中に吐き気を催し、胸部に痛みを感じ、自分が発狂するに違いないと思っていたことや、「立っていられない感じ」があったと報告した。

広場恐怖

患者は、家の外での重要な活動や義務を避けていないだろうか？　患者の周囲の人々は、通院、食料品の買い物、授業への出席、あるいは特定の交通手段の使用など、生活上必要な活動を患者が行えないことについて、苦情を訴えてはいないか？　患者は、一人で出かけることを控えたり、あるいは家族に過度に頼って、家族が外出する際に彼ら／彼女らを連れ出したりしていないだろうか？　この問題に関して、現在の状態はASにおいて予想される回避（社会的状況の回避など）、ないし併存する抑うつ障害（意欲の喪失など）によるもの以上のものだろうか？

私は、あるASを持つ20歳の大学生の患者とともに治療に取り組んでいたが、その患者にパニック障害の一部として広場恐怖が存在すること

に気づくまでに丸一年かかった。当初、彼女が授業をサボるのを繰り返すのは、その年のある時点で彼女が経験していた大うつ病が関連しているように思われたが、大うつ病が寛解しても彼女がなお授業を欠席し続けたため、再度アセスメントを行ったところ、広場恐怖の診断を裏づける新たな情報がもたらされた。明らかに、彼女は15歳のときからパニック発作を経験していたが、(恥ずかしいことに)私はそれについてこれまで一度も尋ねたことがなく、患者もそのことと自分の現在の問題との関連性がわからなかったため、誰にも報告することがなかったのである。

特定の恐怖症

患者は、広場恐怖とは別に、何か特定の状況を避けてはいないだろうか? その回避は、ASの問題のひとつである感覚に関連した問題として捉えた方が説明がつきやすいだろうか?

たとえば、ある人が機械の音に対する過敏性のために歯科医を避けていたとしても、歯科医自身や歯の処置の作業は恐れていない場合、それは恐怖の反応ではない。理論的には、この人物は嫌悪する機械音が抑えられれば歯医者に行くだろう。別の例では、ASの男性が飛行機に乗ることに対して強度の恐れを訴えていたが、それは感覚の問題には関連しておらず、彼によって不合理であると認識されており、彼の余暇時間と社会的な機能において障害となっていたため、特定の恐怖症の基準を満たしていた。

社会恐怖

患者は、社会的な状況を、自分の持つ社会的スキルの水準と比べて不必要に避けていないだろうか?

第1章で述べたように、患者の持つ社会的スキルがきわめて乏しく、その対処の一環として社会的状況を避けている場合、社会恐怖の診断は

適切ではない。ASを持つ人々はいずれも、対人関係のスキルに多かれ少なかれ問題があるが、障害の程度はさまざまである。ある人が、いくらかのスキルを持っていて、その状況に対して十分対処可能なことが明らかなのに、真に不安のみを理由として避けている対人状況がある場合には社会恐怖の診断が考慮される。

強迫性障害

患者は、ASDによっては説明できない強迫観念や強迫行動を持っていないだろうか？　たとえば患者が特定の事柄に執着しており、しかもその人自身がその執着を苦痛に感じているように見えることはないだろうか？

その人がその事柄に費やす過剰な時間を楽しんでいて、何度も生じる思考を抑制しようとしていない場合には、強迫性障害（OCD）の基準を満たしてはいない。しかしながら、その人がその思考を侵入的なものとして経験し、それに関する行動（強迫行為）に駆られ、それを苦痛であると感じているのであればOCDが考慮される。ASにOCDが併存するとき、その強迫行動は社会的な要素を持ち、他の人々が関係していることが多い。これらには、情報を伝える、尋ねる、依頼する／要求する、あるいは確認することを他者に要求する、などがある。その人が強迫行為についての苦痛を報告していなくても、儀式を行う間に苦痛を感じている兆候を見せている（すなわち、DSM-IV-TR[3]で定義されている「洞察に乏しいもの」に該当する）場合、親や他にケアをする人による観察が必要となる場合がある。

外傷後ストレス障害

患者は、過去において外傷的な出来事を経験してはいないだろうか？

これは事故、身体的暴力、あるいは性的暴行など、ASの患者に限らずどの患者でも経験する可能性のある出来事について尋ねることから始

める。その人がこれらの経験すべてを否定するのであれば、一般の人々よりもずっと頻繁に他者による不当な扱いに苦しんできた可能性が考えられる。多くの成人のASが、学校時代に同級生による言葉でのからかい、嘲り、脅し、身体的暴力などを日常的に経験している。DSM-IV-TRは、外傷的事象については、その出来事に対する患者の主観的な経験によって定義している。多くのASの人々にとって、繰り返される不当な扱いのエピソードは、「実際にまたは危うく死ぬまたは重症を負うような」外傷的な出来事として、また「強い恐怖、無力感または戦慄」などの反応として、外傷後ストレス障害の基準を満たすことになる[3]。ASを持つ人は社会的ルールや他者の期待を理解するにあたって困難を感じ、それは性に関する知識にも影響する。その結果、彼ら／彼女らの多くは外傷的な性的経験の過去を持っている場合がある。その人は、性に関連した侵入的な出来事の記憶やイメージに悩んでいないだろうか？　その人はそうした出来事を思い起こさせるものを避けてはいないだろうか？

　こうした症状を、ASの持つ感情調節における困難と識別することは難しいことではあるが、専門家は、その人が上記の症状にまつわる過覚醒を経験していないかどうか調べる必要がある。

　<u>全般性不安障害</u>
　患者は、長年にわたって何かを心配し続けていないだろうか？
　慢性的な不安については、患者がそれを問題として直接報告してきたり、あるいはセラピストがそれを患者の行動から推察できる場合もある。たとえば、その患者は解決されたように見えても繰り返しその問題を持ち出してくるなど、それについて執拗な態度をとってはいないだろうか？　この場合も、AS患者には感情調節の問題があるため、覚醒症状について評価することは難しい。ただ、その患者の長期にわたる心配は、落ち着きのなさ、疲労、集中困難、過敏性、筋緊張、あるいは睡眠障害と関連しているように思われるかどうか？　もしそうであれば、全般性

不安障害からくる症状である可能性が高い。

◆気分障害

第2章で述べたように、成人のASは遺伝的、神経生物学的、および心理社会的にみて気分障害の罹患リスクが高い。ASやHFAの診断が確定したら、セラピストは気分に関連する症状のリスクの高さを念頭に置き、それらの症状があるにもかかわらず患者が明確に報告しない場合があることを考慮して、気分について聞くことを目的とした質問をアセスメントの中に組み込むべきである。以下、ASの人々における気分障害のアセスメントにおいて特別に配慮すべき点について述べる。気分障害の理論や治療については、より総合的に概説されているBeckら[26]、Ingmanら[102]、Personsら[145]、Frank[63]などを参照されたい。

大うつ病エピソード

大うつ病エピソードは、ASの人が治療を求めるきっかけとなることの多い出来事である。先に述べた、ASに生じやすい慢性的なストレスは、その人を「自分は無力でどうすることもできない」と信じさせるほどにすり減らしてしまいかねない。このような状態になると、彼ら／彼女らは人生の目標を達成する希望を失い、うつの典型的な症状が生じることになる。インテーク面接の際、患者は悲しみ、絶望、孤独、無価値感、集中困難、疲労、不眠、および希死念慮があると自ら訴えるかもしれない。ほかにも、家族の側から、活動力の低下、イライラした気分、睡眠困難、かつてできていたこと（セルフケアなど）ができなくなる、および自殺をほのめかすなどの症状が報告される場合もある。うつについて尋ねる場合も、その患者独特のコミュニケーションのスタイルに留意することと、こうした症状が今起こっているかどうかに関する情報を聞き出すために、厳密な言葉遣いを意識して質問をする必要がある。また、社会的孤立／引きこもり、感情調節の困難、および睡眠障害のよう

な自閉症スペクトラム障害に特徴的な問題のいくつかは、大うつ病の症状に類似していることにも注意する。その問題を子どものころから持ち、それが変わっておらず、一定の強さで持続する悲哀気分を伴わない場合、それらは中核的なASの障害の一部である可能性が高い。しかしながら、その問題が最近、顕著な形で発生し、その人の通常の機能に変化が見られるのであれば、大うつ病を検討するべきである。「ベック抑うつ尺度」(Beck Depression Inventory-Second Edition：BDI-II)[23]は、有用なスクリーニング手段であると同時に、治療計画においてうつ病がターゲットとなる場合には、治療の進行の程度を測定するためのツールとしても活用することができる。現在うつ病の症状が現れていることが明確な場合、大うつ病性障害（重症度、慢性度、特徴、および状態や寛解について特定する必要がある）あるいは気分変調性障害の最終的な診断は、症状の重症度と、その他の気分エピソードの病歴の有無によって決まってくる。現在その患者に抑うつエピソードがあっても、過去に躁病や軽躁の症状があったのであれば、次の項で述べるように、双極性障害の可能性についてさらに検討する必要がある。

躁病、および軽躁病エピソード

先に述べたように、ASとHFAのいくつかの特徴は、躁病や軽躁病と類似する点がある。躁病や軽躁病と混同されやすい特徴としては、感情調節の問題、睡眠障害、および特別の興味に関連した過度の目標志向性の活動などがある。DSM-IV-TR[3]に明記されているように、躁病や軽躁病の症状は、その人の「通常の」機能としての特徴ではなく、何らかの「異常な」行動が出現していなければならない。躁病や軽躁病のこの基準は、ASの症状のひとつとして生涯にわたって存在する不変の行動パターンと、躁病や軽躁病を区別するために重要である。患者が私の外来の心理療法のオフィスに明確な躁状態でやってくることはまれである。しかしながら、一部の自閉症スペクトラム障害の人々は親戚に双極性障

害の人がいることがあり、また自閉症スペクトラム上にある人々が遺伝的に双極性障害に罹りやすいというエビデンスも存在する[50]。したがってインテーク面接の時点ではまだはっきりしていなくても、過去にこれらの症状が存在していたかどうかを検討しなければならない。患者の中には躁病の症状が薬物療法によって安定した後に心理療法を開始する人もおり、その場合にはその治療に携わっている精神科医も治療計画を立てる際の重要な一員となる。抑うつのエピソードとともに、躁病や軽躁病についても症状の重症度と経過を検討したうえで、最終的な双極性Ⅰ型、双極性Ⅱ型ないし気分循環性障害の診断を行うことになる。

◆パーソナリティ障害

　パーソナリティ障害の診断は、患者のASDがすでに確定している場合はやや複雑になる。DSM-Ⅳ-TRでは、記載されている11のパーソナリティ障害のうちの2つ、シゾイドパーソナリティ障害と失調型パーソナリティ障害に関しては、広汎性発達障害の経過中に起こるものではないものとして除外している。ということは言い換えれば、それ以外の9つのパーソナリティ障害は、成人のAS患者において併存する疾患として診断される可能性があるということになる。ASですでに説明がついているにもかかわらず、対人行動における機能不全を説明するためにⅡ軸を考慮する必要があるのはなぜだろうか？　私は、個人的にはこの判断基準には反対である。なぜなら、実際に過去にパーソナリティ障害と診断された患者の中には、「その人の属する文化から期待されるものよりも著しく偏った、内的体験および行動の持続的様式」（DSM-Ⅳ-TRのパーソナリティ障害の基準）[3]を示す人がいるが、それはASを考慮することで説明がつき、パーソナリティ障害が除外されうると考えるからである。

　私がパーソナリティ障害の診断に対して慎重な立場をとるのは、私が、患者の強みを活かす治療アプローチを重視するためである。そこには、

ASの人々のパーソナリティを過度に病的なものとして考えたくないという思いが含まれる。ただ、この立場を重視したうえでなおⅡ軸のパーソナリティ障害を含めて考える必要性があると思われるASのケースもある。それは、その人の対人機能における障害が、その人の社会的認知の障害（ASにおける中核的な欠損）のレベルに釣り合わず、その人がセラピーにおける学習過程を妨害しているように思われるときである。たとえば、ASだけを持つ人は、単に社会的な情報が不足しているために侮辱的なコメントをするかもしれない。ただし、そのような人は決して相手を侮辱したいわけではないので、社会的な規範や非言語的な手がかりについての正しい情報を得ると、そうした行動を自ら制限するように動機づけられる。その一方で、適切な情報を受け取り、それを充分に理解しながらも、なおそのASを持つ人が不適切な行動を取り続ける場合は、ASの診断だけでは完全に説明することのできない、何らかの対人的な問題を示しているといえる。

　パーソナリティ障害の診断の決定は、きわめて主観的なものである。なぜなら、一人の患者に見られる対人関係における機能不全に関し、それにつながる病因のすべてを確実に把握することは不可能だからである。ASを持つ人が、一般の人口においてパーソナリティ障害の発症に関与すると考えられている要因（神経発達障害、ネガティブな社会的／感情的経験、およびコーピングスキルの学習の失敗）に対しても脆弱であると仮定するのは難しいことではない。たとえば、ASの中核的障害、子ども時代の性的虐待の過去、および施設への預け入れの３つの要因は、それらが相互に影響しあって、現在の成人患者の自殺関連行動（parasuicidal behavior）を示す傾向を形成している可能性がある。また別の例では、ASの中核的障害は、成人患者が制限や規則を設けない過度に自由放任な親によって育てられ、自己制御スキルを教わることなく、他者に対する脅しや身体的暴力によって自分の要求を満たすための一連の戦略を習得してしまったことと関係しているかもしれない。これ

らの臨床像は、パーソナリティ障害と診断された典型的な患者のそれといくつかの共通点があるため、併存するⅡ軸の診断が成人のAS患者のケースフォーミュレーションに役立つかどうかを決定するには慎重な配慮を要する。

　以下、ASの人々におけるパーソナリティ障害を評価するために、特別に配慮しなければならない点について示す。紙面の都合上、ここではパーソナリティ障害の各群についての説明にとどまり、個々のパーソナリティ障害についてはそれぞれの群の一部として紹介するにとどめる。パーソナリティ障害についてのより総合的な概説はYoung[183]、あるいはBeck、Freeman、およびDavis[25]を参照されたい。

　　A群パーソナリティ障害
　A群パーソナリティ障害――妄想性パーソナリティ障害、シゾイドパーソナリティ障害、および失調型パーソナリティ障害――を持つ人は、「奇妙」「変わった人」という印象を与える。ASの基準を満たす患者で、このA群に属すると考えられるのは、妄想性パーソナリティ障害だけである。なぜなら、DSM-Ⅳ-TR[3]は、広汎性発達障害の診断をシゾイドパーソナリティ障害および失調型パーソナリティ障害よりも優先させているからである。成人のASは、同年代や地域社会の人々から、過去に不当に扱われた経験を持つことがきわめて多い。その場合彼ら／彼女らは妄想的に見えるが、それはある意味他者に対する「妥当な」不信を発達させてきたともいえる。妄想性パーソナリティ障害の診断は、その人が他者に対して抱いている疑惑と不信が、その人が他者との間で実際に経験したネガティブな体験と比較して非常に強い場合にのみ下すことができる。

　　B群パーソナリティ障害
　B群パーソナリティ障害――反社会性パーソナリティ障害、境界性

パーソナリティ障害、演技性パーソナリティ障害、および自己愛性パーソナリティ障害——を持つ人は、「劇的」「感情的」あるいは「気まぐれ」な印象を与える。ASの一部である感情調節や社会的認知の問題は、これらのパーソナリティ障害の特徴と類似していることがある。B群の障害についても、その症状の程度がASに予想される以上に強い場合にのみ、セラピストの臨床的判断に基づいて考慮に入れるべきである。ASとB群を区別するための大まかな方法としては、スキルと意図を評価することである。ASの人々は、他の人々に対して不親切で思いやりのない、あるいは有害な行動パターンを持っている場合がある。しかしながら、もしこうした行動が、本当は他の人々に対してもっと思いやりのある形で行動しようとしているのに、必要な情報を環境から選択抽出できないことによって誤った行動になってしまっており、危害を加えようとする意図がなく行っているのであれば、この行動は情報の抽出における困難として、ASの中核的障害を考慮するだけで説明することができる。しかしながら、ASの人が自分の行動の影響を理解し、別のやり方で物事に対処するために必要なスキルを持っていることが明らかなのに、なお他者に危害を加えたり、攻撃したりすることをし続けるのであれば、B群パーソナリティ障害が考慮される。

C群パーソナリティ障害

C群パーソナリティ障害——回避性パーソナリティ障害、依存性パーソナリティ障害、および強迫性パーソナリティ障害——の個人は、「不安」や「恐怖」が強い印象を与える。C群パーソナリティ障害の持つ特徴は、ASの人々において一般的に見られるパーソナリティの傾向を表しているといえる。回避や依存といった関わり方のパターンは、ASを持つ人が自分のASによる症状に対処するために持つようになった、学習されたコーピング戦略といえる。C群のパーソナリティ障害の場合も、その診断をする際には、当該の患者の現在の生活において、新しい情報

を得たり、他のコーピング戦略について学ぶ能力を妨げるほどに回避や依存や強迫性が蔓延し、極端である場合にのみ検討することができる。私はこれまでの臨床で、他のどのパーソナリティ障害よりも、回避性および依存性パーソナリティ障害がASに併存していることが多いことを目にしてきた。ASを持つ人においては、中核的問題や過去の経験による学習を通じて、ある程度対人的なかかわりを避けたり、人生の重大な決定を下すことを回避する傾向があることは予測できることである。しかしながら、それらのパターンが患者のスキルの水準と比較して不均衡であり、新たな学習の機会を目の前にしてもなお持続している場合もあり、その場合にはパーソナリティ障害の診断を考慮する。

3) 性的問題のアセスメント

前述のように、成人のASは、性的機能においてさまざまな障害を持つ傾向がある。これらの性の問題は、本章で考察しているASの中核的障害や、他のメンタルヘルスの問題と絡み合っている。ASを含め、あらゆるタイプの発達障害を持つ青年期の若者に対する性に関する教育や支援の必要性については、従来からなおざりにされてきたため[5, 10, 97, 118, 126, 131]、彼ら／彼女らは性という人生の複雑な問題をうまく乗り越える準備ができないままに成人期に入ってしまう。こうした心理的な性的機能不全は、ASを持つ人にとって多くの苦悩をもたらす。

いかなる治療計画も、患者が報告する性的問題の背景にあるものに対して立てられる必要がある。アセスメントを行うことによって、目標が定まり、どの種類の介入が必要であるかが明確になる。場合によっては、性の専門家への紹介が必要となることもある。Matich-Maroneyら[126]が解説したモデルに示されているように、成人のASの性的問題については他の問題と関連させて捉えることが重要である。Matich-Maroneyらは発達障害全般の性の問題について解説しているが、その解説は成人のASにも適用できるものである。Matich-Maroneyらは、発達障害の

性に関する臨床的問題を5つのカテゴリーに分類し、それらは互いに関連し連続体をなしていると述べている。それらは、基礎的なものから複雑で専門的な介入が必要なものまで、各々のレベルでの支援が必要となる。成人のASのこの5つのニーズについて、以下にMatich-Maroneyらのモデルに類似した形で整理しておく。

◆性に関する知識

成人のASは、性に関する知識、すなわち解剖学／生理学、性病、性的虐待行為の禁止、ジェンダー、および性に関する社会的規範などについての知識に乏しいことがある。これらの問題に対しては心理教育が不可欠である。

◆対人関係スキル

成人のASは、社会的認知の障害のため、デートをしたり、親密な関係を自ら求めたり、あるいは相手から求められた場合の対応などに必要なスキルに乏しいことがある。治療には、対人関係を改善するために活用される技法と同様の技法が必要となる。これらの技法については第6章の社会的スキルの改善についての項で解説する。

◆性的トラウマに関連したPTSD症状

成人患者が示す不安症状は、過去の性的虐待、暴行、ないし同輩から繰り返された性に関わる恥辱的な出来事に関連している場合がある。治療にはPTSDのためのCBTが必要となる。

◆性障害

成人のASは、DSMで定義された性機能不全（性的欲求、性嫌悪、性的興奮、オルガズム、性交疼痛などの障害）や性嗜好異常（露出症、フェティシズム、窃触症、小児性愛、性的マゾヒズム、性的サディズム、窃

視症）のうちのいずれかの障害を持つ場合がある。成人のASにおいて性嗜好異常が存在するか否かを評価する場合、示されている行動が「偽りの逸脱（counterfeit deviance）」でないか検討することが重要である。「偽りの逸脱」とは、Hingsburger、Griffiths、およびQuinsey[98]によって最初に用いられた表現で、部分的には性嗜好異常に類似した点があることの、実際には性的な発達の過渡期に見られる不十分な教育や経験のために出現する行動を説明した言葉である。「偽りの逸脱」は発達障害を持つ成人によく見られるものであり、その要因としては、性的な事柄の表現の仕方についての知識の不足、社会的スキルの乏しさ、および同年代の仲間と普通に接する機会が限られがちなこと、などがある。セラピストは自らの臨床経験をふまえたうえで、セッションに性障害のための専門的な治療を組み込んだり、あるいはセラピスト自身の治療に併行して、性障害の治療を行うことのできる他の専門家を紹介する場合がある。

◆性的な攻撃行動

　性障害の問題がより深刻であるとき、成人のASは地域社会において不法な行動を起こすことがある。まれに、こうした不法行為は単純な「偽りの逸脱」としてだけでは説明できない場合がある。こうしたケースにおいては、法医学関連の問題の専門家によって行われる、性犯罪者のための専門的治療が必要となる。

4）「強み」と「回復力」のアセスメント

　心理療法を始めることを選択した成人のAS患者は、「生存者（サバイバー）」であるといえる。彼ら／彼女らは年が上であればあるほど、圧倒される世界の中で、数々の問題とともに、人生における最も単純なことが自分にとってはなぜこうも苦しいものになるのかについて適切な説明もされないまま、長きにわたって生き延びてきた。成人のAS患者

の話を聞くと、計り知れないほどの苦痛にもかかわらず、自分の生活を改善し続けようとする彼ら／彼女らの粘り強さに驚かされることが多い。私が最初にこれらの患者たちと治療に取り組み始めたころには、実際に声に出して言ったわけではなかったが、「いったい全体どうやってあなたはこれまでやってこられたのですか？」と尋ねたい衝動をしばしば感じたものだった。しかしながら、年月を重ねるにつれて、そのような質問をインテーク面接の際にすることが逆に必要不可欠であることを学んだ。これまで生き抜いてきた方法や改善への取り組みに関して一連の質問を行い、そこから引き出される情報は、治療計画を立てるためにきわめて重要である。こうした強みや回復力についての質問は、何人かの患者にとっては介入としての役目も果たす。なぜなら、それらに答えるとき、その人は今までとは異なる新たな視点で自分自身を見ることができるようになるからである。

◆患者は自身の障害を補うために、これまでどんな戦略を学んできたか？

　ほとんどの患者は、自分の持つ特定の障害がいかに自分の生活に影響を与えているかについて、明確に気づいてはいなくても、少なくともそれらの影響を最小限に抑えるように努め適応してきている。たとえばある男性は、自分の仕事に求められるさまざまな社会的要請によってエネルギーを消耗してしまうため、金曜の夜にはあまり社交的になれない自分に気がついた。彼は長年、金曜の夜に出かけても引っ込み思案になり緊張も強かった。しかしながら、土曜の夜に出かけた場合は少しリラックスし、自分が会っている相手に集中することができた。そのため、彼は土曜の夜に人と会う予定を入れ、金曜の夜は一人でリラックスできる活動のために空けておくという賢明な工夫をしてうまく適応していた。

◆患者はどの程度自己観察の力があり、どの程度それによって学ぶことができるか？

　患者の中には、自分自身について気づいたことや、自己観察に基づいて自分が何かに対処したことについて、かなり上手にセラピストに伝えることができる人もいる。上記の例で、金曜の夜は調子が悪く、土曜日の夜の方が社交的になれることに男性が気づけたのは、彼の自己観察力のおかげである。私は、成人のASには「年齢とともに賢くなる」という言葉がぴったりであると思う。ASを持つ人は年をとればとるほど、自分自身で何かと学び、変化していく。特に、40代、50代を過ぎて初めてASと診断されたような患者は、自分の問題に対して長きにわたって何の助けも得られずに生活してきており、その結果多くのことを自分自身で解明してこなければならなかったため、きわめて斬新な発想や考えを持っていることが多い。セラピストは、患者の適応に関連したこれらの情報を引き出し、それらを基礎的な要素として治療計画の中で活用することができる。

◆患者は健全なライフスタイルをどの程度実践できているか？

　患者は健康的な食生活を送ることができているだろうか？　定期的に運動をしているだろうか？　リラックスするための瞑想的、精神的、あるいは宗教的な習慣が何かあるだろうか？　その人のライフスタイルで、健康を促進するあらゆる側面について（しかしこれは強迫的ではないかどうかを評価しなければならない）、強調し強化するべきである。

◆患者はストレスにどの程度適応的な方法で対処しているか？

　患者は、どの程度自分のストレスに気づいているか？　緊張を和らげるために、どのようなことをしているか？　ASを持つ人の中にはストレスを軽減しリラックスするために、自らの特別の趣味（航空機、鉄道模型、天体観測など）を活用する人もいる。家族は時に患者があまりに

その趣味に没頭し、強迫的であることを心配するが、確かにその傾向はあるものの、日常生活に必要な他のことを行うために、その趣味に当てる時間を少なくするなどの対処をし、極力その活動をする時間を確保する方が望ましい。

◆患者が対人関係でうまくいっているのはどのような点か？
　多くの成人のAS患者は、治療を始める時点でも少なくとも1人か2人は友人がいる。これらの患者には、自分がすでにうまくできていることをきちんと理解するよう、うまくいっている友人関係についてじっくりと考えられるような尋ね方をする必要がある。ある19歳の男性は、小学校時代からの2人の友人について話してくれた。彼と友人たちは大学生になっても毎週会っていた。彼に「友人たちはあなたのどんなところが好きなのでしょうか？」と尋ねると、彼は「まったくわかりません」と答えた。セッションのほとんどの時間を使い、そのことについて探求していくと、彼はようやく友人たちが彼と同じ活動（最新のビデオゲーム）が好きだということに気づいた。彼はまた、自分がジョークを言うと友人たちがよく笑っているようだということも報告した。そのことは、それまで彼にとっては積極的な意味を持たなかったのだが、私が焦点を当てたことで、友人たちが彼のジョークを好きだという新たな結論が導き出された。

◆患者の才能、興味関心、および趣味は何か？
　ASの個人は、1つか2つの事柄や活動に対して多大な興味関心を持っていることが多い。その最も極端な形はASの「症状」（DSM-IV-TRでは「その強度または対象において異常なほど、常同的で限定された型の1つまたはそれ以上の興味だけに熱中すること」）[3]として考えられている。しかし、それが適度に実行できる（その人が日常生活に必要な行動をするのに必要なだけの余裕を持つことができる）場合、その人の興味

関心のある活動はその人に大きな満足感を与えてくれる。たとえば、あなたが非常に尊敬する、何かに成功している人について想像してみていただきたい。その人の達成は、その人が成功した領域に対して持つ、強い興味と集中なしになしえたことだろうか？　ASの患者が自分の関心や才能を追求することを支援することは、治療計画の重要部分である。そのため、セラピストはアセスメントにおいて患者の生活について知るための時間をとる必要がある。

◆患者はどのようにユーモアを活用しているか？

これまでに考察してきたASの障害特性のために、多くの患者が他者のジョークを理解したり、誰かがジョークを言っているときとそうでないときを知ることが困難だと訴える。しかしながら、ASを持つ人はジョークを言うのがうまかったりするし、またその型にはまらない世界観は、多くの普通の人々に対して「突飛な」感覚のユーモアを提供してくれる。セラピストと患者がお互いにあるレベルの親密な関係に達したら、学習プロセスを強化するためにセラピーのセッション中にもユーモアを活用することができる。どんな患者でも、もともとユーモアを楽しめる人であれば、ユーモアを通じて他の人々の気持ちや意図をより読み取れるようになり、適切なジョークのタイミングを練習していくにつれて、社会的状況における重要な強みを手に入れることができる。

◆患者のパーソナリティにはどのような好ましい特徴があるか？

セラピストは、もちろんすべての患者に対して客観性を維持すべきである。しかしながら、社会的スキルの問題を抱える患者に対しては、セラピストは現実の生活で患者が他の人々に対してどのように反応するかについての判断基準として、セラピスト自身の個人的な反応を活用することができる。なぜなら、面接室における患者とセラピストとの相互作用のスタイルは、その人が同輩と関わる際のスタイルの行動サンプルと

みなせるからである。自分は患者のことが好きだろうか？　もしそうであれば、その人のどのようなパーソナリティに惹かれているのだろうか？　外向的―内向的、楽観的―悲観的、ユーモアのある―ユーモアのない、といったような面からみて、その患者はどうだろうか？　人が誰かを好きかどうかは主観的な判断である。とはいえ、セラピストがその患者のある特徴を好ましく感じるのであれば、他の人々もその特徴を好む可能性があるわけである。ゆえに、それらの特徴は強調されるべきである。また、こうした患者の好ましい特徴に関して、他者がそれを評価するのを妨げている可能性のある要因を検討し、それらの要因を軽減していくことを治療計画の目標のひとつに組み込むことも重要である。

◆患者のソーシャルサポートの質はどうか？

　ASの人々が持つソーシャルサポートは、一般の人々と比べて少ない傾向にある。とはいえ、対人関係の質と量については、ASの人々の間でも大きなばらつきがある。ソーシャルサポートに関して判断する際は、以下のような視点が重要である。その際サポートの量がそのまま質を意味しないことは覚えておく必要がある。どのような対人関係も、患者にとって助けになる場合もあれば、ストレッサーになる場合もある。

- 配偶者あるいは誰か重要な他者が存在するだろうか？　患者はその人がサポーティブだとみなしているだろうか？
- 患者は友人たちに定期的に会っているだろうか？　患者はこれらの友人がサポーティブだとみなしているだろうか？
- 両親とのかかわりはどうであろうか？　患者は両親をサポーティブだと認識しているだろうか？
- 兄弟姉妹とのかかわりはどうであろうか？　患者は兄弟姉妹をサポーティブだと認識しているだろうか？
- 患者はクラブ、スポーツリーグ／チーム、宗教団体、支援グループ

などの地域に根ざした何らかのグループに属しているだろうか？　患者はこれらのグループの人々との関係をどのように捉えているだろうか？
- ケアマネージャーやグループホームのスタッフなど、患者の生活にかかわるソーシャルサービスのスタッフはいるだろうか？　患者にとってそれらのスタッフは、援助的、非援助的あるいは侵害的、いずれのように捉えられているだろうか？

5）問題リストの作成と初期の目標設定

　患者には、インテーク面接の早い段階で、CBTの目標志向的なアプローチについての説明を行う。アセスメントの段階の終了までには、セラピストと患者は、患者の生活上で最も問題となっていて、ゆえに最も改善したいと思っているテーマを同定できているはずである。その後患者は、自分がどうなりたいか、何を目標にしたいか、ということについて尋ねられる。ASの患者の中には、あまりに具体的過ぎたり、あるいはあまりに極端な期待を述べる人がいる。そういう患者は「全か無か」の思考や実行機能の問題（計画など）を持つ傾向があるので、セラピストはその場合、患者が目標を到達可能な言葉で表現するよう積極的に手助けしなければならない。以下に、第1章で紹介したサルバドールのインテーク面接での話し合いの例を示す。問題や目標についての話し合いは、インテーク面接において、通常一度目か二度目のセッションで行うことが多い。

セラピスト：ここまでをまとめてみましょう。あなたは怒りの問題と他者への失望という問題を解決したくてここにいらっしゃいました。あなたはまた、「アスペルガー症候群」という、最近になって主治医に言われたご自身への診断について、もっと学びたいと思っているのですね。ところであなたにとって改善されるとよ

いことはどんなことですか？　言い換えれば、あなたは何を変えることができたら、たとえば6カ月後には、今とは違うどのような生活を送れるようになっているでしょうか？

患者：　　　　私は、人々が私の一日を台無しにし、私を負け犬のような気持ちにさせるのを止めさせたいのです。また、私は自分自身に対して厳しくすることも止めたいです。

セラピスト：わかりました。あなたは、他の人々とかかわったときにそれほど悪い気分になることがなく、また他の人と一緒にいる中で自分自身にもっと自信を持っていられる方法があるかどうかを知りたいのですね。

患者：　　　　そのとおりです。

セラピスト：今私が少し表現を変えたことに注目してください。あなたは、「人々があなたの一日を台無しにし、あなたを負け犬だと感じさせるのを止めさせたい」と言いました。しかし、それらの人々に私たちのセッションに参加してもらうことはできないので、私たちはその人たちをコントロールすることはできません。けれども、私たちはその人たちに対するあなたの認識やあなたの反応について検討していくことはできます。あなたが周囲の人たちによって、それほどまでに悪い気分にならずにすむよう、これまでとは別の対処法を探すことを提案したのはそのためなのです。

患者：　　　　ええ、私は自分を負け犬のようには感じたくはありません。私がそのような感情をコントロールするのを先生が助けてくれるのであれば、そんなに悪い気分にならずにすむようになるのかもしれません。

セラピスト：もちろん私たちは一緒に取り組むことができます。あなたは、自分自身を「負け犬」だと考えてしまう、その考えに抵抗する方法を学ぶことができます。そうすることは、自分自身に対し

てそれほど厳しくしないという、あなたが述べたもうひとつの目標にも役立つと思いますが、いかがですか？

患者： はい。そうですね。私は、自分が本当に負け犬になってしまわないように、自分自身に対して必要以上に厳しくしてしまうのです。ですから、そうですね、すべてがつながっている、確かにすべてがつながっていると思います。

　患者の目標を言い換えたことについて、セラピストが説明をしていることに注目していただきたい。これは、患者に対して敬意を表し、信頼関係を築いていくために重要なことである。

　セラピストと患者が、一緒に取り組むべき問題が何であるかということに合意したら、それらの問題に関連する諸要因について仮説を立て始める。それらの仮説は、最終的に選択される介入の理論的根拠を提供してくれる。GardnerとSovner[65]の生物―心理―社会的なケースフォーミュレーションのモデルは、患者の問題について多因子的な捉え方をするよう提唱している。Gardnerらのモデルは、知的障害者における、重篤で異常な行動を評価するためにデザインされたものであり、そのアプローチは成人のASに対するものとはかなり異なっている面もある。しかしながら、私はGardnerらの基準を用いたフォーマットがASにも有用であることを見出し、ケースフォーミュレーションのためのワークシートとして活用している（図3.1）。ちなみに第2章で紹介した、ASのメンタルヘルスの問題に関する脆弱性モデルは（図2.4）、仮説構築のためのアウトラインの役目を果たす。初期のアセスメントが終了するころには、セラピストは、このワークシート（図3.1）に患者の問題をリスト化できるよう情報を集めておく必要がある。そして個々の問題に脆弱性モデルを適用し、患者の脆弱性がどのような相互作用によって個々の問題を生み出しているか検討する必要がある。

第3章 初期のアセスメント 155

氏名： 性別： 年齢： 婚姻： 信仰／民族： 職業： 生活状況： 紹介理由： 紹介元： 向精神服薬： 処方医：		
問題リスト： 1. 2. 3. 4. 5.	診断： I軸： II軸： III軸： IV軸： V軸：	治療目標： 1. 2. 3. 4. 5.
原因あるいは 維持要因	仮説	仮説に基づく介入	結果
医療			
AS／HFAの 中核的障害			
社会的認知			
自己調節			
実行機能			

図3.1 ケースフォーミュレーションのためのワークシート

スキーマ 自己 他者 世界 未来 スキーマの起源 活性化する出来事	行動 先行刺激 (A) 結果 (C)	強みと回復力に 関する要因	障害の予防戦略 1. 2. 3.
		治療の障害となる可能性のある事柄 1. 2. 3.	

図3.1（つづき）

3. 本章の概要とまとめ

　本章では、成人のAS患者とインテーク面接を実施し、診断を行い、治療ターゲットとなる問題を同定するために、必要な情報を収集する際に重要となる戦略について紹介した。ケースフォーミュレーションにあたってアセスメントを徹底的に行うことは個別の治療計画を立てるために重要な作業である。次の第4章では、ケースフォーミュレーションの過程を具体的に示すとともに、ワークシートの使い方についても具体的に紹介する。

第4章
個々の患者に合わせたケースフォーミュレーションと治療計画

　本章では、セラピストが、患者が現在抱えている問題についての仮説を立て、その問題に対するエビデンスに基づく介入を選択するまでのプロセスについて、その過程を進める際に有用な「ケースフォーミュレーションのためのワークシート」(以下「ワークシート」と記載) の紹介をしながら解説を行う。仮説を立てることは、すべての治療において最も重要なステップであり、問題が複雑であればあるほど、丁寧にこの作業に取り組むことが必要となる。成人のASの問題は、まさに複雑に入り組んでおり、そのため本章では、アスペルガー症候群 (AS) のケースフォーミュレーションの詳細について、具体的に提示する。セラピストが、患者の問題を引き起こしている、あるいは維持している要因について、適切な知識や情報に基づいて検討することができれば、最初に選択し試行する介入を決定しやすくなるだろう。Personsら[145]は、ケースフォーミュレーションを行う際は、法則定立的な基盤と個性記述的な基盤を組み合わせることが重要だとしている。Personsらは、生じている問題について、まずは実証的に裏づけられた理論を基に (すなわち法則定立的に) 仮説を生成し、続いて、患者の人生や生活に影響を与えている一連の個別の要因を検討し、その患者独自の仮説を生成する (個性記述的) 手法について解説する。このようなやり方でケースフォーミュ

レーションを行うことで、セラピストの行う介入が、複雑な問題を抱える患者が不幸にもこれまでの治療で経験することの多かった、いわゆる「当てずっぽう」の介入となることを防ぐことができる。本章では、具体的な事例をもとに、セラピストが成人のAS患者の問題を理解し説明するために、個々の患者に合わせた（すなわち個性記述的な）仮説を構築する手法について解説し、続いてその仮説に基づきどのように治療アプローチを選択するかについて紹介する。

1. ケースフォーミュレーション

1）ケースフォーミュレーションのためのワークシート

　第3章の終わりに紹介したワークシート（図3.1）には、いくつかの目的がある。このツールは、単に記入が必要な用紙という以上のものであり、ケースについて「検討するための枠組み」としての意義を持つ。それは、セラピストが広範囲にわたって質問を行い、患者に今生じている問題の多様な要因について適切に検討していくために、「手がかり」を与えてくれるツールである。このワークシートは包括的なモデルに基づいており、多様な要因を同定するための多数の質問が含まれている。質問数があまりに多いため、臨床家の中には、これが複雑すぎるとか、ユーザーへの配慮が足りないと思う人もいるかもしれない。読者の中には、このシートを訓練や練習で使用する場合はここで紹介するとおりに用いるかもしれないが、実践では、簡素化したり自分自身でオリジナルなワークシートを考案したりする人もいるだろう。あるいは、インテーク面接の段階からこのシートを使い始める人もいるかもしれないし、頭の中でこのシートをイメージしながら面接を進める人もいるかもしれない。そうした各セラピストのスタイルにかかわらず、総合的な治療計画をデザインするためには、成人のASの問題を説明するための多数の内的および外的要因を考慮することが不可欠である。

このワークシートについては、今後何度も繰り返し紹介するが、これはASの治療における多要因的アプローチを具体的に示しており、成人のAS患者の治療を促進してくれるものである。図3.1のワークシートに各欄についての教示を加えたものを、図4.1に示す。ASにおけるメンタルヘルスの問題に対する脆弱性の一般的（法則定立的）なモデルについては、すでに第2章で提示したので、ここで繰り返し述べることはしない。ただし図の左側に「原因あるいは維持要因」がリスト化されているので、ASの脆弱性のモデルの主な構成要素については、このリストを見ればわかるようになっている。このワークシートを完成するには、徹底的なアセスメントが必要である。第3章でも述べたとおり、セラピストは複数回のセッションを通じて、さまざまなアセスメントのやり方やツールを活用して、最終的にワークシートを完成することになるだろう。

2）ボブの場合：ワークシートを用いたケースフォーミュレーション

第1章で紹介したボブの事例をもとに、ワークシートの使い方を紹介する。ボブのケースフォーミュレーションは図4.2に示してある。ここでボブの事例を取り上げるのは、彼はASに併存してさまざまな問題を抱えており、ASの治療における典型的な事例であると考えられるためである。セラピーでは介入方法を決定する「前」に、まずは包括的な一連の仮説を立てることが重要であり、図4.2では、このことを強調するために、介入、結果、および目標の欄はあえて空白のままにして示してある。

◆基礎情報

ワークシートの一番上の欄は患者の基礎的な情報を記入する。仮説を立てる際に考慮すべきこととして、服用している向精神薬の種類と、それらを処方する医師の名前も記載することにしている。

氏名： 性別： 年齢： 信仰／民族：			
職業： 生活状況： 婚姻：			
紹介理由： 紹介元：			
向精神服薬： 処方医：			
問題リスト： 1. 2. 3. 4. 5.	診断： I軸： II軸： III軸： IV軸： V軸：	治療目標： 1. 2. 3. 4. 5.	結果（具体的に）：
原因あるいは 維持要因 仮説を立てる際は、以下のすべての要因について検討する。	仮説 上記問題リストにリスト化された問題の原因となっている、あるいは維持している要因は何か？それらの要因が現在生じている問題にどのように関与しているかについて説明する。	仮説に基づく介入 各要因の影響を最小限に抑えるために、治療計画にどのような介入手技を組み込むか？	個人にとって期待される結果は何か？その結果が、治療目標の達成のためにどのような寄与するかを説明する（どの治療目標に対する結果であるかを治療目標の番号を書いて示しておく）
医療	医学的（III軸、すなわち一般身体疾患）の要因および精神薬理学的な要因がどのように問題を引き起こしている／維持しているか？	認知および行動的な介入のうち、医学的な問題に対するコーピングやコンプライアンスとして有用なものはどれか？どのような医療の専門家に紹介が必要か？	心理療法全体の目標に対し、医学的介入はどのような点で役に立つか？
AS／HFAの 中核的障害			
社会的認知	社会的認知に関連した障害が、どのように問題を引き起こしている／維持しているか？	患者の中核的な障害には、どのスキル形成もしくはコーピング戦略が適切か？	心理療法全体の目標に対し、スキル形成、コーピング、ないし補助的な介入はどのような点で役に立つか？
自己調節	感情運動／感情調節に関連した特徴が、どのように問題を引き起こしている／維持しているか？	補助的療法（苫法療法、作業療法など）への紹介が必要となる可能性はあるか？	
実行機能	実行機能の障害が、どのように問題を引き起こしている／維持しているか？		

図4.1 シートによる仮説生成と治療計画のためのガイドライン

第4章　個々の患者に合わせたケースフォーミュレーションと治療計画　163

スキーマ 自己	自己に関するスキーマはどのように問題を引き起こしている／維持しているか？	どのような治療戦略が不適応的スキーマを修正しうるか？	スキーマを変化させるための介入を行うことが、心理療法全体の目標においてどのような点で役立つか？
他者	他者に関するスキーマはどのように問題を引き起こしている／維持しているか？		
世界	世界に関するスキーマはどのように問題を引き起こしている／維持しているか？		
未来	将来や未来に関連したスキーマがどのように問題を引き起こしている／維持しているか？		
スキーマの起源	生活歴上のスキーマの起源は何か？		
スキーマが活性化する出来事	非機能的な思考を活性化するような、あるいは小さな出来事は何か？（ここでIV軸で特定したストレッサーの役割について検討する）		
行動	患者の顕在的な行動がどのように問題を引き起こしている／維持しているか？	行動の変容を促すために、その不適応行動の先行刺激、および結果を修正するための治療戦略にはどのようなものがあるか？	心理療法全体の目標において、行動的介入はどのような点で役立つか？
先行刺激（A）	それらの行動に先行するものとは何か？（ここで再度IV軸で特定したストレッサーの役割について検討する）		
結果（C）	結果がどのように行動を引き起こしている／維持しているか？		
強みと回復力に関する要因	患者の持つ強みとコーピング方略のうち、患者を保護し、回復を促すものとして機能するのは何か？	患者の強みと才能はどのようにすれば最大化され、介入計画の一手段として活用できるか？	心理療法全体の目標に対し、患者の強みと才能の活用がどのように役立つか？
治療の障害となる可能性のある事柄 1. 2. 3.	障害の予防戦略 1. 2. 3.		

図4.1（つづき）

164

氏名：ボブ	性別：男性	年齢：29	婚姻：独身	信仰／民族：ユダヤ系
職業：無職	生活状況：両親と同居		紹介元：心理検査を行った心理士より	
紹介理由：世界貿易センターへのテロ攻撃をきっかけとした、重度な不安および抑うつの症状の治療のため			処方医：ジョーンズ医師（精神科医）	
向精神服薬：プロザック、エフェクサー、ジオドン				

問題リスト：
1. 侵追行為——迫り来るテロ行為を心配した。テロ攻撃について侵入思考
2. 侵追行為の一家族に対するテロについての絶え間ない質問行為
3. 抑うつ気分（BDI=51）——極度の苦しみ、絶望感、自責の念と、死についての頻繁な思考
4. セルフケアの回避——糖尿病の治療に必要な自立した生活における活動における親への依存
5. 社会的孤立——発症以前の社会からの社会的スキルの障害

診断：
I軸：侵追性障害、大うつ病性障害——重症、慢性、アスペルガー症候群
II軸：依存性パーソナリティ障害を除外？
III軸：糖尿病
IV軸：9.11以降のマスコミ報道、無職、家族間葛藤、社会的孤立、糖尿病のセルフケアの欠如
V軸：30

治療目標：
1.
2.
3.
4.
5.

	仮説	仮説に基づく介入	結果
原因あるいは維持要因	不安定な血糖値は不安定な気分につながりうる。糖尿病のセルフケアの難しさは、慢性的なストレス要因となっている。21歳の時に初めて糖尿病と診断されたことは、彼にとって外傷的な体験であった。		
医療			
AS／HFAの中核的障害 社会的認知	他者の非言語的コミュニケーションを理解することへの困難、視点取得における困難、自分の感情と、自分の精神的な状態や要求について言葉にすることへの困難、さまざまな場面で誤解が生じやすく、社会不安や怒りを感じやすくなり、他者についてのネガティブなスキーマが強化されている。		
自己調節 実行機能	複度の嫌悪の感覚がセルフケアの困難に影響している。計画したり、整理をすることにおける障害、自立した生活に必要な基本的な作業を負担にしたり、自己について否定的にとらえていることにより、認知の固さは変化への順応をきわめて困難にしている。		

図4.2　ボブの例における仮説

第4章 個々の患者に合わせたケースフォーミュレーションと治療計画　165

スキーマ 自己 他者 世界 未来	「私は無力で無能である」「私は自分の面倒をみることができない」「私は大人の人間である」「他者は私の面倒をみなければならない」「他者は私を急がせなければならない」「人はいつも自分のことしか考えていない」「人は信用できない」 「世界は危険な場所である」「世界はそれらの人の価値に見合ったものしか与えない」 「未来は予測不可能で危険でいっぱいである」「私はこれからも決して普通にはなれない」		
スキーマの起源	ボブは小学校の時、自分が他の生徒と同じようにできない（学習障害のため）ことがあることに気づいていった。周りに溶け込めない感覚は彼を怒りやすくし、脆弱にした。彼の行動が一人違うため、仲間は彼に対して不親切な態度を取っていった。両親の保護を頼っていった。思春期になると、両親はストレスとなる事柄から十分に守れないことに対して憤りを感じ始めた。両親の糖尿病の診断は外傷的な体験となり、「両親は自分を病から守らなかった。急者からも守らなかった。」という信念を強化した。		
スキーマが活性化する出来事	小規模なものであっても自己のケアにこのブレッシャーを関連したプレッシャーを感じるあらゆる状況。社会的成功を収めることに関連してのブレッシャーを感じるあらゆる状況。両親が彼の面倒をみられないかもしれない、という考えを思い起こさせるあらゆる状況。 大規模な誘発事項—9.11の事件は、8年前の糖尿病の診断の外傷的な側面を再活性化させることとなり、「彼はすべての重いことから自分を守らなければならないのに、それに失敗した」という信念を活性化した。		
行動 先行刺激（A） 結果（C）	1. 安易に対して繰り返し質問する。テロに対する安心を求める。 A—9.11の事件について、テレビのないインターネットによる報道に対して断続的に曝露し、不安がある。 C—家族からもらえる言葉を引き出し、一時的に不安を軽減する。 2. 社会的引きこもり/活動のもしくは A—ボブが、他者に対して自分の取るべき行動について適切に判断できない社会的状況。会話スキルのもしさ C—引きこもることによる不安の軽減；活動しないことがプレッシャーを和らげる。 3. 言葉による攻撃的な行動（他者に対する突然の怒りの爆発） A—ボブが、他者の行動にネガティブな意図があり、その状況から逃げることが不可能と判断するような社会的状況；社会的スキルのもしさ C—他者による否定的に振る舞うは、彼を指示するこで、他者へのネガティブなスキーマが強化される。		
強みと回復力に関する諸要因	ボブは頭脳明晰で、的確に物事を述べることができる。物を書くことを楽しみ、それによって自分自身を最大限に表現できると感じている。コービング戦略としてユーモアを用いてることができる。いくつかのポジティブな関係を持つことができている。彼はボーリングリーグでも活動的となっており、9.11以前はよくテニスをしていた。	障害の予防戦略 1. 2. 3.
治療の障害となる可能性のある事柄 1. 2. 3.			

図4.2（つづき）

◆問題リスト

　基礎的な情報の下には、仮説を立てる前に問題と診断名を記す箇所がある。当然のことだが、セラピストと患者は、仮説を生成するよりも前に、今抱えている問題は何かということについて明確に認識しておくことが重要である。問題は、優先順位の高いものから順に挙げていく。優先順位の高いものとは、患者の生活に対して最も深刻で破壊的な影響を与えている問題である。

　ボブのワークシートの内容を要約する。ボブは、世界貿易センターのテロ事件に対し、彼が極端な反応を示していることを心配した家族によって治療に連れてこられた。彼は、ニューヨーク市の郊外に住んでおり、9月11日は事件についてのテレビ報道を一日中見ていた。彼も、彼に関係のある人も、テロによって何か実際の喪失体験があったわけではない。にもかかわらずボブはテロの後、数日のうちに極度の不安を感じ始めた。彼は、事件がどうして起こったのか、また再度起きはしないかということを繰り返し家族に尋ねた。このような執拗な質問が毎日10～20回ほど繰り返され、加えて不眠、頻繁な怒りの爆発、衛生面や身だしなみを整える動機の喪失、持病の糖尿病の管理（食事、運動、毎日の血糖値の測定、インシュリン注射）の怠慢、将来への絶望感などの症状が始まった。ただし彼には以前から、抑うつエピソードや対人関係の問題、および社会的スキルの問題がみられた。紹介元の心理士は、生育歴からボブは自閉症スペクトラム障害（ASD）の可能性があると推測していた。挙げられた問題はすべて重要なものではあったが、ワークシートでは、5つに分類され、最も急性のものからより慢性的なものへと優先順位がつけられた。ボブの問題リストは以下のとおりである。

1. 強迫観念：テロ攻撃についての侵入思考、テロ行為への過剰な心配
2. 強迫行為：テロについての家族への執拗な質問

3. 抑うつ気分（BDI = 51）：極度の苛立ち、絶望感、自尊心の乏しさ、繰り返し生じる死についての考え
4. セルフケアの回避：糖尿病の管理の怠慢、日常生活のすべての活動における両親への依存
5. 社会的孤立：強迫や抑うつの発症以前からの社会的スキルの障害

◆診断

セラピストは、患者の現在の問題について、DSM-Ⅳ-TR[3]に基づき5軸診断を行う。ボブについての診断を以下に概説する。

Ⅰ軸

当初のボブの症状は、外傷後ストレス障害（PTSD）を示唆していたが、それは、彼が9.11の出来事をトラウマ的なものとして経験し、いくつかのPTSDの症状（活動への関心の減退、他の人からの孤立、未来が短縮した感覚、睡眠の困難、易怒性、過度の警戒心）を呈していたためだった。しかし、彼の侵入思考がその日の出来事の再体験を伴っていなかったため、PTSDの診断は除外されることになった。つまり、彼は9月11日に見たり聞いたりした事の侵入的な記憶やイメージを伴ってはいなかった。それよりもむしろ、彼はアメリカが再び攻撃され、自分の個人的な安全が脅かされるかもしれないことの方を心配していた。これらの思考は、反復的かつ侵入的であり、かつボブもある程度は不合理であることに気づいていたため、強迫観念の基準を満たしていた。この強迫観念の不合理性について、彼は、自分の周りの人々も9.11の出来事に驚いているし、いくらか心配するのは現実的なことだけれども、他の人々はそれにもかかわらずきちんと生活できていることに気づいている、と述べた。彼は、自分が感じている恐れが、自分自身の機能を妨げてしまうほどに過剰だと理解しており、「安全が脅かされるかもしれない」という考えを止めることができるよう望んでいた。彼は、家族への質問

という儀式行為によってそれらの思考を中和しようと試みた。その行動は、強迫性障害（OCD）の「保証を要求することまたは強く求めること」に相当する強迫行為の基準を満たしていた。彼の抑うつ気分は、活動への興味の減退、不眠、精神運動抑止、気力の減退、および無価値感を伴っており、大うつ病エピソードが推察された。彼は、「死についての反復思考」も持っていたが、それらは差し迫るテロによる攻撃と関連していた。現在のうつの重篤性（BDI = 51）と、少なくとも過去の2つのエピソード（21歳と26歳のとき）によって、「重症」で「慢性」という2つの指定コードを伴う、大うつ病性障害と診断された。I軸の第三の診断はASであり、これは彼の生育歴、および社会的な経歴を再検討したうえで判断された。彼の両親は、アイコンタクトの乏しさ、対人的相互性の欠如、顔をゆがめ奇妙な表情をすること、および仲間関係を作ることの困難など、少なくとも就学前から見られていた社会的相互作用における彼の問題について思い起こした。彼は日課を厳守し、スケジュールに変化があったりするとひどく苦痛を感じた。彼は、運動での不器用さ、細かいことへの異常な記憶力のよさ、触覚の過敏さ（特定の衣類を身につけない）、および痛みへの耐性の高さなど、いくつかのASに関連する特徴も持っていた。これらの症状は、長年の間に若干形を変えはしたものの、成人期に至るまで持続していた。

Ⅱ軸

ボブは、あらゆる面で過度に両親に依存しており、インテーク面接時には自己管理において責任を果たすことがほとんどできない状態にあった。この状況は、彼のⅠ軸の症状の重篤さを考えれば理解できることではある。しかしながら、現在の不安と抑うつのエピソードが起きる前から、彼が両親の助けに過度に頼っていたことが聴取された。セラピストは、「依存性パーソナリティ障害」の可能性についても考えたが、現在示されている臨床像の複雑さからは、急性的な症状と慢性的な症状を区

別することが困難だったため、確信を持ってその診断を下すことができなかった。また、それと同じ理由から、彼のASの症状の程度を判断することも困難だった。このため、パーソナリティ障害の有無については、急性の不安と抑うつの改善が達成された後に評価することにした。そのため、現時点の診断では「除外？」の印をつけて先に進んだ。

Ⅲ軸
ここではボブの唯一の医療的な問題である糖尿病が記載された。

Ⅳ軸
9月11日以降も、テロ攻撃とその影響についてのマスコミ報道は継続的に数カ月間激しく続き、その内容はほとんどの人にとって恐れを誘発するものだった。断続的にテロのニュースに曝されることは、ボブにとってもストレスの原因となった。9月11日以前から彼の生活に存在していたその他の慢性的なストレッサーには、無職、家族の対立、社会的孤立、および糖尿病のケアの必要性があった。

Ⅴ軸
ボブのインテーク面接時の機能の全体的評定尺度（Global Assessment of Functioning：GAF）のスコアは30で、彼が生活のほぼ全領域においてほとんど機能できていないことが示されていた。

◆問題の原因および維持要因についての仮説
成人のASにおいて、メンタルヘルスの問題を維持している可能性のある要因について、主なもの（医療、AS／HFAの中核的問題、スキーマ、および行動）をシートの左側に挙げている。

医療

要因の第一に医療面が挙げられている理由は、心理療法に訪れる新規の患者においては、感情的および行動的な問題に関して、その身体面の原因を除外しておくことが重要なためである。Ⅲ軸にあげられる医療的な問題はすべて、それが現在生じている問題にどう影響しているのか、との視点から検討されるべきである。当然ながら、医師以外の心理療法のセラピストは医療的な問題に直接は介入しないが、心理療法で扱う問題を慢性化し、維持している要因のひとつとして、医学的な問題の影響について認識しておくことが重要である。

ボブの例では、彼が示している問題を維持している医療面の要因についての仮説を記入する欄には、糖尿病の影響を考慮するよう記載してある。気分の不安定さは、身体的なレベルでは血糖値の変動によって悪化する可能性があった。心理的には、糖尿病のケアのために日常的にやらなければならないことがボブを圧倒していた。その中には、食事管理、運動、1日2回の血糖値測定、およびインシュリンの投与などが含まれる。過去の生活歴を見ると、8年前に初めて糖尿病の診断を受けたことは彼にとって外傷的な出来事であり、彼はいまだにそれにうまく適応しきれていなかった。

ASの中核的問題

ボブは、他者の非言語的なコミュニケーションに注意を払ったり、それを理解することに困難を有している。これは社会的認知の問題である。彼は、他者が非言語的に伝える重要な情報を見逃してしまうため、他者の行動を誤解することが多い。こうした誤解は、相手が何を考えているか、そして何を感じているかを想像することが困難であるという、いわゆる「視点取得」の問題とも関連する。たとえば、母親が朝、仕事に遅れそうで急いでいると、ボブは母親が自分の朝食の支度にいつもより時間をかけてくれないことに対して、「母は自分を拒否している」と解釈

する。彼は、母親が頻繁に時計を見たり、家の中をすばやく歩いたり、一生懸命鍵を探したりといった、彼女の示す遅刻のシグナルを見逃してしまい、彼女が何か他の理由で自分を無視していると解釈する。他の人は、こうした解釈をするボブの方を自分勝手と感じ、またボブの方も、たとえそうでないときでも自分が相手から拒否されていると思ってしまうため、この社会的認知の問題は、彼が他者と満足できる関係を築くための能力を妨げてしまう。社会的認知の問題は彼の抑うつにも影響を与えているが、それについてはスキーマの項で検討する。彼の両親は、9月11日よりも前から、ボブがだらしない格好をしたり、きちんとした服を着たがらないことが続いており、それが気になっていたということである。しかしながら、彼は着古した綿の衣服しか着られなかったことから、幼児期初期から触覚の敏感さ（一見したところは変わった衣服の好みといえる）が顕著であったことが示唆された。最後に、乏しい計画性と整理の能力に見て取れる実行機能の障害のため、彼は日常生活の作業、特に糖尿病の管理に圧倒されていた。認知の固さと発想の転換の困難は、日課や環境の変化に適応するための彼の能力を妨げていた。

スキーマ
　ボブの示す問題は、多くの不適応的スキーマによって維持されており、それらは彼の人生を通して形成されてきたものである。スキーマは彼の気分、思考、行動のすべてに影響していた。以下は、ボブのスキーマについてまとめたものである。

- 自己：「私は無能で、無力である」「私は自分自身の面倒をみることができない」「私は欠陥人間である」
- 他者：「他の人は私の面倒を見なければならない」「他の人は私を危険から守らなければならない」「人はいつも自分のことしか考えていない」「人は信用できないものである」

- 世界：「世界は危険に満ちている」「世界はその人の価値に値しないものは与えてくれない」
- 未来：「未来は予測不可能な危険に満ちている」「私はこれからも決して普通の人間にはなれない」

［スキーマの起源］ボブは、学習と発達に障害を抱える子どもとして、自分が兄弟や同級生とは異なる存在であることに幼いころから気づいていた。彼の母親は特別支援学校の教師であり、学校生活における彼の支援者だったが、彼女の支援の仕方は、彼にとってはやや強引なものに感じられ、彼女に常に「普通」であるよう強いられているように思うこともしばしばだった。彼の父親は抑うつ的な人であり、ボブが学業的に、あるいは社会的に成長をみせても、ことごとく否定的かつ悲観的なコメントをした。次第にボブは、両方の親から発せられる混乱したメッセージに強い憤りを感じるようになった。奇妙な習癖と社会的スキルの欠如のために、彼は学生時代を通じて同級生からの虐待といじめを経験することとなった。彼は、糖尿病と診断されたことで、「両親は自分を見捨てた」との信念を強めていた。なぜなら彼は、両親はすべてのネガティブなことから自分を守るべきだと考えていたからである。彼に課された責任（糖尿病のための厳密なセルフケア）は、彼を圧倒し、憤慨させ、彼はその状況について両親を責めたてた。彼は成人としての責任やリスクを負うことを避けていたが、それは自分が自立して生活していける自信がないためだった。しかしそれはまた、もし自分が自立できそうになったら、両親がそれを喜びすぎて自分に期待しすぎると思っていたためでもあった。彼はまた、自分にかかわろうとする人々に対して好戦的に振る舞うことで、学生時代に苦しんだような不当な扱いから自分自身を守ることができるとも信じていた。

［スキーマを活性化する出来事（ストレッサー）］テロのニュース報道を聞いたことで、彼のスキーマは即座に強く活性化され、危険、無力感、

および世話をされる必要性などについての思考を誘発した。テロ報道よりは弱い活性化要因ではあるものの、9月11日より前から、またそれ以降も存在していたストレッサーとしては、彼自身の生活管理、社会的な成功に対するプレッシャーなどが挙げられる。これらは無力感、他者への依存およびそれと同時に生じる他者への不信といったスキーマを活性化した。現在の不安や気分エピソードの主な要因は世界貿易センターの惨事であるが、それによって以前からのストレッサーである糖尿病と、その診断によるトラウマが再び活性化されていた。またテロ事件と糖尿病、どちらの出来事も、「他の人は彼を危険から守らなければならない」というスキーマを活性化し、しかし彼の両親が彼を病気から守れず、政府はテロ攻撃から守れない、ということから、「人は信用できない」というスキーマがさらに活性化されることとなった。

行動
　ボブが現在早急に対応するべき行動的問題（家族へのテロについての強迫的な質問）は、典型的なOCDのサイクルで強化されていた。先行刺激は、ニュース報道を聞いたことであった。ニュースの情報を取り入れることに対して彼は受動的であり、十分な準備もなくその情報に曝されることになった。ボブは、テレビやインターネットの情報を断片的に見聞きしていただけだったが、それだけでも、以下のようなサイクルを活性化するには十分であった。ニュース報道からテロに関する少量の情報を得る→差し迫るテロ攻撃についての、反復的で侵入的な思考を持つ→不安が強まる→今後の攻撃の可能性について繰り返し両親に尋ねることによって、テロに関する情報や安心材料を求める→両親からさまざまな安心させる発言（結果）を受け取る→不安が一時的に緩和される（質問行為が強化される）→不安が強まる→繰り返し両親に尋ねることによって、テロに関する情報や安心材料を求める……といったようにサイクルは再び繰り返される。彼の怒りの爆発もそのサイクルに合致してい

た。つまり、彼は両親が自分の求めている類いの安心させる発言をしないと、彼らに対して叫んだり罵ったりした。

◆強みと回復力に関する要因

ボブは聡明で、明晰で、昔は物を書くことを楽しんでいた。彼は、大学時代の一時期、ジャーナリストになる夢も持っていた。ボブはユーモアをコーピング戦略として活用することができ、何人かの人々と良好な関係を形成することもできていた。それは、幼い二人の姪に会いに行くとなると、彼がとてもうれしそうにする様子からも理解できる。また、彼には何人かの友人もいる。9月11日より前には、彼はボーリング大会に参加したり、定期的にテニスをしたりもしていた。

3) ボブのケースフォーミュレーションのまとめ

仮説リストを完成したら、そこで一度ワークシート全体を振り返り、ケースについての総合的な見解を、簡潔な表現で要約しておくことが有用である。

　差し迫るテロについてのボブの強迫観念は、ニュース報道に無用意かつ断続的にさらされたことによって誘発された。彼はただ受動的に、ニュースからの情報を鵜呑みにしており、そのことが彼の無力感を強めている。多くの大人は自ら信頼できる情報源を求めるが、彼はそうする代わりに、情報の断片のみを耳にしたり、有用な情報に行き着くまで待っているだけだったりする。彼の、「両親はすべての悪いことから自分を守らなくてはならない」という信念は、安心を得るために両親に全面的に頼るという行動パターンを彼に取らせており、それは両親に強迫的に質問する行動からも理解できる。両親が彼の質問に答えると、彼の不安は一時的に緩和されるが、それが強迫的な質問行為を強化してしまう。彼の両親が答えるのを控えようとすると、彼は怒りを爆発することによって彼らに質問に応じるよ

う脅すが、これが彼の対人関係における攻撃的なアプローチを強化している。彼のうつ病は、9.11の影響だけではなく、糖尿病を患っていることや無職であること、および長年にわたる社会的な場面での失敗経験などを通じて形成された無力感によって維持されている。

　ボブは、(1)他者の行動を読み、解釈すること、(2)表現に富むコミュニケーション、(3)計画や整理の能力、などにおける問題を含め、幼いころからASに関連して生じるさまざまな学習上の困難を抱えていた。これらの困難は、彼が人々とうまくやっていくことや友人を作ることを難しくしており、また、多くの人々が自立を求める年齢に達しても、彼がそれと同じように自分自身の生活を管理する方法を学ぶことを難しくしてもいる。21歳のときに糖尿病と診断されたことも、彼は自分自身ではそれに対処できないと考えたため、問題を悪化させることになった。彼はセルフケアの義務を果たせず、両親が彼を病気から守ることができないことを受け入れることもできなかった。こうした要因は、彼が自分自身を「欠陥人間」とみなし、「他の人は信用できず、自分のことしか考えていない存在である」とする見方につながっている。また、「世界はその人の価値に値しないものは与えてくれない」という信念には、「だから自分には何も与えられない」という意味も含まれており、欠陥がある自分自身に対する非難にもつながっているが、両親が「欠陥のある子どもを生み、自らの子どもを守れていない」という形で、両親への非難にもつながっていた。その意味では、彼は両親が彼の問題を背負い込み、彼のすべての要求に対応し続けるのは当然だと信じている。人生に対するボブの受動的な姿勢は、「自分が無力である」という信念を強化し、自分の人生がうまく進んでいかないことについての不満を持続させている。彼の認知は非常に固く、彼にとってはこれらの不適応的スキーマを修正して変化に適応することが、一般の人々よりも困難だった。

2. 治療計画

　ASをめぐるさまざまな要因について仮説を生成した後は、それらに対する介入方法を特定する。ケースフォーミュレーションをしっかりと行っておけばおくほど、原因因子と考えられるものがより明確になるため、それらを直接的に標的とする治療戦略をデザインし選択すればよいということになる。介入方法と同時に目標を設定する。目標は、現在の問題が期待される方向に変化した状態が、測定可能な形の表現で記されている必要がある。結果は、全体的な目標を達成するために、各介入方法から得られる特定の変化を指す。

1)「変化」とASについての哲学的な言葉：「お風呂の水と一緒に赤ん坊まで捨ててはいけない」

　ワークシートの活用についてさらに検討する前に、ここで、治療を通じて人が達しうる「変化」の哲学について触れておきたい。セラピストにとって、患者のQOLのどの部分が改善しうるのか、その見通しを患者本人と共有すると同時に、患者の現在のライフスタイルの中で温存すべき部分についても整理しておく必要がある。セラピーの目標は、この改善点と温存点の双方に対応したものである必要があるが、それはより全体的な、患者の生活や人生の展望と一致しているものでなければならない。具体的な目標を立てる前に、セラピストと患者は、以下の問いについて協同で検討しておいたほうがよい。その問いとは、「変えられることは何か？」「それらは変えるべきことか？」「変えるべきではないことは何か？」「変えることが不可能なことは何か？」である。

　私は成人のASの人々の「変化」に関して、普遍的ともいえる哲学を考え出したのだが、それは、「強みを保ちかつ築き上げながら、苦痛を軽減する」必要性に基づいたものである。本書の序文で紹介した「世界・

地域アスペルガー協会（Global and Regional Asperger Syndrome Partnership：GRASP）」の声明文では、成人のASの人々の望みを、「自らの持つ才能を最大限に生かし……そのユニークな能力を活用し、さまざまな達成を祝福し……ダメージを最小限に留め……我々の行動が非自閉症の人たちと異なるとき、それによって生じる損害を軽減する」[76]と表現されている。同様に私も、すべての成人のAS患者に対し、彼ら／彼女らの苦痛を引き起こしている症状が緩和され、周囲の人々との人間関係がより満足のいくものとなり、彼ら／彼女らの個人的な生活目標を達成するために障害になっているものが軽減されるよう願っている。治療の全体的な見通しを立てるために、私はその患者が、以下に示す3つの次元においてどのように機能しているかについて大まかに検討するようにしている。これは、ASに対する治療経験を通じて形成された私自身の価値観に通じるものでもある。

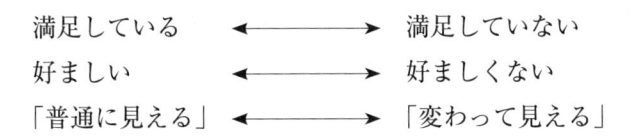

満足している	←→	満足していない
好ましい	←→	好ましくない
「普通に見える」	←→	「変わって見える」

第一の次元の「満足」とは、患者が、人間関係、職業、および自立などの主要な生活機能の領域について感じている、主観的な幸福感のことである。セラピーに来るほどんどの患者は、これらの領域の少なくともひとつに関し、さらに満足感を高めたいと望んでいる。

第二の次元は、「好ましさ」を意味する。これは、ASの患者にとって必ずしも常に問題となるわけではないが、多くのAS患者は過去に周囲から疎外された経験を持っているため、この好ましさの次元における改善を望んでいる。好ましさとは、患者の属する文化／社会において一般の人々が魅力的と感じる特徴を持ち合わせることを意味する（これは複雑なものをきわめて単純化した表現といえるが）。魅力的な特徴として

はたとえば、他者に関心を持って接すること、他者と経験を分かち合おうとすること、才能や知性があること、ユーモアのある表現ができ、また他者のユーモアへの反応がよいこと、そして他の人の権利を尊重すること、などがある。逆に人が通常魅力的でないと感じる「好ましくない」特徴には、他者を無視すること、他者に対して有害な、あるいは侮辱的な発言をすること、自己憐憫の表現が多いこと、ユーモアに乏しいこと、不衛生、他の人の権利を害する行動などがある。

第三の次元は、あえて一般の人々の側からの表現で定義している。それは、この次元が一般の人から見てどの程度その人が「普通に見える」か、あるいは「変わって見える」か、という評価的なものだからである。この特徴は、ある人物が集団に溶け込んでいるか、あるいは異質で目立ってしまう特徴を何か示しているか、ということの程度を意味している。目立つ特徴の例としては、特異的な習慣、習癖、変わった声、変わった言い回し、独特な衣服の選択、およびお気に入りの話題や趣味がマイナーであること、などがある。これらの言動は、他者の注意を引くかもしれないが、他者に直接損害を与えるような形で影響するわけではない。言い換えれば、相当に奇妙な場合でも、これらの言動は他者にとって基本的に無害である、ということである。その奇妙さがどの程度に評価されるか（すなわち、彼ら／彼女らがどれだけ特異であるか）は、ASの患者においてもかなりばらつきがある。

治療に訪れるとき、ASを持つ人は通常3つの次元のすべてにおいて自分を左側（すなわち満足している、好ましい、および普通に見える）に動かしていくことを望んでいる。しかしながら、前にも触れたように、ASの障害の程度はさまざまである。最悪なのは、ASの人が、人生のほとんどの領域において満足できず、他者にとって好ましくない存在で、かつ風変わりに見えてしまう、というストーリーである。これら3つの次元における個々のASのばらつきはさまざまであるにもかかわらず、多くの人々は、患者自身でさえも、えてして第二と第三の次元を同じも

のであるかのように考えており、風変わりであることが好ましくないことを意味し、好ましくないことが風変わりであることを意味すると考えている。セラピーの目標設定の段階で、この点について話し合っておくことは非常に重要である。なぜなら、自分がある程度変わって見えることに気づいている患者は、「こんな変わり者の私のことなど、誰も好きになってくれないだろう」と考えていることがあるからである。しかしこれは誤った考えだと私は思う。というのも私はこれまで、ASにおいて、風変わりに見える特徴と好ましくない特徴は互いに独立して機能していることを目にしてきたからである。確かに、周囲に好ましくないと感じさせてしまうAS患者の行動が、彼ら／彼女ら自身を風変わりに見せてしまうことがあるのは事実だが、その人が好ましく感じられていれば、風変わりな言動も他の人に受け入れてもらいやすくなるだろう。実際、ある人が好ましければ好ましいほど、その人の変わった言動は、「チャーミング」とか「親しみやすい」と評価されるようになる。同様に、ある人が普通に見えても好ましくないと感じられる場合には、その人が人生において満足感を得る可能性は低くなる。

　以上の理由から、患者についての私の治療の見通しは、通常は初めの２つの次元に焦点を当てるようにしている。生活における対人関係と仕事の領域において、その人が満足を感じることができ、より好ましい行動を取れるようになれば、その人の生活の質は向上するだろう。私は、最初の２つの目標が達成されれば、「変わって見える」ことについてはあまり心配しないことにしている。普通に見えて変わった言動を示さなくても、意地が悪く、自己中心的で、消極的で、悲観的で、ユーモアのないASの人もいる。そのような人にとっては、たとえ見た目は風変わりでも、他者に関心があり、自分の才能と知性を他者と分かち合い、経験を共有し、楽観的な姿勢を持ち、ユーモアを楽しむASに比べると、人生はより困難なものとなるだろう。人生における満足と、当人の望む人間関係を妨げない限り、私はASの人の持つ風変わりな側面を変えよ

うとすることはない。

　私は、通常この３つの次元における「変化」の哲学を、自分がASと診断されたことやその予後について心配している患者と共有することにしている。実際、患者が自分の風変わりな側面を変えたいと訴える場合には、私は「私たちが目標とするのは、人生において満足を感じられるようになることと、風変わりでも好ましくいられるようになることです。周りの人々があなたといて心地よいと感じる方法を学ぶことができれば、風変わりであることは受け入れられるようになるでしょう。風変わりでも好ましくある方が、普通に見えても好ましくないよりもよいのです」と伝えている。

　アンドリューのケースを例に挙げる。アンドリューは、第１章で紹介した32歳の男性で、彼とのセラピーについては第６章でさらに詳しく解説する。治療計画の段階で、彼は自分の趣味のひとつである、鉄道模型の制作についての心配を話してくれた。彼は、鉄道模型の制作に情熱を注いでおり、才能もあった。彼は鉄道に関連したいくつかの活動や組織にかかわっていたが、自分の趣味をとても恥ずかしく思っており、社交の場で出会う人々には、誰にもその趣味を打ち明けなかった。彼は、その趣味が奇妙であり、自分が新しい知り合いやデートの相手と一緒にいるときには、拒絶されるきっかけになるだろうと考えていた。彼は、セラピーがもっと「普通の」趣味を見つけることを手助けしてくれるだろうと考えていた。アンドリューは、長い間他者に拒否されてきた経験を持ち、それを繰り返すことを恐れていたのである。私は、彼が自分の社会的な失敗の原因について誤って理解していると考えたため、「普通の」趣味を見つけたいという彼の目標に同意しなかった。何回かの面接を通じて、私は、彼がいつもほとんどしかめっ面で、決して微笑まず、多くの人に自己憐憫と感じられるような、ネガティブな発言を繰り返していることを観察して気づいていた（彼は最終的には気分変調症と診断された）。鉄道模型の制作が変わった趣味であるという彼の認識は確か

に正しいかもしれないが、それは彼が過去に拒否されてきたことの本当の理由ではなかったと思われる。彼が経験した他者からの拒絶の理由はおそらく、彼の言動から、他者が彼のことをネガティブで、自己憐憫型の人物と判断したことによるだろう。

私とアンドリューは3つの次元に関するモデルを共有し、治療の目標に優先順位をつけた。私は、抑うつ症状の軽減（すなわちより「満足する」ことを目指す）に加えて、彼が自分の言語的、および非言語的な行動が他者にどのような影響を与えるかについて自己認識を深める必要があり（すなわちより「好ましい」ことを目指す）、それは彼の持つ趣味の内容（すなわち「変わって見える」）よりも重要であることを強調した。私は、彼が好ましい素質を表し、他者に対して真の関心を示せば、鉄道模型の趣味があるからといって人々が彼を拒否する可能性は低いこと、むしろ人々は、普通の趣味を持つ不機嫌でネガティブな人よりも、鉄道模型作りという風変わりな趣味を持つ好ましい人物と一緒に時を過ごすことを望むだろうということを彼に伝えた。どちらかといえば、彼の鉄道模型の趣味は継続され、奨励される必要があった。それは2つの理由から、彼の趣味がアンドリューの社会的な領域における成功にとって重要な役割を担う可能性があったからである。まず、彼の模型作りの才能はきわめて見事だったため（彼は自分の作品の写真を私に見せてくれた）、周囲の人々から称賛してもらえる可能性があった。次に、その趣味は彼にとって大きな楽しみの源であり、それによって自然と気分がよくなり、そのよい気分が治療で学んだ新しい社会的スキルの練習を促進すると思われたためである。

以上をまとめると、介入計画と目標設定の段階に進む前に、セラピストと患者は、「変化」についての普遍的な哲学について共有しておくことが重要である。ASにはその人のパーソナリティが織り込まれ、独自の性質と才能が伴うため、セラピストはその人のライフスタイルの適応的な側面を不用意に取り除いてしまわないように気をつけなければなら

ない。本項は、冒頭に「風呂水と一緒に赤ん坊を捨ててはいけない」という言葉から始めたが、最後に今一度こう言い添えて終わりにしたい。「壊れていないものまで修理してはならない」。

2) ワークシートを使った介入方法の選択と目標設定

セラピストと患者が共有する治療の全体的な見通しを心に留めながら、次のステップは、「仮説に基づく介入」の欄を検討することであるが、この段階で、ケースフォーミュレーション・ワークシートに再び目を向けていくことにしよう。セラピストの立てた、今生じている問題にどの要因が寄与しているか、またそのメカニズムがどうなっているのかについての仮説から、介入方法のアイディアが導かれる。「目標」の欄には、治療の終結までに期待される、より全体的な、QOLの改善に関することが記入される。ここでは、変化についてより包括的に表現する必要がある。「結果」の欄には、介入が目標の達成につながるメカニズムが記入される。「結果」の部分では、介入方法と目標との間の中間の段階が示される必要がある。なぜなら、それぞれの介入は、目標に達成するための唯一の方法とは限らないからである。各問題は、複数の因子によって形成されていることが多いため、治療計画において示される介入が、唯一のものとは限らない。たとえば、抑うつ症状の軽減という目標に対して、その患者のニーズに応じて、ある理由からは活動の計画が、別の理由から社会的スキルの改善が、さらに別の理由から認知の再構成が必要となる場合がある。各介入は、異なるメカニズムを通して目標に働きかけるわけだが、その際それぞれの介入がきちんとモニターされる必要がある。

図4.3に、完成した治療計画を示す。ここでも、ワークシートの使い方を例示するために引き続きボブのケースを用いた。ボブの問題についてまとめられた各仮説を考慮し、彼の問題を総合的に概念化することで、変化のための全体的な見通しを構築することができる。この全体の見通

しは、各目標、介入の計画、および期待される結果に影響をおよぼす。以下に治療計画の各プロセスについて示す。

◆目標

　目標を立てるにあたっては、変化の必要性や緊急性がより高いものから優先順位をつけ、その順にリスト化することが重要である。リストに基づいて、患者に最も苦痛を与えている問題、あるいは健康や安全に対して最も大きな脅威をもたらす問題に対する目標を最優先する必要がある。

　ボブのケースでは、強迫観念や強迫行為が最優先事項であった。抑うつ症状の軽減が僅差で2番目になった。なぜなら、インテーク面接の時点でOCD症状はボブを最も苦しめていた問題であったというだけでなく、治療者の私にとって、それは「視界を遮るもの」であったためである。OCD症状のために、私は彼の持つその他の問題（依存や社会的困難）の重症度について明確に判断できなかった。私には、OCD症状を「押しのけて」、発病前の機能を明確にする必要があった。彼が9月11日以前に持っていた慢性的な抑うつの問題は、急性で重篤な現在のOCDと抑うつエピソードの基盤にあるものと思われた。第三の目標は自立性を高めること、第四の目標は人間関係の質と量を向上させることとした。それらはより長期的に取り組むことが必要な重要な目標だった。これらの目標達成は、ボブの全体的な生活の質を改善し、不安とうつ病の急性エピソードの今後の発生リスクを最小限に抑えることにつながると考えられた。

◆仮説に基づく介入と結果

　介入方法の選択は、問題を引き起こしている、あるいは維持している要因についての仮説によって導かれる。介入を選択する際は、可能であればいつでも、治療に関するエビデンスに基づいた研究文献がセラピス

トにとっての情報源となる。問題の原因をいくつかの因子に分けることによって、セラピストは、援助の方法についてより多くの選択肢を得ることができる。ボブについていえば、本書で考察されている他のすべてのケースと同様に、彼に「ASを抱える成人」というレッテルを貼ることは治療計画を立てるうえでそれほど有益ではない。しかしながら、彼の機能不全に影響していると思われるさまざまな原因因子について、OCDに苦しんでいること、抑うつ症状を維持している不適応的スキーマを持っていること、あるいは社会不安につながる社会的スキルの障害を持っていることとして捉えれば、文献の中からそれらの問題のために用いるエビデンスに基づく介入について探し出すことができる。

介入方法の選択と期待される結果を特定するプロセスについては、図4.3のボブのワークシートで、右側の2つの欄で上から下へ各要因の順に示してあるので参照されたい。

医療

ボブの糖尿病は、彼の機能に大きな影響を与えていた。彼はすでに彼と家族が信頼している内分泌専門の医師による治療を受けていたため、医療機関への紹介は必要なかった。しかしながら、彼は自らの病気のケアの責任をもっと自分自身で担えるようになる必要があった。セルフモニタリングのスキルを教えるだけでなく、内分泌の専門医のところへの年4回の通院の予約や受診の際に、より積極的に自らの役目を果たすよう奨励することも心理療法の治療計画の一部となった。「結果」として望まれたのは、診断から8年経った今も、彼が無力感を感じ続けている糖尿病という病気に対して、よりコントロール感を持つことであった。この介入は、抑うつ症状の軽減（目標2）と自立性の向上（目標3）の達成にも貢献する治療要素のひとつだった。

第4章　個々の患者に合わせたケースフォーミュレーションと治療計画　185

氏名：ボブ	性別：男性	年齢：29	婚姻：独身	信仰／民族：ユダヤ系
職業：無職	生活状況：両親と同居		紹介元：心理検査を行った心理士より	
紹介理由：世界貿易センターへのテロ攻撃をきっかけとした、重篤な不安および抑うつ症状の治療のため				
向精神服薬：プロザック、エフェクサー、ジオドン		処方医：ジョーンズ医師（精神科医）		

問題リスト：	診断：	治療目標：
1. 強迫観念－迫り来るテロ行為を心配した、テロ攻撃について侵入思考	I軸：強迫性障害、大うつ病性障害－重症、慢性、アスペルガー症候群	1. OCDの症状の軽減
2. 強迫行為－不安に対するテロについての堪えられない質問行為	II軸：強迫性パーソナリティ障害を伴う？	2. 抑うつ症状の軽減
3. 抑うつ気分（BDI=51）－極度の寂しさ、絶望感、自責の念、死についての頻繁な思考	III軸：糖尿病	3. 自信と自立性を高める
4. セルフケアの回避－糖尿病の治療に必要な生活における活動全ての活動における視への依存	IV軸：IQ111以降のマスコミ報道、無職、家族問題居、社会的孤立、糖尿病のセルフケアの欠如	4. 人間関係の質と量を高める
5. 社会的孤立－発症以前からの社会的スキルの障害	V軸：30	

	仮説	仮説に基づく介入	結果
原因あるいは維持要因	不安定な血糖値は不安定な気分につながりうる。糖尿病のセルフケアのうち、慢性的なストレス要因となっている。21歳のときに初めて糖尿病と診断されたことは、彼にとって衝撃的な体験であった。	糖尿病の治療におけるセルフモニタリングの重要性を伝え、内分泌医の通院の予約に関してより積極的に役割を果たせるよう指導する。	自立こと、糖尿病に対するコントロールが高まり、ストレスが減少する。(2, 3)
医療			
AS／HFAの中核的障害 社会的認知	他者の非言語的コミュニケーションを理解することへの困難、平坦的な感情表出と、自分の精神的な状態や要求についての表出の乏しさ、これらすべての障害により、さまざまな場面で誤解が生じやすく、社会不安や怒りを感じやすくなり、他人についてのネガティブなスキーマが強化されている。	視点獲得のスキルと、他者の非言語的な手がかりの読み取りについて教育する。アサーションについて教育する。	社会的状況における対処能力と自信が増し、怒りが減少する。(4)

図4.3　ボブの例における介入の選択と目標設定

自己調節	整理の欠如の悩みがセルフケアの困難に影響している可能性がある。計画したり、整理をすることに、自立した生活に必要となる基本的な作業を負担なものにし、自己についての順応への順応さをわって困難にしている。	抑うつ症状が改善されたあとも残るなおセルフケアの問題が残る場合は再評価する。ボクの学習スタイルに合った管理システムをデザインする。	援助を受けずにやり遂げることのできる課題の数が増え、ストレスが減少する。(3)
実行機能			
スキーマ			
自己	[私は無力で無能である][私は自分の面倒を見ることができない欠陥人間である]	スキーマを変容させる技法：不適応的スキーマを修正することを目的とした認知再構成法を教える。	不適応的自動思考に対する抵抗が高まる。(2, 3, 4)
他者	[他者は私をみなければならない][他者は私を危害を与えるからならない][人はいつも自分のことしか考えていない]	治療の他の領域での成功を助けしても日常生活の作業を実行する(後など)を否定的な信念に対する反証として活用する。	自己についての新たな信念が形成される―「私は有能で優秀である」；他者についての新たな信念が形成される―[他者が私の面倒をみる必要はない](2, 3, 4)
世界	[世界は危険な場所である][世界はその人の価値に見合ったものしか与えない]		
未来	[未来は予測不可能で危険でいっぱいである][私はこれからしても幸運にはなれない]		
スキーマの起源	ボクは小学校の時、自分が他のことと同じようにはできない(障害児童のため)ことがあることに気づいた。周りに溶け込めない感じは彼を持ちやすく挑前にした。彼の行動が一人違うため、彼は彼に対して不親切であった。彼は両親の保護に頼っていたが、思春期になると、両親がストレスとなる事柄から十分に彼を守れないことに始めた。感じ始め、糖尿病の診断は外傷的な体験となり、「両親は自分を病気から守けず、息子での他人の失敗した」という彼の信念を強化した。		
スキーマが活性化する出来事	小規模なもの―自己のケアに関連したプレッシャーを感じであらゆる状況。社会的成功を求めることに関してのプレッシャーを感じるあらゆる状況。両親が彼の面倒を見られないかもしれない、という彼に思い起こさせるあらゆる状況。大規模な状況―被害事項、9.11の事件は、8年前の糖尿病の診断の外傷的な側	ストレスフルな状況を再評価することを目的とした認知再構成法を教える。	プレッシャーを感じることが減少し、ストレスが低減する。(1, 3) 大規模な誘引が日常生活に接続的な影響を及ぼすわけではないと視えられるようになる。(1, 3)

図4.3 (つづき)

第4章　個々の患者に合わせたケースフォーミュレーションと治療計画　187

行動 先行刺激 (A) 結果 (C)	1. 安家に対して繰り返し質問する；テレビを消せないインターネットで9.11の事件について繰り返し曝露し、不安が高まる。 2. 社会的きっかけ／活動の乏しさ ―ボブが、他人についての乏しさや判断できない社会的状況、会話スキルの乏しさ ―引きこもることによる不安の悪化；活動が減る 3. 音楽による攻撃的行動（他者に対する突然の怒りの爆発） ―ボブが、他人の行動や刺激に対してネガティブな社会的状況に陥る；社会的スキルの乏しさ ―言葉が攻撃的になりうることに気づく；他人をおびえさせたりすることで、彼を指示するネガティブなスキーマが強化される。	1. 曝露と反応妨害： 一ボブに対し、計画に構造化された、休憩をとった方法で自分自身をニュースに曝す課題を与える。 一ニュースにはSUDsをモニターしてもらう。 ―反応妨害を実行するよう家族に指導する；彼らにボブの質問に対する応答の仕方の脚本を提供する 2 & 3. 視点取得のスキル、他者の非言語行動を読むこと、アサーションを教える（上記で述べたものと同様）。 活動のスケジュールを立てる。	ニュースに対する過敏性が弱まる、現在の出来事について情報をとり入れる際に、より積極的な役割をとることで、コントロール感が高まり、親の関与の必要性が減少する。(1, 3) 社会的な関わりをし始めた場面から怒りの爆発の頻度が減る。(2, 4) 才能の未発見の機会と楽しい活動の頻度が増える。(2, 3, 4)
強みと回復力に関する要因	ボブは頭脳明晰で、知的に物事を述べることができる。物事を並べることを楽しみ、それによって自身を最も大切にすることができている。コーピング戦略としてユーモアを持つことができており、いくらかの人々とポジティブな関係を持つことができている。彼はボーリングとテニスもしており、9.11以前はクラークでもテニスをしていた。		
治療の障害となる可能性のある事柄			
1. 「他人は信用できない」というボブの信念と自分自身を守るために攻撃的な行動に依存する傾向は、セラピストとの治療関係構築に障害的に働く可能性がある。 2. ボブの計画と整理の能力における障害は、セラピーの課題に取り組むことを妨げる可能性がある。 3. 「自分は無力で無能だ」というボブの信念は、セラピーのプロセスにおいて積極的に役割を担けることを妨げる可能性がある。それは彼の、治療が彼に役立つ可能性があることを疑って理解してしまう傾向により強化されていると考えられる。	障害の予防戦略 1. ゆっくりとした治療のペースを前提とする；初期のセッションは、表現を正しく反映（reflection）し、こまめに承認する（validation）ことに留意する。 2. 課題をいくつかの小さな下位課題に分けて行う；視覚的補助を使った言語的指示を行う。 3. 小さく対処可能な課題（上記のような）を出すことにより、彼の意欲が高まる可能性が高い。	

図4.3（つづき）

AS／HFAの中核的問題

ボブの非言語的コミュニケーションの問題は子ども時代から明らかで、これはASの症状でもある。これに関しては、視点取得や非言語的な手がかりの解釈を教えるためにデザインされ、出版されている学習教材によって対応することになった[175, 176]。彼はアサーションの訓練を通して、自分の感情と要求を他者に対して表現する方法も教えられることになった。これらの社会的スキルの改善が、社会的状況における彼の能力と自信を向上させるだろう。しかしながら、これはより長期的な目標と考えられ、より急性的なうつ病と不安の症状が改善し始めてから、セッションのアジェンダに組み込まれることになる。うつと不安が緩和してきた時点で、彼の人間関係の質と量を高めていくことをねらいとして、これらの介入が治療に組み込まれていくことになる（目標4）。

過去に彼が触感の過敏性を持っていたことが、現在の彼のセルフケアの問題においてどれほどの役割を担っているのかについては、特に彼の重篤なうつ症状が活動性を下げてしまっている現在は明確に判断できない。したがって、この問題は、他の介入計画がうまくいったとき、セルフケアの問題が依然として残っている場合に再評価されることとなった。

ボブは、計画と整理の領域でも援助が必要だったため、彼の学習スタイルに適合する作業管理システムが導入された。彼は、セッションにおいて、視覚的で図的なものに対してより理解しやすい傾向を示したため、彼の視覚的選好を活かした自己管理のための手段を構築することが介入ターゲットとなった。結果として、他者からの助けなしで多くの日常生活の作業をより多く遂行できるようになることが期待された。この結果は、彼の自立性と独立性を高めることにつながるものである（目標3）。

スキーマ

スキーマを変化させる技法は、思考記録表の使用による認知再構成法から始まる。スキーマに関連した戦略については、治療計画の他の部分

と同時に進めることが重要である。なぜなら、それら他の領域における成功は、ボブの不適応的スキーマに反する証拠を彼に提供してくれるからである。たとえば、彼が糖尿病の管理ができるようになってくれば、「私は無力で、無能である」や「私は自分自身の世話ができない」といった自己についてのスキーマに反する証拠が提供される。これらの変化は、彼が以前にはストレスフルと感じていた状況について再評価する機会を与えてくれることにもなる。結果として期待されることは、非機能的な自動思考に対抗するための能力が向上することや、「私は能力があり、有能である」「他者は私の面倒を見なくてもよい」といった自分自身や他者についての新しい信念に基づく表現が増えることだろう。彼の基礎となる信念体系におけるこうした変化は、すべての治療目標、特に抑うつ症状の軽減（目標2）、自立性と独立性の向上（目標3）、および人間関係の質の向上（目標4）に寄与すると考えられる。

<u>行動</u>
　治療での最初の取り組みは、OCDの治療のために曝露反応妨害法を行うことであった。私はボブのOCDについてケースフォーミュレーションを行い、OCDの悪循環について心理教育を行った。彼に、10段階の自覚的障害単位（subjective units of distress：SUDs）について教え、同じニュース番組を毎日同じ時間に見るように伝えた。これによって彼は、いつ報道されるか予測不可能で、いくらかの不安を誘発する9.11関連のニュースに曝露することになるが、その報道を踏まえ、現在の状況についてより体系的で、偏りのない客観的な認識を得ることができる。またこの方法によって、そのような正しい情報を得るにはどうしたらよいかということを知り、自らの行動をコントロールできるようになるだろう。彼は、それぞれの番組の前後のSUDsを評価し、記録用紙に記入するように指示された。彼はまた、スキーマを変化させる技法の項で触れたように、思考記録をつけるようにも指導された。彼の家族は、ボブ

の質問に答えることを控える方法について指導を受けるため、セッションに呼ばれ、彼の強迫的な質問が始まった場合の応答の仕方を指示した脚本を受け取った。ボブはまた、自分が他者に質問するその頻度を自己観察するよう指示された。曝露反応妨害法の結果として、彼がニュースに対して鈍感になり（あるいは、少なくともそれによってそれほど苦痛を感じなくなり）、現在の状況に関する情報を取り入れるうえでより積極的な役目を果たすことを通じて、両親にそれほど頼らなくなることが期待された。これらの戦略のすべてが、彼の強迫観念と強迫行動（目標1）、ならびに彼の自立性の向上（目標3）の達成を手助けするものである。

　前述の社会的スキルの改善のための指導は、ボブの社会的認知における中核的障害を補うために導入されたものだったが、引きこもりや怒りが爆発する傾向を改善するのにも役に立つ。他者の言動や意図を読み取りやすくなり、言語的反応の選択のレパートリーが広くなれば、彼は社会的な関与においてより自分の有能さを感じられ、自信が持てるようになり、攻撃性や怒りを自己防衛の戦略として用いることが少なくなるだろう。これらのスキルは、抑うつ症状の緩和（目標2）や人間関係の改善（目標4）に役立つといえる。

強みと回復力に関する要因

　彼の計画性や整理整頓の能力を改善していくために、ボブには作業管理に関するアプローチも導入しているが（これについては先述した）、ボブはその一環として、自分の生活に楽しみをもたらすような活動計画を立てるよう教示された。これは、抑うつ症状の軽減（目標2）のために確立された手法であるが、鉄道模型などの彼の才能を表現する機会も増やし、それによって自立性（目標3）や人間関係の改善（目標4）に向けて新たな社会的スキルを実践する機会を増やすことにもつながる。

◆治療の障害となる可能性のある事柄とその予防に関する戦略

　治療計画における最後のステップは、治療において陥りやすい「落とし穴」を推測し、対策を立てることである。どのセラピストも、治療には常に予期しない展開があったり、患者やその周囲の人々によって投じられる「変化球」を伴ったりすることを認識している。とはいえ、既知のリスク要因をもとに、セラピストがそれら治療の障害となりうるものについて予測できていればいるほど、セラピストも患者もそれらの障害に対処するために準備することができるだろう。
　ボブの場合、いくつかの要因が治療において妨害的に働く可能性がある。まず、彼が他の人々と関係を築くのが難しいという点があるが、それは、「他者は信用できない」という彼の信念が元になっている。彼は、治療者の私についても「信用できない」人物とみなす可能性が高い。そしてそのために彼が敵意と好戦的な行動を表出した場合、治療者の私が、信頼形成のための基本的な要素である共感や誠実さを表現することが困難になる危険があるだろう。また、非言語的な手がかりを読むことの困難や他者が言うことを誤解しやすい傾向から、彼には怒りの反応が惹起されやすいかもしれない。こうした問題はいずれも、セラピストが治療の当初から、面接をゆっくりとしたペースで進め、彼の用いる表現を反映した形で慎重に発言を選ぶことで対処する必要がある。セラピストは、発言においてボブの言葉を慎重に反映していくことと、話の内容を丁寧に確認していくことによって、ボブが示す言動を私が誤解する可能性は少なくなり、私は彼のコミュニケーションスタイルを学ぶことができる。またそうすることで、ボブ自身は自分の価値が認められていると感じ、私を信用し始めることが期待される。
　治療を妨げる第二の可能性は、ボブの計画性と管理の問題に関するものである。私には、彼の糖尿病の治療をはじめ、その他のセルフケアの責任がそうであるように、ホームワークを重視するなどのCBTの本質のひとつである作業志向的な点が、ボブを圧倒してしまうのではないか

ということが懸念された。この場合も、治療をゆっくりとしたペースで進めることが、CBTの作業が彼を圧倒するという好ましくない結果の可能性を最小限に抑えてくれる。対処可能なように作業を小分けにし、ホームワークツールの使用について、セッション内で丁寧に教示し十分に練習する時間を取るために、ゆとりを持った時間設定にするよう留意する必要がある。

　最後に、自分自身を「無力で無能だ」とするボブのスキーマは、「他者は彼の世話をするべきだ」との考えと一緒になって、治療で積極的な役目をしようとする彼の意思を妨げる可能性がある。彼が治療にこれらの前提を持ち込むとすれば、彼は治療者である私のことを家族とはまた別の、彼の世話をするべき人としてみなしてしまう可能性がある。彼は同じ理由から、運動やホームワークをすることを回避するかもしれない。ここでもゆっくりとしたペースの治療の進行と、彼が対処可能な形に課題を設定するよう努力することが、この問題を防ぐだろうと期待される。

3. 本章の概要とまとめ

　本章では、ケースフォーミュレーションと治療計画のための枠組みについて説明した。ASを持つ成人患者との治療プロセスを計画するための手段として、ケースフォーミュレーション・ワークシートを提示した。複数の併存する症状を持つ患者のための治療を計画する方法、すなわち、現在生じている問題についての実証的に裏づけられた理論を基にして仮説を生成し（法則定立的）、生活において患者に影響を与えている独自の一連の要因に従ってそれらを個人化する（個性記述的）プロセスについて、ボブのケースを例に用いながら解説を行った。また、成人のASのための「変化」の哲学、すなわち苦悩のもととなるものが最小化され、独自の特徴や才能、喜びの源となるものが保たれかつ奨励されることが、治療を通じた全体的な目標になる点について説明した。次章では、心理

教育を行い、治療のプロセスに患者を適応させる方法についてより詳細に提示する。

第5章
心理教育と治療に向けての オリエンテーション

　患者に対する、治療に関するオリエンテーションは、電話での問い合わせや予約から始まり、インテーク面接、アセスメント、および治療計画のセッションを通して続けられる。前の2章では、治療者がアスペルガー症候群（AS）を持つ成人患者との間にラポールを形成し、治療における協力的なパートナーシップを構築していく際に遭遇するいくつかの問題について述べた。これまで述べてきたように、ここで提示したガイドラインは、この本独自のものというよりは、成人を対象としている臨床家にとっての標準的な手法が多く、そこに自閉症スペクトラム上にある成人に特化した点を加えたものである。本章では、患者への治療のオリエンテーションに関し、ASを持つ患者とともに治療に取り組む際の独自の点についてさらにガイドラインを追加した。ここでは、2つの領域について取り上げている。1つめは、ASの診断についての患者への心理教育の仕方に焦点を当てており、2つめは、治療において、セラピストと認知行動的アプローチに期待できる点について、患者に情報提供するための方法を提示している。

1. 心理教育

1）ASについて説明する

　ほとんどのASの患者は、診断された時期にかかわらず、自らのアスペルガー症候群についてもっと知りたいと思っている。治療の初めに、患者が自閉症スペクトラムの概要を理解し、そのうえでそれが自分の生活にどのような形で影響しているかを明らかにしていく作業に十分な時間をかけることが重要である。多くの患者は、専門家に誤診された経験があるため、怒りや不信感を持っていることがある。こうした場合は、診断の限界について説明すると同時に、診断を行う目的についても、通常より時間をかけて話し合うことがある。

　ASについて事実に基づく情報提供を行う場合、その患者の学習スタイルに合った形をとるように注意する。セラピストは、こうした情報提供に際して有用な書籍を手元に常備しておくとよい。以下のリストにあるのは、セラピストが用いることのできるさまざまな手引きやツールである。

- DSM-Ⅳ-TR[3]の基準を提示し、各症状が意味することについて話し合う。
- 本書の付録の中の、ASを総合的に解説していて、「専門家でない人」にとっても読みやすい一冊を読むことを患者のホームワークとする。
- 自閉症やASの人が自伝的に説明している図書を読むことを患者のホームワークとする。本書の付録には、自閉症スペクトラムの著者による図書の一覧を載せてある。

　ここで特記しておきたいのは、ASに関して説明し、理解を促すこの

ようなプロセスに対して、たいていのASを持つ人は肯定的に反応することである。前述のように、ASを持つ人が成功してきた領域のひとつは学業であることが多く、そのため彼ら／彼女らは学ぶことに熱心なことが多い。このような人は新たな事実を取り入れることを楽しむ聡明な人である。こうした姿勢の人々は、セラピストが勧める題材をいち早く読んで理解し、それについての多くの質問を携えてセッションにやってくる。また別の人々は、図書館で、あるいはインターネットで徹底的に調べ、セッション内でホームワークとして提示した本以外にもたくさんの本を読んでくることもある。セッションとセッションの間のホームワークの遂行を妨げる要因のひとつになりうる実行機能の問題を持つ人でも、セッションにおける心理教育的教材についての話し合いには積極的に参加することがある。

◆**診断への肯定的反応**

時に患者の家族が、患者が自分自身に対する否定的な考えを強めてしまうことを恐れて、本人に対してASについての説明をしないで欲しいと望む場合がある。しかしながら私は、ほとんどの患者が初めてASについての診断や心理教育を受けた際、むしろ安堵感を表明することを目にしてきた。たとえば、ある46歳の男性は「ずっと自分はどこかおかしいと思ってきましたし、周囲に溶け込めませんでした。自分がエイリアン、変人であるかのように感じていました。今は問題が何なのか理解していますし、すべてに意味が通っています」と語った。別の50代の男性は「私には自分の人生を通じてずっと足首に見えない鉄の玉と鎖がつながれていました。今はそれが見えるようになりましたが、そんな状態にあった割には、自分は随分とがんばってきたのではないかと思います」と述べた。これらの患者のほとんどが、人生を通して何かが「おかしい」ことに気づいており、彼ら／彼女らの多くは、これまでの自分の経験してきた苦しみの方が、ASの診断を受け説明されることよりも、

もっとずっとつらいことだったのである。

◆診断への否定的反応

　ほとんどの患者において、ASの診断に対する最初の反応は安堵を伴うものではあるものの、なかには時間が経つとその情報を好ましくないやり方で取り込み、吸収してしまう人もいる。上述のような家族の恐れに反して、ASと診断されることそれ自体から、彼ら／彼女らが自分自身について今までより悪く捉えてしまうようになることはまれである。しかしながら、ASを持つ人は、以前から存在しているネガティブな自己スキーマを支持するためにASの診断を用いることがある。たとえば劣等や欠陥といったテーマを伴う自己スキーマを持つ人は、自分の信念体系に適合させるために、ASに関連する欠陥に焦点を当てた情報に選択的に注意を払い、一方ASの強みや利益の可能性、あるいはASの良い予後などに関する情報については無視するかもしれない。

　セラピストがこの現象を最小限に抑えるために活用できる戦略のひとつは、心理教育の最初の段階から、患者がASについて確実に理解できるようにしていくことである。そのためには、患者が教育的な題材に接するたびに、そこから何が理解できたかということについて何度も丁寧に確認するとよいだろう。たとえばホームワークとして読書という課題を出すのであれば、次のセッションの一部を、読んだものから理解したことを患者に説明してもらったり、その内容が意味することを解釈してもらったりする作業に充てるようにする。この戦略は、セラピストにとって、患者の誤解を明確にしたり修正したりするための機会を与えてくれる。

　患者の中には、治療の初期段階においてはその題材を正しく理解している様子を示していても、後になると、事実から「逸れて」しまったり、学んだことを歪曲してしまったりする人もいる。このような現象には、認知行動療法（CBT）での認知の偏りと同じように対処することがで

きる。ひとつの例として、患者にASについて抱いている信念と、それらの信念の裏づけ、あるいは反証となる考えのリストを作成してもらうことがある（これらの戦略は、第7章でより詳細に取り上げている）。サルバドールのケースは、この問題へのアプローチの一例である。彼は自分自身とASについての否定的な見方によってひどく苦しんでいた。

2）患者を資源につなげる
◆ネットワークに参加することによる利益

　セラピストは、教材となる本を読むこと（読書療法）をホームワークとして出すことのほかに、自閉症スペクトラムの問題に取り組んでいて、年に一度の会議や地域のサポートミーティング、またニュースレターなどを提供しているさまざまな組織や組合を患者に紹介することもできる。さらに、最近は多くのインターネット上のニュースグループ、掲示板、およびサポートネットワークが広まりつつある。そこでは、大規模な成人のASの集団が形成され、多くは電子的なコミュニケーションを通じてお互いに連絡を取り合い、ASについての最新の調査や情報について、継続的かつ活発に対話が行われている。なかには、かかわっていく過程で、こうした集団に強い帰属意識を持つようになる患者もおり、それによってASを持つ人の自己イメージやソーシャルサポートの質に有益な影響がもたらされる。また、こうした集団をサブカルチャーだと認識し、自分たちのことを親しみを込めて「Aspies（アスピー）」や「Spectrumites（スペクトラミテス）」と呼び、スペクトラム上にない人々を「neurotypicals（ニューロティピカル）」と呼んでいたりもする。

　巻末の付録に、自閉症スペクトラム関連の組織やグループの一覧を載せておいた。当然ながら、セラピストはどのような情報も患者に紹介する前に自ら調べておく必要があり、また紹介したとしても、患者のそれらの資源に対する反応は、その仕方も時期もそれぞれさまざまであることを覚えておくべきである。患者がどの組織にアクセスした場合も、セ

ラピストは折に触れ、患者に対してその組織への関与がどのように役立っているかをチェックし、そのことが苦痛を引き起こしている場合の徴候を注意深く観察することが重要である。私の経験から言えば、患者のスタイルに適したグループへの参加は、通常有益な場合が多い。しかし万一苦痛が生じている場合、セラピストがその徴候に気づき、苦痛を最小限に抑えられるよう配慮することが重要である。

◆ネットワークに参加する際の注意

　最初に考えられる問題は、前項で触れた、診断への否定的な反応に関するものである。欠陥と劣等のテーマを伴うネガティブな自己スキーマを持つASの人の中には、そのネットワークから受け取る情報を誤解したり、あるいは歪曲して理解して、それらを以前から持っているネガティブな信念を裏づける根拠として用いる人がいる。セラピストは、患者のアクセスしている資源について、患者と話し合いを持つ必要がある。患者にとって、これらの資源を利用することは必要なことであり、むしろ、セラピーはその資源が提供する情報を患者が再度概念化し、より適応的に活用できるように援助することを目的とするべきである。

　ネットワークやグループへの患者の参加によって生じうる第二の問題は、そうした資源に参加すること自体が、本質的に対人的相互反応を伴うものであることから生じる。ASはその根本に社会的相互作用の問題を伴うため、患者の中には、そのネットワーク（すなわち、インターネット、電話、および対面）において、似たような対人関係の問題を繰り返してしまう人がいる。たとえば、患者がこれまで過剰に「他者は否定的な意図を持つ存在である」と考えてきた場合、その人は、ASの資源ネットワークにおける仲間ともいずれ問題を生じることになるであろう。意見の不一致に直面すると、大きな声で悪態をついて対処してきた過去を持つ場合、その人はASのサポートグループの誰かに対してもそのようにしてしまう可能性がある。たとえこうした問題が生じたとして

も、セラピストは患者のさまざまな団体やサポートネットワークへの参加を禁止してはならない。むしろ、現実的なこれらの例を活用して、患者の人間関係のスキルを向上させていくことの方が重要である。

3) 開示

　心理教育の過程において、患者が自分の診断を他者に告げるべきかどうかを聞いてくることは一般によくあることである。この開示の問題は非常に慎重を要するものであり、それぞれの患者ごとに、さまざまに異なる多くの意味合いを持つ事態といえる。患者によっては、Stephen Shoreが編集した"Ask and Tell：Self-Advocacy and Disclosure for People on the Autism Spectrum"（「聞いてそして話してみよう：自閉性障害について自分を守ることと自分を開示すること」）[160]を読むことが有益な場合がある。編者のShoreも、また他の各章の著者たちもすべて自閉症スペクトラム上の人々であるが、この本では自閉症スペクトラムの問題についてさまざまな観点から検討し、多くの実用的な提案がなされている。

　私自身は、セラピストが患者に対してASの診断の開示について直接的なアドバイスを与えることは、あまり望ましいこととは思っていない。しかしながら、友人、親類、雇用主、同僚あるいはデートの相手にそのことを告げるかどうか、ジレンマに陥っている患者に対しては、一般的な質問リストを用意して対応している。

1. 「あなたの診断について、なぜその人に知ってもらいたいのですか？」
　——患者がこの質問について何の答えも持たないときは、セラピストはこのことについてセッションで患者と一緒に考え、患者が明確な考えを持てるよう手助けする必要がある。時には、患者自身は診断について開示することがその人との関係に問題を引き起こすかもしれないと考えていたとしても、実際には診断の情報が

共有されることで関係が改善される場合もある。あるいは、患者は診断について身近な人と共有することで、他のタイプの個人情報と同じように、相手との関係の親密性を高めてくれるだろうと期待していることもある。

2. 「その人があなたのASについて知ることで、その人とあなたの関係はどのように改善すると思いますか？」──この質問についても、開示するかしないかの検討を行う前に、患者の考えを明確にしておくべきである。そうでないと、開示によって期待される影響を患者が得られる可能性が低くなってしまう。

3. 「あなたは、この新しい情報をその人に開示することによって、その人からこれまでとは異なる形での支援を求める準備ができていますか？ もし準備ができているなら、その人がどのようにあなたの役に立ってくれるか、具体的に説明することができますか？」──患者が開示によって対人関係の問題が改善することを期待している場合は、物事が具体的にどのように変化することを期待しているのか、患者が開示をする相手に説明できることが重要である。このアプローチには、具体的な行動や調整を他者に依頼するうえで積極的に主張していく能力を必要とする。そうでなければ、情報の受け手はその情報をどのように活用するべきかわからないかもしれない。患者はしばしば自己主張の能力に乏しいことがあるため、セッション内で説明の仕方を練習する必要がある場合もある。

4. 「その人にASの診断について伝えることのリスクは何ですか？」──患者が告げようとしている相手についてよく知っていればいるほど、この質問に答えることはより容易になる。しかしながら、開示する相手のことを十分に知らない場合（雇い主、同僚など）、その反応を予測することはより難しくなる。したがって、患者が相手のネガティブな反応を想定し、その状況にどのように対処するかについて、具体的な計画（時には行動リハーサルを含む）を立

てられるようにすることが重要である。
5. 「その人があなたにとって身近な人ではない場合（同僚など）、あなたのASについて告げずに、具体的な援助や支援を求める方法が何か他にありますか？」——たとえば、患者が上司や同僚に対して自分のASを告げることは居心地が悪い、あるいはリスクを伴うと考える場合は、別の計画を立てることが可能である。さまざまな仕事の問題でストレスを感じていたあるASの男性は、自分が今とは違う休憩の取り方をすればそれほどストレスを感じなくなると考えた。彼には、習慣的な1時間の昼食休憩と15分の休憩を2回取る形ではなく、一日を通して15分の休憩を6回取るやり方の方が合っていた。彼が集中力を維持するためには、頻繁に、短時間外に出て新鮮な空気を吸うことが必要だった。彼は、まずは自分のASについては触れずに、休憩の取り方の調整について上司に相談してみることにし、その相談に上司が応じない場合にのみ、ASの診断について開示することに決めた。結果的には、彼は自分に合った形の休憩を取ることができることになった。その要請をしたとき、上司はなぜそうしたいのか、一瞬軽く関心を示しただけだった。患者はただ「はい、それは私の集中力を維持するためです」と伝えた。上司は「君が仕事をきちんとこなしさえすれば、私はどちらでも構わないよ」と答えた。この患者は自分が簡単に変更を求めることができたことに驚き、そのとき上司に自分の個人的な情報を告げる必要がなかったのでホッとしたと言っていた。確かに、物事はいつもこのようにうまくいくとは限らないが、患者が自らの個人情報を明かすことで場合によっては恥ずかしい思いをする前に、このように他の方法を試してみる価値はあるだろう。

2. 治療に向けてのオリエンテーション

　通常、自分がこれまでに遭遇してきた数々の苦労について、それがASとして説明されうることを理解し始めた患者は次に、治療がASにどのように役立つかを知りたいという思いが高まってくる。セラピストは、治療における患者自身の責任だけでなく、患者がセラピストと治療に対して持つことのできる妥当な期待や見通しについても示し、治療へと方向づけていくことで、治療がどのように役に立つのかという問いへの答えも明確になってくる。加えて、個人に合わせた治療計画の基盤としてCBTの理論的根拠と認知モデルの説明がなされ、また治療計画自体もセラピストと患者が協力し合って作り上げていく必要がある。第4章では、セラピストと患者が治療目標を定めるために協同的に取り組む方法について説明した。このような作業もまた、治療のオリエンテーションのプロセスの一部である。ここでは、協同関係を確立し、治療の理論的根拠を説明するための、さらに詳細なガイドラインを提供する。

1）治療における協同関係の確立と維持

　どのような過程をたどるにせよ、治療が有効であるためには、セラピストの方針や患者が示す問題の性質にかかわらず、治療における良好な協同関係が必要不可欠であることは言うまでもない。しかしながら、ASには対人的相互反応の問題が伴うため、自閉症スペクトラム圏の人々と治療に取り組む際にセラピストが考慮すべきいくつかのポイントがある。他の人々と自閉症スペクトラム圏の患者との関係に否定的な影響を及ぼしてきた社会的認知の障害と行動的な特徴の多くは、治療の中にも現れてくる。しかしながら、セラピストは本項で提示されるガイドラインに従うことによって、協同関係の構築に対するこれら妨害要因の影響を最小限に抑えることができる。第3章で提案した初期のセッショ

ンにおけるいくつかの留意点は、協同関係全体を通じて実践される戦略でもあるため、再度ここでも提示する。ここでは、どのようにして治療における患者に対する期待を明確に定め、現実的なペースを設定し、言語を有効に用い、患者の経験の妥当性を確認し、建設的なフィードバックを与えるか、ということについてのガイドラインを提供する。これらのアプローチは、多くの患者に対してほとんどの場合に効果的である。しかしながら、第9章では、治療における障害について焦点を当て、これらの戦略がうまくいかない場合の対処法について、より詳細に解説する。

◆治療における患者に対する期待を明確にする

　ASを持つ人が報告する困難のひとつは、自分が他者に対して何を期待すべきか、また他者が自分に対して何を期待しているのかがわからないということである。そうした社会的状況における不確かさや混乱は、彼ら／彼女らの不安につながる。したがって、セラピストがASの治療開始にあたって、患者とセラピストの役割について説明する際には、特別に注意を払うことが重要である。

　一般的にセラピストは、治療開始時に患者に何らかの同意書を渡してサインしてもらう。それは「セラピスト―患者の同意書」、「契約書」、あるいは「治療同意書」などと呼ばれる。セラピストがいずれの形式を用いるにせよ、それはすべての患者に実施されるものであり、またどの疾患の患者であっても、その同意書の説明の中には役割と期待についての情報が含まれている。ASの患者にとって、その文書を読んだ後でそれについて話し合うことが役割の明確化につながる。

　セラピストは、一定の手続きで行ったインテーク面接と同意書によって、すでに整理されている基礎情報について患者とともにレビューを行う。セラピストは、各項目について説明し、それらについて患者が理解したことをまとめるよう求めたり、質問があるかどうか尋ねるようにする。確認するべき点には以下の事柄が含まれる。

- 守秘義務とその限界
- 料金の設定とキャンセルのシステム
- セッション外でのセラピストへの連絡の可能性／緊急連絡についての情報
- 記録保持の方法

　これらの事柄を患者と共有することは、どのセラピストにとっても重要で標準的な方法である。しかしながら、ASの患者がそれを確実に正確に理解するようになるためには十分な時間を費やす必要がある。たとえば、字義通りの理解をしてしまいがちなASの人の場合、同意書に記載されている特定の方針について誤解が生じやすい。また、自己主張のスキルに乏しい人や社会的言語に問題のある人は、同意書において自分が理解できていない部分について質問できないことがある。こうした場合もセラピストがその文書のポイントを具体的に示し、丁寧に確認していくなかでようやく質問をしてくれることが少なくない。
　患者が治療契約について理解したら、セラピストは自分の治療スタイルと哲学に基づき、患者に対する治療上の現実的な期待を提示する。当然ながらこれらの期待は各セラピストで異なるが、その提示の仕方は、一般にASの人は独自の形で情報を処理する、という想定に基づいてなされるべきである。他の成人患者が簡単に推測できるいくつかの点に関し、ASの患者の場合はすぐに察することができないかもしれないことに留意しながら、期待することはできる限り具体的に、はっきりと述べるようにする。以下に、期待を示すにあたっての枠組みの例を提示する。

　私（セラピスト）は、これらの理由＿＿＿により、セッションにおいてこのように行動し、これらのことをする＿＿＿つもりです。私は、これらの理由＿＿＿により、これらのこと＿＿＿は行いません。私は、これらの理由＿＿＿により、セッションにおいて、またはセッション

とセッションの間にあなた（患者）がこれらのこと_____を行うことを期待します。最後に、私はこれらの理由_____により、あなたがこれらのこと_____をしないことを期待します。

これは、患者への伝え方の脚本を意図したものというよりは、セラピストがそれぞれ、期待の提示に必要なすべての点について、確実に覚えておくための枠組みとなることを意図している。セラピストは、患者がいかに的確に物事を述べ、聡明であったとしても、ある情報からさらに別の情報を察する、あるいは一般化できるものと仮定しないほうがよい。

実際には、私は、患者に以下のような内容のものを伝えている。すなわち、これらは上記の文において「空欄を埋める」のに用いるフレーズといえよう。覚えておいていただきたいのは、これらは単なる一人のセラピストの枠組みにすぎず、セラピストのスタイルや哲学によって、提示する内容は異なるということである。しかしながら、セラピストごとに異なっているべきではない普遍的な原理がひとつある。それは、どのような内容であれ、患者に提示するセラピストおよび患者の役割は、明確に表現されるべきであるということである。

セラピストの役割

- 「私はセッションの『進行役』です。進行役として、私はセッションにおいて、さまざまな事柄について、あなたに考えていただく必要のある多くの質問をします。私は、あなたが新しいことを試してみるよう求めたりもしますが、それらは、常にあなた自身の考えに基づいたものであり、また試すにあたって私は必ずそれについての理論的な根拠を示します。私は『権威者』ではありません。これは、私があなたに対して命令や指令、あるいはあなたが求めていないアドバイスはしない、ということを意味しています。私は、あなたが

助けを必要とする事柄を改善しようとするうえで、あなたのパートナーであり、あなたにどうすべきかを告げる上司ではありません。」

- 「あなたに情報とリソースを提供することは私の義務です。私は、あなたの問題や治療の選択について研究に基づく事実をあなたと共有します。私は、提供する題材の情報源をあなたに紹介します。私は、あなたの質問に関して答えがわからないときには、正直にそれをあなたに伝え、あなたのために答えを探すか、あなた自身で見つけられるようにその方向を指し示すことに最善を尽くします。私はあなたのために決断を下すことはしません。私にできるのは、あなたがさまざまな情報や選択肢を評価する際の援助をすることですが、あなたがどう考えるべきか、あるいはどうすべきかについては言及しません。私たちが話し合っていることについて、私自身の個人的な意見をお伝えする場合には、私は『これはこの問題についての私の個人的な考えです』、あるいは『これはもしかしたら私の偏見で、他の専門家はこのことについて私に同意しないかもしれません』と言うことによって、それをはっきりと区別するようにします。」

- 「私は、私に対するあなたの行動や言葉による影響について率直にフィードバックします。私は、あなたと私の関わり方が、あなた自身の生活における他者との関わり方と類似点を持つと考えています。あなたは対人関係のスキルを改善するためにここに来ているのですから、私たちにとってあなたが取り組む新たなスキルを練習する方法として、私たちの関係を活用することが大切です。現実の生活では、人々は一般に、社会的状況において直接的なフィードバックを与え合うことをしません。たとえ、その人が否定的な印象を相手から受けていても、です。あなたにとってそれは不自然に見えるかもしれませんし、あなたを居心地悪くさせるかもしれませんが、私は、私がこの場で観察したことをあなたと分かち合うために時々会話を中断することがあります。映画やビデオの『静止画』のようなもの

です。私は、あなたがしたことが肯定的な影響を与えたのか、あるいは否定的な影響を与えたのかをあなたに告げます。私は、あなた自身を判断したり批判したりはしません。私の目的は、あなたが他人に与えている印象について、あなたが現実生活で人々から得ることがないかもしれない情報を提供することにあります。」

患者の役割

- 「私はあなたが、私についての印象や治療の進め方に対するあなたの考えや気持ちを、できる限り正直に、率直に伝えてくれることを期待しています。意味がわからないことや、同意できないことについては、質問してくれることを願っています。私は私たちの作業に関連することについて、あなたの持つ考えや感情を内に秘めてしまわないよう期待しています。時々、患者さんは自分の思考や感情の表現を差し控えることがありますが、それはその人が、自分が質問する立場にあると思っていないか、あるいはセラピストが言うことは無条件に受け入れるべきだと考えているからです。先ほども言いましたが、私たちはあなたの問題を一緒に解決しようとするパートナー同士です。ということは、あなたのアドバイスと意見がなければ私たちはうまくやれないということです。」

- 「私は、あなたがご自身の治療において積極的な役割を担うことを期待しています。これは、あなたがセッションで私と一緒にいろいろな作業を行い、セッションとセッションの間にはホームワークに取り組んでくることを意味します。前にも言いましたが、私はあなたにとって意味がわからないことを課題として出すつもりはありませんので、よくわからない場合には、とにかく正直に私に教えてください。私は、あなたが治療において受け身的にならないよう期待します。すなわち、あなたがただ座って、あなたが抱えている問題

をセラピストが『治す』ことをただ待っているだけにならないでいただきたいのです。あなたの進歩は、あなたが治療につぎ込むエネルギーによって大きく変わってきます。どの時点かで、私が自分の方があなたよりも一生懸命に取り組んでいると思ったら、私はあなたにそれを知らせ、私たちの目標や期待を再検討することにします。」

- 「私は、あなたが自分自身の観察者になることを期待しています。これは、あなたが自分の行動、思考、および感情に対して、客観的な傍観者であるかのように注意を払い、自分が観察したことを私に報告するということです。これは、今はあなたにとっては奇妙に聞こえたり、あるいはあなたは人生を通じてすでにこれをやってきているかもしれません。あなたがそのやり方をまだ知らないのであれば、やりながら私が教えていきます。すでにそのやり方を知っているのであれば、あなたを援助するために、私はあなたの自己観察のスキルに大きく頼ることになるでしょう。さらに、自分自身をあえて批評してみようとすることも大切です。これは、あなたが物事について新たな視点から考え、あなたが過去にしていた対処の仕方とは異なる、代わりとなる対処法を探し、他者からのフィードバックを受け入れることを意味します。これは、あなたが非生産的なやり方で自分自身を判断したり、批判したりするということではありません。生産的な批評は肯定的な変化につながる一方で、非生産的な批評は恥や回避につながってしまいます。」

ここで概説した役割に関する期待は、すべてを一度に示す場合もあれば、数回のセッションを通じて少しずつ提示する場合もある。これらはまた、治療の過程を通じて繰り返し提示し強化される必要がある。患者が治療の重要な側面の主導権を握ることを援助することは必要不可欠である。ASを持つ人の多くは、生活において自分に自信が持てず、何か

について主導権を握ったり意思決定をしたりすることについての自分の能力を信じることができない。治療の過程で彼ら／彼女らが担う積極的な役割は、現実生活の状況でそうできるようになるための練習となることが期待される。しかしながら、治療の開始時にその期待が患者に明確に伝えられていない場合には、それらを活性化しようとするセラピストの働きかけによって、彼ら／彼女らがかえって混乱したり、イライラしてしまったりすることがある。

◆現実的なペースを定める

　認知行動療法（CBT）は、典型的な不安障害および気分障害に対しては、短期的な治療法として選択されることが多い。しかしながら、CBTの実践で長年の経験を持つセラピスト（必ずしもASを対象としていなくても）であれば、患者が複雑な問題や多数の併存疾患を抱えている場合には、たとえCBTであっても、変化がよりゆっくりとしたものになることはよく知られていることである。ASの患者にCBTを提供する場合も、そのように想定することが必要である。CBTが時間制限的な治療法であることには変わりないが、ASに対するCBTは標準的な成人を対象とする場合に比べると長期化する傾向にある。本書が全体を通じて強調しているように、ASに関連した問題は、長い歴史を持つ多数の要因によるものである。患者は、それまでとはまったく異なる新しい考え方や行動のスキルを学ばなければならず、古い不適応的な行動は、新しいスキルがそれらに取って代わることができたときにのみ消失する。実行機能の問題や認知の固さによって、セッションの中で達成されうることの量が限定されてしまうこともある。変化は、繰り返される学習と強化を必要とするきわめてゆっくりとしたプロセスである。複雑な問題に取り組むことに慣れているセラピストは、このような調節をすることに問題はないだろう。しかし、初心者のセラピスト、あるいはよりシンプルな不安や抑うつのケースを治療してきたセラピストは、ASの患者

と取り組む際には目標達成のための現実的な時間枠を設定することに特別な注意を払う必要があるだろう。ASの患者の治療がどの程度長くなるかを判断するための公式はない。それは併存する精神病理の重症度、患者の回復力の要因、および患者が治療の終わりまでに変化が生じるよう願っている項目数によって異なる。目標が達成される前に治療が中断してしまったケースを除くと、私が担当したASのケースは、短い場合でもおよそ1年はかかっている。

◆言葉を効果的に用いる

本項で強調することのすべては、第3章のインテーク面接のところですでに述べたことである。しかしながら、それらをここで再度述べるのは、継続的な協同関係が、セラピストと患者の言語的コミュニケーションによるところが大きいためである。ASの人の中には、独特な言葉の使い方をする人がおり、セラピストは患者が言おうとしていることの意味を理解するために十分な時間をとる必要がある。そして、発言や言い換えは思慮深く行い、患者の意図するメッセージについては患者自身に確かめる必要がある。セラピストは患者が言葉や言い回しを文字通りに捉える可能性があることを常に意識し、意図した情報が伝わったかを確かめるため、セラピストの発言を言い換えるよう患者に促すとよいだろう。場合によっては、セッションで扱う概念について患者独自の言葉や言い回しを使って、患者とセラピストだけに通用する表現を生み出すこともできる。セラピストはこのような作業を通じて、患者の独自性を受け入れようとする意思や、患者がいかにして世界を見ているかを理解したいという思いを患者に伝えることになる。

◆患者の体験を承認する

承認（validation）の戦略は、有能なセラピストであればどの立場であるかにかかわらず、ある程度は実践しているものである。CBTを専

門とするセラピストは、構造を提供することと、受容のために「聞く耳」を持つことの間のバランスをとることを意識している。しかしながら、ASの患者の体験を承認する際は、セラピストは他の成人患者の場合よりも多くの時間を費やす必要がある。それには2つの理由がある。ひとつは、上述した言語の問題による。たとえば、患者が表現言語を有効に使って問題を伝えられない場合、セラピストが、患者の苦しみを理解するのにより時間がかかるかもしれない。いらいらした状態で面接にやってきて、自分の気分がよくない理由を説明する言葉を見つけるのに苦労するAS患者は珍しくない。患者の気分を悪化させた要因を理解するためだけに、セッションの全部の時間を必要とすることもある。そして、その要因が理解できて初めて、セラピストは患者を承認することができる場合も少なくない。承認に十分な時間と注意が必要なもうひとつの理由は、多くの患者の社会的ネットワークが乏しいものであることによる。これらの患者にとってよくあることだが、長い苦闘とトラウマ的体験に彩られた過去は、彼ら／彼女らがそれらについてほとんど誰にも話すことができなかったために、よりシビアなものとなっている。辛いことがあった場合、通常は友人や家族などから自然に受け止めてもらえるのに対し、多くのASの患者はそれを得ることができないできた。当然ながら、家族や友人の支援にセラピストが取って代わることはできず、機能が改善するにつれ、患者がより良い社会的ネットワークを築けるようになることが望まれる。とはいえ、患者がセッションの中で自分の体験について承認され、受容的な雰囲気の中でサポートされていくと、構造化されたCBTの要素を患者自身が受け入れやすくなるだろう。患者の体験を承認するにあたっては、セラピストには柔軟性が求められる。なぜなら、患者がセッションの直前に苦痛な経験をした場合、計画されたアジェンダを脇へ置いておかなければならないこともあるからである。

◆建設的なフィードバックを提供する

　成人のASと治療に取り組んでいるセラピストは、彼ら／彼女らの行動について、率直な即時フィードバックを積極的に提供する必要がある。セラピストの中には、即時フィードバックが患者に対する批判になってしまうことを恐れている人もいるかもしれないし、実際に即時フィードバックは、さきほど承認について述べたことと一見矛盾するように思われるかもしれない。しかしながら、セラピストが患者の苦悩を丁寧に承認することで、セラピストに対する患者の信頼感がしっかりとしたものになっていれば、患者は心を開いてセラピストの即時フィードバックを受け入れることができるようになる。また、第3章でも述べたが、セラピストはインテーク面接の間はAS患者の不適切な行動を指摘するべきではないが、治療が進行するなかで、信頼関係が形成されてくると、セラピストは治療関係それ自体を患者の「練習場」として活用できるようになる。対人的スキルや社会的スキルの向上が治療目標に含まれているのであれば、それらのスキルはセラピストと患者の継続的な相互作用を活用して教えていくことができる。

　たとえば、ASの人々の中には、過剰に話をしてしまうという問題を持っている場合がある。彼ら／彼女らは4回も5回も同じ話を繰り返すことがあり、コミュニケーションをしている相手がそれらについてはすでに聞いた、という非言語的な手がかりを与えている場合でも同じ話を繰り返してしまう。その行動が社会的スキル向上のためのターゲットのひとつであれば、セラピストは患者が面接の中でその問題を示した場合、そのことを知らせる義務がある。日常生活においては、ASの人のそうした行為について周囲の人々が直接的なフィードバックを与えることは少なく、苛立ちや不同意を間接的に伝え、最終的には患者を避けたり、拒否したりすることが多い。以下に、この問題についてのセラピストのフィードバックの例を紹介する。

「(患者の話を遮って) すみません、ちょっといいですか。あなたは、さきほどと同じ話を今また繰り返そうとしています。あなたは2回、このことについてすでに話をしました。つまりあなたは同じ話を3回も繰り返そうとしているのです。そのことに気づいていますか?」

患者は、こうした質問に対し、その人特有の問題から多くの異なる答え方をする可能性がある。このような介入は、患者を取り巻く日常的な環境では普通は見られない、現実 (in vivo) のフィードバックを提供するだけでなく、このような行動を維持する要因について患者とセラピストが理解するための対話を始めることに役立つ。次に、同じことについてセラピストが指摘する別のフィードバックのあり方を示す。

「あなたは、ご自分が同じ話を2回繰り返したとき、私がぼんやりして頭を上下に振りながら、『へーえ、ふーん、』と言っていたのに気づきましたか? それをすることで私が何をあなたに告げようとしていたと思いますか?」

こうした介入はセラピスト自身の社会的な礼儀の基準に反するため、介入の際、自分のふるまいが患者に対して「無礼」だと感じてしまうかもしれない。しかしながら、これまでに確立された患者との信頼関係に加え、批判的でない口調になるよう意識することによって、患者の不快感を最小限に抑えることができる。なかには、このようなフィードバックに対して感謝を示す患者もいる。なぜなら、ASを持つ人は自分が「何かを見落としている」という認識はあるものの、それが何であるかを誰かに教えてもらったことがないからである。ある患者は、「人々の集まりに加わるとき、私はいつも皆がすでに知っていて、私だけが知らないゲームをしている部屋に入っていくような気がします。私はそのゲームに参加したいのですが、誰も中断してそのルールが何なのか私に教えて

はくれないのです」と言った。ASを持つ人は、人生の大部分を通して、周りの人々の、間接的にしか伝えないという慣習的で、ある意味皮肉的な礼儀正しさのために、なぜ駄目なのか、ということについての手がかりも与えられないまま、ただただ拒否されてきた。したがって、学習と変化に重要なフィードバックを患者に与えるために、セラピストはそうした「礼儀正しさ」の外に出て介入することが重要な場合もある。

2) 治療の理論的根拠を提供する

セラピストは患者の問題行動について仮説を立て、治療戦略を選択する。そして治療計画や選択された治療戦略、そして介入方法について、それぞれの理論的根拠を提供する。前にも何度か述べたが、治療計画は患者に協力してもらいながらデザインされるべきであり、ケースフォーミュレーション・ワークシートの情報については、治療開始段階において患者自身がよく理解する必要がある。心理教育の段階で、患者はASの中核的障害、それが患者に及ぼす影響、およびそれらの問題の改善に有効な介入についての情報提供を受けている。しかしながら、CBTの背景にある理論的根拠や、従来の認知モデルがその人のケースにどのように適用できるのかということを患者に理解してもらうためには、さらに時間をかける必要があるだろう。

◆認知行動療法（CBT）について説明をする

セラピストは患者に対し、CBTの歴史と前提の概説から、まずはCBTというものを端的に説明する必要がある。私は、CBTについて患者に説明するときには大きなホワイトボードか黒板を用いることにしている。なぜなら、言語的な説明と図の組み合わせが患者の理解をより確かなものにするからである。私はDobsonとBlock[51]からいくつかの概念を借用し、通常次のようにモデルの説明をしている。

CBTはASに限らず、抑うつ、不安、およびストレスを抱える人々を

助けるために、過去40年の間にメンタルヘルスの専門家らによって開発された治療的技法を含む治療体系である。CBTの背景にある前提とは、

1. 認知活動（思考、イメージおよび知覚）が気分と行動に影響を与える。
2. 認知活動は機能不全に陥ることがある。人間の思考は時に、過ちを犯したり、物事に対する知覚を歪めたりすることがある。「すべて」の人が、さまざまな異なる理由から「時々」この機能不全を起こす。なかにはより頻繁に機能不全に陥りやすい人がいるが、その場合、それが気分と行動の継続的な問題につながってしまうことがある。
3. 認知活動は観察したり修正したりすることができる。
4. 望ましい行動の変化は、認知の変化を通じてもたらすことができる。
5. 人間は積極的に学習していく存在であり、環境内の出来事の単なる受動的な受け手というだけではない。人々は自分自身の学習環境を創り上げることができる。
6. CBTの治療目標は、認知的な機能不全を克服するための新たな学習の機会を創り出すことである。

説明の後、セラピストは患者に対し、CBTについて理解したことを述べてもらうようにするとよい。絵と図式の活用は、患者が理解しにくい点を説明するのに役立つ。たとえば、私はCarol Gray[83)]によって提案されている手法を用い、漫画の棒人間の上に「考えの吹き出し」を描き、その隣に「台詞の吹き出し」を描きながら、「ここ（思考の吹き出し）には、私たちの頭の中にあるすべての思考、イメージ、および知覚がありますが、それらは私たちが声に出して言うこと（台詞の吹き出し）とは同じではないかもしれません」という表現で認知活動を解説し

ている（p.287、図7.4参照）。

◆認知モデルについて説明する

　セラピストは、アイディアのスケッチや図示を引き続き用いながら、メンタルヘルスの問題に関するBeckの認知モデルについても紹介していく。私は通常、いかにしてスキーマ（中核信念）が気分、思考、および行動に影響を与えるか、といった概念について紹介するため、第2章の図2.3で提示した図式を描く。それから、その認知モデルがどのようにその人の抱える問題を説明できるか、実際の患者の情報を例に示していく。第7章ではこのプロセスについて事例を提示している。私は、ASの患者が彼ら／彼女らの学習スタイルに適合する様式（視覚的な学習者には絵図）で認知モデルを提示された場合、より迅速にモデルを理解できるようになることを経験してきた。Beckの認知モデルは論理的で物事の因果関係を説明する力を持っている。このような認知モデルの特性は、物事のルールを理解し、それに従いたいという患者の欲求にかなうようである。

3. 本章の概要とまとめ

　本章は、患者がASの診断を理解するための援助の仕方についてのガイドラインから始まり、その情報についての誤った活用方法を防ぐための予防策を提案した。続いて、患者に対して治療へのオリエンテーションを行うための戦略を紹介した。対人的な困難を抱える患者との協同関係を築く際にセラピストが直面する特有の問題も取り上げられた。最後に、CBTの理論的根拠を示し、患者が認知モデルを用いて自分の問題を概念化することを手助けするためのアプローチを説明した。次章では、ASの患者に対してCBTをどのように実践するか、ということについて紹介する。

第6章
介入：アスペルガー症候群の中核的問題へのコーピングスキルを増やす

　本章では、成人のアスペルガー症候群（AS）患者に提供可能ないくつかの介入の方法について紹介する。第2章において、成人におけるASの影響の仕方、およびメンタルヘルスの問題につながりやすい要因について理解するための一般的な枠組みと法則定立的なフォーミュレーションについて紹介した（p.95、図2.4を参照）。第4章では、セラピストがその法則定立的なフォーミュレーションを個々の成人患者のケースフォーミュレーションに適用し、個々の患者について個性記述的な仮説を基にした治療計画を生み出すためのケースフォーミュレーションを行う際のアプローチについて解説した。セラピストによって選択される介入は、患者の示す問題を適切に説明するこの2つのフォーミュレーション（法則定立的／個性記述的）の両方に基づく必要がある。本章と次の第7章は、セラピストにとって、介入の選択の過程を容易にするためのアイディアと資源を提供することを目的としている。それぞれの技法の実践の仕方については、事例を通じて紹介する。本章では特に、ASの中核的問題に対応するソーシャルスキルおよびコーピングスキルについて患者に教育するための戦略に焦点を当てる。第7章では、併存するメンタルヘルスの問題を治療するために、従来の認知行動療法（CBT）のアプローチをどう活用していくかについて解説する。

1. 法則定立的なフォーミュレーションのレビュー

　ここではまず、図 2.4 に示した AS におけるメンタルヘルスの問題の法則定立的なフォーミュレーションについて簡単におさらいし、それをこの後の介入についての考察の手引きとしたい。法則定立的なフォーミュレーションモデルにおける各要因は、セラピストにとって、介入が可能となるポイントを示している。AS の人が不安障害や気分障害を有している場合、それはインテーク面接の時点までに、その人が、過去に相互作用してきた多くの要因による結果と考えられる。メンタルヘルスの問題がこうした多数の要因の相互作用の結果であるとする考えは、図 2.4 では下部（最終部）に不安と抑うつを位置づけることで説明されている。しかしながら、セラピストは、現在の問題に至るまでの患者の発達の過程を理解するために、アセスメントとケースフォーミュレーションのプロセスにおいて、これまでの患者の人生を振り返っておかなくてはならない。発達の過程を加えることで、図はその人の「歴史を教えてくれる」ものとなる。「他者についての情報」「自分自身についての情報」および「非社会的な情報」の処理の問題として分類される AS の中核的問題は、図の一番上（開始部）に位置し、それらが人生初期から存在し、その個人が学習し、行動し、自分の世界を解釈してきたやり方に影響を及ぼしていることを示している。このプロセスは、図の中央に示されている、「行動における問題」やそれによる「社会的結果」、そして「自己管理の問題」やそれによる「日常生活の結果」がその人の「乏しいソーシャルサポート」や「慢性的なストレス」につながることを表している。メンタルヘルスの問題の発生と維持におけるスキーマの役割に関する Beck の理論は、もともと一般の人々を対象にしたものではあるが、AS に特有の問題が不安や気分の障害につながりうるメカニズムを説明する際にも活用できる。図の菱形（◇）の部分は自己、他者、世界および将

第6章　介入：アスペルガー症候群の中核的問題へのコーピングスキルを増やす　221

来についてのスキーマを表し、発達過程において個人が不適応的な信念を学び、維持してしまうことを表すものとして位置づけられている。

　セラピストが、成人のASについて法則定立的なモデルを考慮しつつ治療計画を作成することには、通常2つの目的があり、それらの目的はさらに2つの介入につながる。まずひとつは、ASの症状によって損なわれた人間関係や職業での機能を改善するために、患者の能力やスキルを向上させることを目的とする。これらは図2.4では上部から中央の部分に記載されている部分に関連する問題である。次に、不安障害や気分障害など、図の中央から下の部分に記載されている問題で、併存するその他のI軸の問題の症状を改善することを目的としたものがある。本章では前者を取り上げ、第7章では後者について検討する。この区分は、明確な概念に基づいて行われた。しかしながら、実際の治療におけるケースフォーミュレーションは、第4章で説明したような形で作成され、個人に合わせた治療計画は、ほぼ必ずスキルの習得と症状の軽減の両方の戦略が含まれ、セラピストはこれらの介入を相互に関連させて実践することが多い。個人に合わせた治療計画は、セラピストが各セッションにおいてこれらの目標の優先順位を決めて、それらを統合するためにも役に立つ。

2. 中核的問題のための「ハビリテーション」

　ASを持つ人における中核的障害については、第2章で概説した。第4章で紹介したケースフォーミュレーション・ワークシートは、これらの障害が、インテーク面接で患者が訴えた問題にどのように関連しているかについて、仮説を生成するために役に立つだろう。私の想定では、これらの中核的障害は、実用的な目的から「スキルの障害」としてみなすことができる。結局のところ、ASは「発達障害」である。このことは、この症候群の成人が、本質的に、他の同じ年齢の人たちが人生のある時

点までに学ぶことができている特定のスキルを習得できていない、ということを意味する。論理的には、あるスキルに欠けている人がいる場合、その人はそのスキル、あるいはスキルの不足を補うための戦略のどちらかを教えられる必要がある。

「これまでに学んだことのないスキルを形成する」という考え方は、成人の発達障害の分野、すなわち精神遅滞、自閉症、および小児麻痺を持つ成人にサービスを提供している専門家たちのネットワークにおいて、「ハビリテーション」と呼ばれることが多い。このモデルは、障害を持つ人々が生涯を通じて新たなスキルを学ぶことができることを前提としている。そしてその目的は、多数の学習の機会を与えることによって、その人の自立をできる限り確実にすることである。この哲学は、脳損傷や脳卒中を患った人々を治療する専門家の間に見られる「リハビリテーション」のアプローチに似ているが、唯一の違いは、リハビリテーションでは患者がかつて所有していて、「今は失われた」スキルを「取り戻そう」としていることである。その一方、ハビリテーションでは、患者は以前に所有していたことのない、「まったく新たな」スキルを学ぶことになる。

私がこの点を強調するのは、ASを持つ成人の治療をするすべてのセラピストは、患者がまだ学んだことのないスキルを学ぶのが不可能であると思い込んでほしくないからである。患者に欠けているスキルが習得されていないのは、その個人が「典型的な」やり方ではそれを学ぶことができなかったからであるが、「典型的ではない」やり方で学ぶことはできるかもしれないと仮定して治療に臨むほうがよい。日常の自然な環境では提供されなかった機会も、心理療法の設定においては提供することが可能である。残念ながら患者の中には、専門家から、早期介入（すなわち、乳児や就学前の子どもに積極的にスキルを教えること）がこの症候群の経過を変える唯一の方法であり、彼ら／彼女らの人生においてASをどうにかするにはすでに遅すぎると直接的、あるいは間接的に言

第6章　介入：アスペルガー症候群の中核的問題へのコーピングスキルを増やす　223

われたことがあるかもしれない。確かに、早期介入が最大の効果を持ち、治療期間も最短で済むことについては疑いの余地はない。しかしながら、私はASを生涯発達的な視点で捉えており、たとえ成人してからのある時点で取得した新たなスキルであったとしても、その人の、自分の世界の経験の仕方を向上させることは可能である。その意味では、介入はその人が何歳であれ、その時点から、それ以降の発達の過程に影響を及ぼす。

　本章では、成人のASに対して、スキルを形成するための介入について、いくつかの手法を提示する。これらのスキルは、大きく2つに分類される。それはすなわち、「ソーシャルスキル」と「コーピングスキル」である。図2.4に照らし合わせると、これらの介入は中央の四角に記載されている問題に対応することを意図したものである。ソーシャルスキルを教えることは、「社会的結果」をもたらす「行動における問題」の部分に対する介入であり、同様に、コーピングスキルを教えることは、「日常生活の結果」をもたらす「自己管理の問題」に対応する介入である。これらの問題はメンタルヘルスの問題の併発につながる部分でもあるため、この2つの領域におけるスキルの構築は、その予防戦略としての役目も果たす。これらのスキルはまた、メンタルヘルスの問題が特に存在しない場合でも、どんなASの人にも役に立つものである。不安や抑うつを併存する人の治療計画にこれらのスキルの形成を含めることは、再発防止のアプローチの一環と考えることができる。実際に、本章で説明されている戦略の多くは、読者には従来のCBTの行動的要素として認識される可能性が高いだろう。

　次項のスキル形成に関する戦略についての説明に入る前に、留意するべき重要なことがある。ここで解説する技法の多くは、もともと心理療法を意識してデザインされたものではなく、リハビリテーションの専門家（言語聴覚士、作業療法士）、あるいは特別支援教育の教師らが使用するために、心理療法以外の分野の専門家らによって開発されたもので

ある。とはいえ、「教える」ということはCBTを実践しているセラピストにとっても重要な行為なので、これらの技法はCBTによくなじむだろう。しかしながら、心理療法のセラピストが、リハビリテーションの専門家の代わりを務めることはできない。患者の介入計画に、社会的言語へのより総合的な介入、あるいは感覚運動スキルに対するものが組み込まれる際には、これらの問題へのより専門的なアプローチの資格を持つ言語聴覚士や作業療法士への紹介が必要となる場合がある。

3. ソーシャルスキルを増やす

　診断基準の重要な要素であることからも明らかなように、すべてのAS患者は、社会的相互作用において何らかの問題を抱えている。ASに対する心理療法のほとんどのケースにおいて、そこに関与しているすべての人々（患者、支援者、紹介者）は、ASの当事者が「ソーシャルスキルの訓練」を必要としていることに同意するだろう。しかしながら、その人にとって必要な介入方法が何であるのかは、明確になっていないことが多い。「ソーシャルスキル」という言葉は、個々の患者によって異なるものを意味し、それは発達段階によってもさまざまである。たとえば、成人においては、セクシュアリティの適応的な表現や健全で親密な関係の発達は、ソーシャルスキルの発達の重要な側面であるが、そのことは本人に対して心理療法への紹介者からは告げられていないかもしれない。成人のASの持つ相互作用にまつわる問題は、その重症度と質の面で大きなばらつきがある。エチケットという最も基礎的なルールでひどい間違いをする人もいれば（たとえばレストランで大声で話したり、チケットを買う列に割り込んだり、会話の相手の話に繰り返し割って入るなど）、簡単なエチケットは習得しているものの、同僚との友人関係を開始する方法、大学教授の批判的な発言に対する応答の仕方、あるいは健全な性的関係を維持する方法など、より微妙な社会的ルールに苦労

第6章　介入：アスペルガー症候群の中核的問題へのコーピングスキルを増やす　225

する人もいる。

　GutsteinとSheely[90]は、ASと高機能自閉症（HFA）において見られる社会的困難の定義に関し、きわめて有益な提言をした。GutsteinとSheelyは、ソーシャルスキルを2つに分類している。その中の「道具的スキル（instrumental skills）」は、アイコンタクトを取る、握手して挨拶する、微笑む、会話を交代するあるいは会話を開始する、など一連の特定の行動を行うスキルのことである。これらはすなわち、通常で言えば「礼儀正しさ」と呼ばれるような行動である。これらの行動が「道具的」と考えられるのは、それらが、ある人が別の人に対して自分に何かを提供させることを目的に行われるからである。つまり、ある人が要求を満たすため、あるいは特定の目的を果たすための道具として他人を用いる、ということである。その一方で、「対人関係スキル（relationship skills）」は、社会的な環境に注意を向け、感情的な情報を迅速に処理し、またそれを行動決定のための参照枠として用いることなどが含まれる。これらはすべて、相手との継続的な関係を育むことを目的としたスキルである。これらの処理や判断のプロセスは、第2章の社会的認知の項で解説した。GutsteinとSheelyは、道具的スキルは、友人関係を築き、維持するには必要なスキルだが、それだけでは十分ではないことを強調している。私たちは、よりダイナミックな対人関係スキルによってのみ、真の喜びを分かち合ったり、協力して新たな問題を解決したり、創造的な活動において協力したり、あるいは相手と共通の目標を達成したりすることを学ぶことができる。道具的スキルは教えられ、練習され、各々独立した一連の行動として記憶されることが可能だが、対人関係スキルは、社会的情報を柔軟でダイナミックに処理するやり方を学ぶことでしか習得することができない。成人にとって、これらのスキルは交友関係を保つうえで重要であるだけでなく、健全な性的関係の発達のためにも重要である。

　治療の目標を設定するとき、私は道具的スキルと対人関係スキルを

別々にフォーミュレーションすることが有用だと感じている。しかしながら、実際の成人の治療において、私はさらにそれらを具体的にターゲットにしうる3つのスキルに分類している。それらを最も基礎的なものから複雑なものへと並べると、(1)道具的スキルを増やす、(2)社会的なルールについての知識を増やす、(3)ダイナミックに「人々を読む」スキルを増やす、あるいは社会的認知を向上させる、となる。GutsteinとSheely[90]の哲学と同じように、それぞれのレベルは前レベルのスキルの蓄積の上に成立するものである。

1) 道具的スキルを増やす

初めて会ったときには明らかでないことが多いものの、驚くことに、成人のAS患者の中には、社会的に適切な行動を取るにあたって、かなりのレパートリーを持ち合わせている人が少なくない。しかしながら、たとえば恋愛や性的関係において必要とされるスキルなど、より複雑な相互作用のスキルを学ぶことが目標となるASの人がいる一方で、さまざまな基礎的なスキルを形成することに、より時間を必要とする人もいる。「道具的スキル」として分類されるスキルのタイプとは、脚本にしたりリハーサルしたりすることができ、また記憶することのできる独立した一連の行動である。それらには、微笑み、アイコンタクト、礼儀正しい言い回し（「どうぞ」や「ありがとう」など）、挨拶、会話のきっかけ、および電話のスキルなどがある。また、銀行の出納係、郵便局員、店員、医療機関のスタッフ、そしてサービスや修理の専門家（配管工、電気技師など）といかにして必要なやりとりを行うか、ということについての「脚本」をイメージするスキルなども含まれるだろう。これらのスキルは、他の人たちとのかかわりにおいて、その人が何か物事を達成することを可能にする（ただし、予測していないことが何も起こらない限りにおいて）。こうしたスキルは、表面的なレベルで対処する場合には、通常他の人々に対してその人を好ましく感じさせるものである。

第6章 介入：アスペルガー症候群の中核的問題へのコーピングスキルを増やす 227

　私は、道具的スキルに関して、自分自身が対応しているケースの中にある傾向があることに気づいた。それは、大まかに言えば患者が年長であればあるほど、より多くの道具的行動を学んできていることが多く、それらを使うのにふさわしい時と場所を認識することができている、ということである。なかには、実際に自分なりの論理や記憶力を駆使して、これまでにさまざまな礼儀正しい話し方や振る舞い方を考案し蓄えてきたと報告してくれた人もいる。たとえば、50代のある女性は、30代のある時、同僚が自分の子どものことについて話す際、よく笑い、いつもより饒舌になることに気づいた。この発見から、彼女は、周囲の人に対してその人の子どものことについて尋ねると相手は積極的に話をしてくれる、と結論づけるに至った。彼女は、昼食の時間に他の人々と話をしたかったので、会話のきっかけのレパートリーに「子どもについての質問」を加えた。

　通常、私は道具的スキルとソーシャルスキルとを別々に教えることはあまりないが、次の2つの項で取り上げているような社会的規範や社会的推論といった問題について教育する際にはあえて2つのスキルを区別する場合もある。以下に示す例は、道具的スキルをどのようにしてターゲットにしていくかについて、適応的な形でアイコンタクトを用いる方法を患者に教えるという場合を説明している。ここでは、最初にスキル形成の理論的な根拠を提示し、その上で具体的な方法を教示していることに注目していただきたい。

　第4章では、ボブの総合的な治療計画を提示したが、それは図4.3（p.185）で確認することができる。彼が示す問題はいくつかあったが、そのうちのひとつはソーシャルスキルに関連している（問題5）。彼の治療計画には多くの介入が含まれている。より初期のセッションでは彼の急性の不安と抑うつへの対応が中心であり、ソーシャルスキルの形成は優先順位が低かった。以下に示す場面は、急性の不安と抑うつの症状が改善され、ちょうどソーシャルスキルが取り上げられ始める段階の

セッションでの話し合いである。
　最初に、理論的根拠を提示する。

患者：　　　私は人からアイコンタクトが少ないと言われます。私の両親は私がもっと人と目を合わせるようにすれば好かれるのに、といつも言います。今では、新しく誰かに出会うとき、そのことで頭がいっぱいになってしまいます。自分が人と目を合わせられない、ということで頭がいっぱいになってしまうのです。
セラピスト：あなたはなぜアイコンタクトが重要だと思うのですか？
患者：　　　目を合わせなければ人から奇妙だと思われてしまいます。私の両親はいつもそう言っています。
セラピスト：でも、私はあなたが私といくらか目を合わせてくれているのに気づいています。時々目を合わせることはあっても、相手によっては合わせないこともあるということでしょうか？
患者：　　　ええ。私にはただ変な感じがするのです。誰かの目を見ると、強烈過ぎると感じるのです。あまり長く見ていると目が痛むほどです。まるで太陽を見ているような感じです。目を逸らさないではいられなくなるのです。
セラピスト：初対面の人の方がアイコンタクトを取りにくいといったようなことがありますか？
患者：　　　ええ、まさにそうです。初めて会う人の方が取りにくいです。おそらく私が神経質になっているからでしょう。そうでなければ少しは目を合わせることができます。でもそれでもあまり長く見ることはできません。
セラピスト：ええ、あなたが私のことを見るときも、ほんの短い時間であることに私も気づいています。でも、アイコンタクトのタイミングは良いと思いますので、それを土台にしていくことができるでしょう。このことについては後でさらにご説明します。でも

第6章　介入：アスペルガー症候群の中核的問題へのコーピングスキルを増やす　229

　　　　　　　まず、なぜ人はそれほどにアイコンタクトを重要だと思うのか、その理由を考えてみましょう。
患者：　　　まったくわかりません。ただわかるのは、正しくやらないと私の印象が減点されていく、ということです。
セラピスト：では少しヒントを差し上げましょう。アイコンタクトはコミュニケーションのためのひとつの手段です。あなたは大学でコミュニケーションを専攻しましたね。アイコンタクトがコミュニケーションの手段である、ということについてどう思いますか？
患者：　　　よくわかりません。人々は自分の目でお互いに秘密のメッセージを送り合っているのですか？　それは奇妙ですね。
セラピスト：ええ、そうかもしれませんね。ところで、あなたが話をしていて、私があなたのことを見ているとき、その瞬間に私は話をしてはいませんが、あなたに何を伝えているでしょうか？
患者：　　　えっと。私の話を聞いている、ということですか？
セラピスト：私の目で？　どうやって？
患者：　　　わかりません。わかるのは、先生が私のことを見ていなければ、先生が私の話を聞いているとは思わないだろうということです。先生が窓の外か何かを見たりしていたら、私は先生が話を聞いていないと思うでしょう。
セラピスト：あなたは、私が話を聞いているかどうかは重要なことだと思いますか？
患者：　　　ええ、はい。
セラピスト：それはなぜですか？
患者：　　　先生が私の話を聞かなければ、先生は私のことなどどうでもいいのだと考えます。
セラピスト：いいですね。あなたの回答は的を射ています。今あなたがおっしゃったことをそのまま用いると、人々はお互いを見て「話を聞いている」という信号を送っているということになります。

それによってまた、「私はあなたのことに関心を持っています」というメッセージも伝えているのです。

患者：ええ。では、私が相手のことを見なければ、その人は私がその人のことなどどうでもいいと思っている、と考えてしまうということですか？

セラピスト：そのとおりです。

患者：へえー。私はただ私が奇妙に見えるだけなのかと思っていました。でも私は人々に間違ったメッセージを送っていたということになるのですね？

セラピスト：そうです。今度は別の質問をします。私があなたのことを見ているとどのようにしてわかりますか？ あなたは今、あなたが話している間、私があなたのことを見ているのがわかるとおっしゃいました。でも私がそうしていることがどうやってわかったのですか？

患者：私が先生のことを時々見ているからです。見ているからこそわかるのです。たとえ横目でも見れば先生が私を見ているのがわかります。

セラピスト：そうです。ここまでのところでは、私たちは、私があなたのことを見ていることで、あなたに「話を聞いているよ」「関心を持っているよ」とのメッセージを伝えることの重要性について話してきました。今度は、そのメッセージを受け取るためにあなたが私を見ていることについて話し合いましょう。セッション中にあなたが私をまったく見ていないとしたら、どうなるでしょうか？ あなたには私がどこを見ているかがわかるでしょうか？ 私が窓の外を見ていないことがどうやってわかるのでしょう？

患者：わからないでしょうね。

セラピスト：では、あなたは私を見ることで何らかの情報を得ているのですね。

患者：　　　そういう風には考えたことはありませんでしたが。先生のおっしゃることはわかります。
セラピスト：要するにどういうことでしょうか？　言い換えれば、アイコンタクトのひとつめの理由がメッセージを伝えることだとすると、人々がお互いを見て、アイコンタクトを取るもうひとつの理由はなんでしょうか？
患者：　　　メッセージを受け取るということですか？
セラピスト：その通りです。ではここで、会話の最中に人が相手の顔を見たり、あるいはアイコンタクトを取る2つの理由について、改めて要約していただけますか？
患者：　　　ひとつは、話を聞いているというメッセージを送ること、そしてもうひとつは相手がメッセージを送っているかどうかを見る、つまりメッセージを受け取るということです。
セラピスト：その通りです。
患者：　　　でもそれを強烈過ぎると感じるという私の問題についてはどうすればいいのでしょう？　先ほど目を合わせてみると、アイコンタクトがとても強烈で目を逸らさなければならないと言いましたが、それを克服するにはどうしたらいいのでしょうか？

　ここでアイコンタクトの戦略が紹介される。

セラピスト：あなたがおっしゃった、アイコンタクトを取ることの2つの理由について考えてください。それら2つのことを達成するためには誰かの目を凝視しなければならないでしょうか？
患者：　　　いいえ、その必要はないと思います。でもどうすればいいでしょうか？
セラピスト：他の患者さんの中にも、あなたと同じ問題を抱えている方がいます。他の人の目を直接的に見ることは、その人を「感覚的に

過負荷」な状態にしてしまうのです。ですからここで、そうした人たちが学んできた、コミュニケーションのときのアイコンタクトについて、今よりも居心地よく感じるのに役に立ついくつかの戦略をご紹介しましょう。

患者：　慣れるまで無理やり相手を凝視し続ける、ということではないのでしょうね？

セラピスト：もちろんそうではありません。それでうまくいくとは思いません。実際にはそうすることによってあなたはかえって奇妙に見えてしまうと思います。

患者：　では、どうすればいいのですか？

セラピスト：私は先ほど、あなたが私とはいくらかのアイコンタクトを取っていることに気づいているとお伝えしました。そのタイミングが良いこともお伝えしました。あなたはすでに基本的なアイコンタクトのスキルを身につけています。あなたは私を何度もちらりと見てくれました。つまり瞬間的なアイコンタクトがちゃんと取れていたのです。あなたは、話をしながら自分の言っている特定の事柄を強調するときに私と目を合わせることが多いようです。あなたはまた、私が話をしながらある点を強調したり、あるいは話の間で一呼吸置いたりするときはいつも、私のことを見る傾向があるようです。

患者：　ええ、そうだと思います。

セラピスト：あなたは、書くことが趣味だとおっしゃっていましたよね？

患者：　ええ。最近は書いていませんが。でも書くことは好きです。

セラピスト：あなたが書くときにどのように句読点を打つかを考えてみてください。読点と句点に特別の注意を払ってください。それらは何のためのものですか？

患者：　それらは文の区切り、ないしは終わりを示します。

セラピスト：そうですね。では、目を閉じて私の言うことを聞いてください。

第6章　介入：アスペルガー症候群の中核的問題へのコーピングスキルを増やす　233

　　　　　その言葉がページの上にタイプされるのを想像し、どこに読点
　　　　　と句点を付けるかをイメージしてください。(ある本からの短い
　　　　　一節を読み上げる。) イメージがつかめましたか？
患者：　　ええ、つかめたと思います。
セラピスト：では、目を開けて私がそれを読むのを再び聞いてください。今
　　　　　回は、読点や句点のある時点で私をちらっと見てください。
患者：　　なんだかとても変な課題ですね。いいですけど。
セラピスト：(患者を視界に入れながら、一節を読む。) 素晴らしいです。あ
　　　　　なたは完璧にやっていました。あなた自身はどう感じましたか？
患者：　　決まりが悪くてたまりません。
セラピスト：確かにそうかもしれませんね。私はあなたに、最初は不自然に
　　　　　感じられるような、まったく新しいことに取り組むよう頼んで
　　　　　いるから当然です。でも、あなたが学ぶどんな新しいこともそ
　　　　　うであるように、繰り返しの練習によって簡単にできるように
　　　　　なるでしょう。では同じことをもう一度やってみましょう。今
　　　　　度は私に何かを言ってください。まず目を閉じて、読点と句点
　　　　　を想像しながら、何かを言ってください。次に目を開けたらも
　　　　　う一度それを言って、読点と句点のときに私の方をちらっと見
　　　　　てください。

　この演習は、患者がそれを実際の社会的な状況で使えていると報告で
きるようになるまで、数回のセッションにわたって繰り返された。この
戦略は、通常の人のように早期には取得されなかった、単一の道具的ス
キルを教えるためのものである。この手法は、自閉症スペクトラム上に
ある幼い子どもに早期介入を行う場合のやり方を代用したものではない。
なぜなら、幼児がスキル訓練で学ぶことと、大人がこの練習の過程で学
ぶことは質的に異なる可能性が高いためである。ボブは、今後も他者と
の間で長く継続的なアイコンタクトを維持するようにはならないだろう。

しかしながら、彼は特に長い時間のアイコンタクトに苦痛を感じてもおり、また他の人々と重要なメッセージを適切にやりとりするためには無理に長いアイコンタクトを維持する必要もなく、ここで提示されている戦略を実践するだけで十分だと思われる。

2) 社会的知識の蓄えを増やす

　患者の社会的知識の蓄えを増やすためには、「書かれていない」社会的規範や行動における規則、すなわち通常明白な方法では教えられることのない事柄についての情報を患者に提示することが必要となる。一般の人々は、成長し、発達するにつれ、推測を通じてこの種の知識を習得していく。こうした推測は、他者を観察し、自分が正しいと思っている規則が破られた場合に、相手から与えられる非言語的なフィードバックを正しく知覚することでなされ、通常は明確な指示によって行われるものではない。たとえば、一般の人は職場の廊下で、あるいはパーティで相手と話をするときにどの程度の距離で立ったらよいかについて、標準がどのくらいか（約18インチ—45cm、あるいは腕を伸ばした長さ分）を明確な、正式な指示を与えられなくても「ただわかっており」、あるいは誰かが自分をからかっているのを「ただ感じることができ」、それに対してどうやって応答するかについても「ただわかっている」。一方で、ASの人々がそうしたことを学ぶには、そうした基準について、より明確に示すことが必要となる。

　これらのスキルは前述の道具的スキルと重複する部分もあるが、知識の蓄えを増やすためにはより抽象的な思考能力を要する。社会的規範についての話し合いを通じて、患者とともに思考、信念、および他者の期待についての探求が開始される。前にも触れたように、道具的スキルは記憶することができ、たとえその環境にいる他の人々が何を考えているかが何もわからなくても、うまく使いこなすことができるスキルである。たとえば、患者は新しい人々に紹介されたときに、微笑みながら「お会

第6章　介入：アスペルガー症候群の中核的問題へのコーピングスキルを増やす　235

いできて光栄です」と言うことを学び、なぜそれをするのかということがまったくわからなくても、その行動をそのままの形で完璧に毎回繰り返すことができる。道具的スキルが習得されるためには、たとえば人々がその行動を行うことでお互いを居心地よくしようとしているのか、あるいはお互いに肯定的な印象を与えようとしているのかなどについて、必ずしも理解する必要はない。

　しかしながら、社会的規範やルールについて学ぶためには、道具的スキルが前提条件として必要となり、かつ他者の期待を想像する能力が求められる。この他者の期待を想像することが社会的推論のプロセスの始まりである。結局は、多くの社会的ルールはその人の文化や社会における人々の心の中に存在しており、その大部分はどこにも書かれていない。当然ながら、ひとつの社会において、法律、宗教的な規則、あるいはエチケットの本に書かれている世間一般の行動規範など、いくらかの明文化されたルールもある。しかしそれらを超えて、どんな資料にも明白には述べられていない、人々の行動を支配する何百もの、いやおそらく何千ものルールがある。

　付録に、これらのルールを成人のASに教えるための、現在市販されていて利用可能なツールを記載してある。ひとつは、Myles、Trautman、およびSchelvan[134]による "The Hidden Curriculum：Practical Solutions for Understanding Unstated Rules in Social Situations"（「隠されたカリキュラム：社会的状況における暗黙のルールを理解するための実践的な解決法」）という本である。以下で、これについて少し説明する。

◆隠されたカリキュラム（The Hidden Curriculum）
　「隠されたカリキュラム」[134]には、さまざまな社会的設定における人々の社会的規範と期待について、400以上もの発言のリストが載っている。なかには、以下の例のように、基本的なエチケットに関する本にも見られることのある、きわめて初歩的な道具的スキルもある。

「食べ物は口を閉じて噛みなさい」

しかしながら、なかには普通の人々が知っていてもはっきりと口にすることは少ない、より曖昧な規範も多く載っている。ASの人々は、IQが高い人であってもこの種の情報の多くを見逃してしまうことがある。聡明で頭脳明晰な人が、次のようなことを明確な形で教えてもらわないと理解できないという事実は、読者にとっては驚きかもしれない。

「あなたが出席することになっているパーティに招待されていない人々が周りにいるときは、その人たちの前でその話をしてはいけない」

「映画館で他の席も空いているときは、見知らぬ人との間は空けておくようにする」

ASの患者が、彼ら／彼女らの知的なレベルに比べて、理解している社会的情報がきわめて少ないことに、私は今でも驚いてしまうことがしばしばある。家族やその他の支援している人々は、このアンバランスに不満を抱き、患者に「よしてくれよ。まだそれがわからないとはどういうことだ？」といったような発言を浴びせてしまうことが多い。私は、ASの患者の社会的規範に関する知識について、あるモットーを意識するようになった。これは時々私自身も思い出し、また患者のサポートシステムのメンバーにもそうしてもらう必要があることなのだが、それは「何も想定せず、すべて説明する」ということである。

「隠されたカリキュラム」が活用される形のひとつの例として、第1章で紹介した37歳の「特定不能の広汎性発達障害（PDD-NOS）」の女性で、グループホームに住むローズのケースがある。ローズは、年齢やIQに比べて、社会的行動において特に未熟だった。この未熟さによって、彼女は、そうでなければ普通に続けることができたであろう、2つ

の異なる仕事から解雇されてしまった。彼女の治療計画の一環として、セラピストは「社会的規範に対する理解を高める」ということをひとつの目標として設定した。あるセッションで「隠されたカリキュラム」を彼女に紹介したが、彼女はそれに抵抗を示した。彼女はその本を一瞥して、「これは赤ん坊のためのものだから、私には必要ないわ」と言った。しかしながら、セラピストは、ローズがジョークを言ったり、ユーモアを使ったり、またゲームをしたりすることが好きなことを知っていたので、その本が「ただの遊び」と思ってもらえるように留意しながら、そうした彼女の性質に訴えつつ再びアプローチし、本に目を向けてもらおうとした。

セラピスト：これらの2つぐらいずつを毎週読んでいって、あなたにとってそれぞれが意味を成しているかどうか、またそのルールに同意するかどうか、私に教えてくれる、というのはどうでしょう？
患者：　　　それら全部に同意しなくてはいけないのではないんですか？
セラピスト：いいえ。あなたにとってそれらのいくつかは馬鹿げたことのように思えるかもしれません。またいくつかは簡単すぎたり、変だったり。なかにはもしかしたら私たちを笑わせてくれるものもあるかもしれません。あなたにとってどれが馬鹿げていると思えるかを教えてください。それらについて話し合いましょう。
患者：　　　わかりました。ひとつ読んでもらえますか？
セラピスト：いいですよ。これはどうでしょう？（ローズのユーモアのセンスに訴えるものをわざと選ぶ）「パジャマは外で着るべきではない」。
患者：　　　（笑）馬鹿げてるわ！　誰でも知っているわ。
セラピスト：知らない人もいたんですよ。そうでなければこの本に載っていないでしょう。
患者：　　　本当ですか？　私は知っていますよ！　別のを読んでください。

　　　　　　　　面白いですね。

　この作業は、毎週のセッションで続けられた。セッションでは他の話題にも取り組んだが、毎回のセッションにおいて約10分間はこれらのソーシャルスキルを取り扱うために費やされた。結局のところ、ローズはこの本に書いてあるルールのうちのいくつかを理解できず、それらの背景にある理論的根拠についての対話に積極的に取り組んだ。以下に示す対話は、最初のセッションから数週間後に行ったそれらのルールについてのものである。セラピストがソクラテス的質問法を用いて、ルールの背景にある理論的根拠について患者に考えてもらおうとしていることに注目していただきたい。

セラピスト：では別のを読みます。「友人の家で食事をしていて、出されたものが嫌いなものだったら、『まったくいりません。それは好きではありませんから』という代わりに、『少しだけで結構です。あまりおなかが空いていないので』と言う」。
患者：　　　私は好きじゃないものを食べたりしないわ！　ありえないわ！
セラピスト：それを食べる必要はないのです。でも、それを好きではないと言わないようにしてください。
患者：　　　なぜですか？　私はその人たちに何か私の好きなものを出してもらうべきだと思います。
セラピスト：あなたのお母様は、あなたが実家に住んでいるとき誰かを夕食に招待したことはありましたか？
患者：　　　ええ。いつもそうしていたわ。彼女はよく料理をするの。
セラピスト：あなたはその人たちがその食べ物を好きではないと言うのを聞いたことがありますか？
患者：　　　いいえ。
セラピスト：ないのですね？　それはどうしてだと思いますか？

患者：　　　彼女の料理が上手だったからです。そして彼女はもし誰かがそう言ったらきっと怒ると思うわ！

セラピスト：なぜお母様は怒るのでしょう？　さきほどの、あなたが誰かの家で出された食べ物が好きでなかったときにどうするかということについて、あなたがおっしゃったことに戻ってみましょう。あなたは、お客様があなたのお母様に自分の好きなものを提供してもらう権利があるとは思わないのですか？

患者：　　　私の母が一日かけて作った食べ物です。その人たちはそれを食べるべきです。

セラピスト：でも誰かがそれを好きではなかったら……。

患者：　　　言いましたよね。私の母は、もし誰かにそう言われたら怒るでしょう。

セラピスト：それは彼女が一日かけて作ったからですか？

患者：　　　ええ。

セラピスト：誰でも、人を招待するときには、いつもより頑張って食事を用意する必要があると思いますか？

患者：　　　そう思います。

セラピスト：このルールがこの本に書いてあるのは、そのことを強調したいためでしょうか？

患者：　　　ええ、でもやっぱり人は、私の好きなものを私に出すべきだと思います。

セラピスト：もちろん、私たちは皆好きなものを食べる方がいいのです。レストランに行くと、自分の好きなものを選べますが、それはお金を払っているからです。でも誰かの家に行くときは、その人たちが食べ物を無料で用意してくれているのです。ということは、選ぶことができないということです。

患者：　　　でも、良い友人なら自分の家に相手の好きなものを必ずすべて用意しておいてくれると思いませんか？

セラピスト：さあ、それはどうでしょう。あなたのお母さんが一番最近人を招いたのはいつでしたか？
患者：　　土曜日でした。
セラピスト：何人の人が来ましたか？
患者：　　わかりません。10人くらいだと思います。
セラピスト：彼女は何を作ったのですか？
患者：　　ラザニアです。とても美味しかったです。
セラピスト：あなたは、彼女が事前に来る人それぞれに電話をして、その人たちの好きなものと好きでないもののリストを作ったと思いますか？
患者：　　いいえ。それはばかげています。彼女にそんな時間はありません。
セラピスト：いいでしょう。あなたは、良い友達ならあなたの好む食べ物を必ずすべて用意しておくようにするものだとおっしゃいました。それでは、一人ひとりの好みを確かめないあなたのお母さんには、良い友達であるための時間がないということでしょうか？彼女は、自分の友達一人ひとりの食べ物の好みについて調べる時間がないということですか？
患者：　　彼女は、一日中料理して彼らに美味しい食べ物を差し出すのですから良い友達です。
セラピスト：でも私たちはまた同じ質問に戻っています。土曜日の夜に来た10人のうちで1人の人がラザニアを嫌いだったらどうなるのですか？
患者：　　黙ってそれを食べるべきです！
セラピスト：このルールが言っている私たち皆がすべきことは、その「黙って食べる」、それなのではないですか？
患者：　　なるほど、わかりました。他の人も私が来る前に食べ物の準備を一生懸命してくれることを私は忘れていたんだと思います。その人たちがそれをしているのを見たことがなかったので、考

えてみたことがなかったのです。でもみんなは私が来る前にそうしてくれているんですね。ええ、よくわかりました。

　ローズの例は、多くのASの人々が抱える「情報の一般化」についての問題を示している。一般の人々がこのルールを理解できるのは、自分の個人的な経験（母親が食事の準備に一生懸命なのを見ること、など）を自然に一般化し、直接観察しなくても、客のために食事の準備をするときは同じことをするに違いない、と想定することができるためである。しかしながら、ローズはそれについて論理的で明白な説明を受けるまで、両者を結びつけることができなかった。「自分勝手で他者に対する思いやりがない」というレッテルをローズに貼るのは簡単だろう。しかしながら、彼女は自分の母親の労力と他者の労力を結びつけて考えることができるようになってからは、このルールを理解し、受け入れられるようになった。

◆社会的物語（social narrative）
　社会的物語は、架空の状況設定を、患者にとって問題となっている現実生活上の筋書きへと置き換えて考える際に有効な手段である。ストーリーはセラピストと患者によって共同執筆され、その状況についての現在の患者の理解に、新しい社会的情報を統合して作られる。こうした物語を作成するための手法もまた、Mylesら[134]の「隠されたカリキュラム」に記載されている。教示の仕方は、Gray[84,85]によって提供されている「社会的ストーリー（Social Stories™）」の中に探すことができる。後者は、ASと高機能自閉症（HFA）に対して社会的物語を用いるための総合的な方法論であり、ASの青年に対する個別の事例研究では、肯定的な行動変化につながることがわかっている[33,151]。

　物語は、年齢、機能レベル、および患者の学習スタイルによってさまざまに異なるが、それらはいずれも、個々の患者に直接関係する社会的

な規範について教育するために活用することができる。その多くは、現在の問題を引き起こしている状況の説明、その状況に対する患者の現在の主観的な経験についての情報、他者の感じ方や反応の仕方についての情報、その物語のような状況における他者の感情や期待などが含まれている。期待については、その個人の情報処理スタイルに適合する形で説明し、患者が物語と同じような状況におかれた場合に、他者の期待に基づき何をすべきなのかについて、適切な指示が含まれたものである必要がある。しかしその際、セラピストは患者の不適応的な行動について、批判的あるいは評価的な表現をしないよう気をつけなければならない。言い換えれば、そのストーリーは、患者の行動が単に間違っている、あるいは不適切であることを患者に告げることに焦点を当てたものにしてはならない。概して、患者はそうしたことをこれまで何度となく言われてきているが、「なぜ」不適切なのか、その理由については伝えられたことがない。つまり、この物語による介入の裏にある前提として、患者は自分の社会的戦略がうまくいっていないのは「なぜ」なのか、その理由を告げられる必要があるということである。そうでなければ行動の変化は望めないだろう。

　このアプローチは、例を挙げなければ理解しにくいので、ここでひとつの事例を紹介する。テッドは19歳の男性だが、彼は、公然とうっとうしい行動を取って他者との間の「目に見えない境界」にずけずけと踏み込んでいってしまうため、大学の講義中に再三部屋から出て行くよう言われたり、いくつかの仕事を解雇されたりしていた。彼の行動に対する他の人からの最も頻繁な苦情は、彼があまり親しくない人たちに対してガムかキャンディーを要求して回ることだった。彼は、相手が「キャンディーもガムも持っていないのであげられない」と答えても、いつもしつこく求め続けた。ある意味それは比較的無害な行動ではあったものの、他の人々が彼を避けたり、率直に彼を厳しく批判したりするまでに問題のある行動でもあった。私にはまた、彼がそうした行動を取ること

第6章　介入：アスペルガー症候群の中核的問題へのコーピングスキルを増やす　243

で、見知らぬ人々から非難を受け、攻撃的な人々から傷つけられてしまう危険が高いことが心配された。彼は、その行動が不適切であるということを支援者（家族や教師たち）から繰り返し告げられていたが、同じ行動を繰り返していた。私は、心理療法のセッションの場所が、たまたまいつもの場所から別の場所に移ることになったときを利用して、彼の社会的物語を書く機会を設けた。従来の場所は、静かでプライベートな開業のオフィスだったが、新しいところは混み合った、外来の医療クリニックだった。私は、彼が待合室の他の患者さんやオフィスのスタッフにガムやキャンディーをしつこくせがむことによって、オフィスでの面接の初日から、皆から敬遠されてしまうことが心配だった。そのため、この筋書きをその物語の主題として選んだ。

　次に紹介するその物語は、セッションの場所が変更される1週間前に書かれた。私は、患者の隣に座り、パソコンを使って物語の表現を書き換えていった。患者の思考や感情を私自身の言葉で記述した場合は、必ず、社会的物語の表現として決定する前に、患者の実際の経験がどんなものでありうるかに関する仮説に基づき、彼と相談して検討した。私が間違った推測をした場合には、患者がそれを指摘し、その誤った表現は消去された。患者は、物語の表現として承認するかどうかに関しとても慎重に考えて検討しており、私には彼が自分の経験に適合する表現としない表現を識別することができるという確信があった。社会的情報について伝える表現を書いているときは常に、私は彼がその情報の意味するところをきちんと理解したかどうか確認した。彼が理解していなかったり、あるいはその規範に同意しない場合には、書くのを停止し、その理論的根拠についてより詳細に検討し合った。このプロセスを通じて完成したストーリーを以下に提示するが、そのストーリーには患者の視点に関するアセスメントが含まれており、そのアセスメントしたものと、そのような状況における社会的規範や、彼がすべきことの指示についての新たな情報とが統合された形になっている。

- 私は、来週新しい場所でGaus先生に会う。
- 私はそのクリニックに予定の時間より早く着くかもしれない。
- 私は何かを待たなくてはならないときにナーバスになる。また、待たなくてはいけないと退屈する。
- 私は、スナックやキャンディーを食べると気分が良くなる。
- 待合室にはキャンディーが置いてあることもある。
- コーヒーテーブルやカウンターに置いてある入れ物に入ったキャンディーは、人々が自由にもらってよいものである。これは「公共の食べ物」である。
- 公共のコーヒーテーブルやカウンターに置かれていないキャンディーは「私的な食べ物」である。
- 人々は、自分の引き出し、キャビネット、ポケット、あるいはハンドバックなどに「私的な食べ物」をしまっている。
- 人々は、自分の「私的な食べ物」を譲るよう求められると不快に感じることがある。
- 人々は時々、不快に感じていても、その感情を隠すことがある。
- 私は、本を持っていくつもりだ。もし待たなければならない場合には、自分の本を読むことができる。
- 私は、鞄にいくつか飴やお菓子などを入れて持っていくつもりだ。もし待たなければならない場合には、それらを食べることができる。

興味深いことに、私が「人々は、自分の私的な食べ物を譲るよう求められると不快に感じることがある」という表現を書いたとき、患者は断固として抗議した。私は書くプロセスをいったん止め、次の対話が交わされた。

患者：　　そんなことはありません。先生は間違っています。
セラピスト：どこが違うのですか？

患者：　　　人々は不快には感じません。そんなの見たことがありません。それは間違いです。

セラピスト：人々が不快に感じていないとどうしてわかるのですか？

患者：　　　彼らはいつも私にガムやキャンディーをくれるからです。もし私に対して怒っていたらくれないだろうと思います。ほとんどの人はキャンディーを分けてくれます。

セラピスト：彼らが不快に感じながらも、キャンディーをくれているという可能性はありませんか？　人々が不快に感じながらもキャンディーをくれるということはありえないことでしょうか？

患者：　　　人々が怒っているときは、私にもそれがわかります。彼らが怒っているときには普通私を罵ったり、悪口を言ったりします。でもそうした人たちはキャンディーをくれることはしません。どうせ彼らは意地悪ですから。彼らはおそらく悪いキャンディーしか持っていないでしょう（笑）。

セラピスト：でも、怒らないけれども迷惑に思っている場合もあるのではないですか？　不快な気持ちを表す方法は罵りや悪口だけということでしょうか？

患者：　　　私はそれ以外のことに気づいたことはありません。どういうことですか？

セラピスト：人々は時々心の中では迷惑に感じていても、それを外には出さないことがあるということです。私たちの社会では、人の私的な食べ物を譲ってくれるように頼むのは通常は無礼だと考えられています。そしてここがややこしい点なのですが、私たちの社会ではまた、自分があまりよく知らない人々にイライラした気分を見せないことが礼儀正しいとも考えられています。ですから、礼儀正しい人々は、あなたの感情を傷つけたくないので、通常はイライラしたとしてもそれらの感情を隠すでしょう。でも彼らはあなたにキャンディーをあげるとき、ひそかに迷惑だ

と感じています。キャンディーを欲しがる行動によって、あなたを無礼だ、あるいは変だと思う人もいるでしょうが、礼儀正しさのために彼らはそれを声に出してあなたに言うことを控えているのです。人々はあなたにキャンディーをあげはしますが、あなたの友達にはならないでしょうし、別の日に再び会ったらあなたを避けようとさえするかもしれません。

患者： (一瞬沈黙)はあ。まったく気づきませんでした。人々は私のことを避けることがありますが、それは彼らが親切でないからだと思っていました。

セラピスト：そうですね、それについてはおそらく他のセッションでさらにお話しした方がよいかと思います。でも今のところは、「人々が不快に感じているときにそれらの感情を隠すことがある」と考えることに同意していただけますでしょうか？

患者： ええ、そう思います。それについては考えたことがありませんでした。

セラピスト：わかりました。それでは、それについても私たちのストーリーに一行加えましょう。

　ご覧のように、このプロセスは介入のみならず継続的なアセスメントの役割も果たしている。この例では、患者の社会的状況の知覚の仕方について、他の方法では知ることができなかったかもしれないより多くの情報を得ることができた。

　私は、セッションの当日に患者の家に電話をし、このストーリーを声に出して読み、不明確な部分について質問するよう彼に求めた。その後彼が予約の時間に来院したとき、私はセッション中だったため、待合室で彼を観察することはできなかった。しかしながら、セッションが始まると、自分自身の行動を評価するように求められた彼は、誇らしげに自分が成功したことを報告した。彼は誰にもガムやキャンディーを要求し

第6章　介入：アスペルガー症候群の中核的問題へのコーピングスキルを増やす　247

なかったと言った。私は彼の成功を称賛し、介入の効果に満足した。とはいうものの、彼が去った後、私はオフィスのスタッフに彼の行動について尋ね、確認して回った。スタッフは患者の自己報告が正しかったことを保証してくれた。彼は確かに誰にもガムやキャンディーを求めなかった。しかしながら、彼は建物の入り口付近の自動販売機を指差し、皆に小銭を要求していたのである。この事実は、一方ではこのケースのユーモアあるオチのように聞こえるだろうし、もう一方では、ASの患者が、いかに文字通りの考え方をしてしまうか、また、ある文脈において教えられたスキルを他の別のものに一般化することがいかに難しいか、ということについての説得力のある教訓になる。いうまでもなく、次のセッションは、人にお金を要求することについての社会的物語を書くことに費やされたのであった！

3）社会的認知を向上させる

　前述のように、適切な道具的スキルと確かな社会的知識の蓄えを持つだけでは、社会的状況における成功のためには十分ではない。どの社会的接触が、どの道具的行動を必要とし、どの社会的規範に関連しているのか、ということに気づけるようになるためには、これらのスキルを用いるタイミングを知っていなければならない。この種の知識は、ある状況の社会的文脈を評価し、他者の言語的および非言語的行動を観察し、その人たちの精神状態を推測し、自分に何が期待されているかを理解し、そしてそれを実行する能力がもとになっている。これは、最も複雑な一連のスキルである。

　私はしばしば、毎日のさまざまな自然な状況において、患者が社会的接触をしている場面のビデオ映像が欲しい、と患者に言うことがある。ビデオ映像は、それぞれの患者と患者を取り巻く人々との言語的、非言語的なコミュニケーションについて、セッション中に話し合う際に活用することができる。このようなビデオ映像を使えないのであれば、他者

を「読み」、その情報をもとに適応的な反応を考え出すための方法を教えるためには、より一般的な他の方法に頼らなければならない。以下の介入を組み合わせる手法は、こうしたスキルを形成する際にすべての患者に適用することができる。

- 市販の教材を活用する。
- 患者がセッション外の日常生活で体験した対人場面について、それを振り返る形で話し合う。
- 対人場面を想定して計画した行動についてリハーサルを行う。
- セラピストとの相互作用において患者が示す行動について、セラピストがその場でフィードバックする。

　教えられるスキルが基礎的なものであれ、より複雑なものであれ、多様な教育戦略を取ることで学習効果を最大限に高めることができる。たとえば、他者の非言語的手がかりを読むことを必要とする新たな社会的規範について、それをどのように実際の場面に適用するのかについて、教訓的な提示だけを使って患者に教えることは、視覚教材、リハーサル、およびフィードバックと組み合わせる場合に比べて行動変容につながる可能性は低くなる。

　すでに出版されているいくつかのトレーニング・パッケージの中には、社会的認知を向上させるための有用なツールが含まれている。以下にそれらを記載し、簡単に説明する。より詳細な情報については、本書の付録を参照されたい。

- Social Stories™（社会的ストーリー）[84, 85]——著者は、ASやHFAの若者を対象とした、社会的物語のアプローチを開発した教育者であり、これは教育の現場において用いられている。これについては、すでに前項において社会的規範を教えるための手段として紹

第6章　介入：アスペルガー症候群の中核的問題へのコーピングスキルを増やす　249

介したが、視点取得スキルの向上を促したり、他者の精神状態を推測する考え方を紹介したりする場合も有用である。

- Comic Strip Conversations（漫画による会話の分解）[83]──このワークブックは「社会的ストーリー」と同じ著者によるもので、漫画でよく使われるシンボル（たとえば、思考を象徴する人々の頭の上の吹き出しなど）をもとにした視覚教材によって、患者にさまざまな社会的推測の概念について教育することが可能である。
- Mind Reading（読心術）CD-ROM[39]──Simon Baron-Cohenが率いるチームによって開発されたCD-ROMで、他者の精神状態を推測することを教えるために、実際の顔、ジェスチャー、身体の姿勢、および筋書きなどがコンピュータのスクリーン上に提示され、対話形式で取り組める教材である。
- Inside Out：What Makes a Person with Social-Cognitive Deficits Tick?（あべこべ：社会的認知の障害のある人はなぜ「嫌な奴」と思われてしまうのか？）[175] と Thinking about You Thinking about Me（あなたのことを考える、私のことを考える）[176]──この2つのワークブックの著者は言語聴覚士であり、ASや関連する症候群を持つ人々に見られる社会的な行動の問題の原因と考えられている認知的な機能不全をターゲットとした、優れた一連の戦略を開発している。彼女は、社会的推測と視点取得について成人に教える際に適した、多数のワークシートや演習を提供している。
- Relationship Development Intervention with Children, Adolescents and Adults: Social and Emotional Development Activities for Asperger Syndrome, Autism, PDD and NLD（児童、青年、成人に対する関係性の発達への介入：アスペルガー症候群、自閉症、広汎性発達障害、および非言語性学習障害（nonverbal learning disorders：NLD）の社会的および感情的発達のための諸活動）[90]──これは、著者による「対人関係スキルの発達の6段階」の発達モデルをもとにした、総合的な、

一連の社会的認知に関連する活動と演習である。この本には「The Relationship Development Questionnaire（関係性発達質問票）」というツールが含まれている。この質問票は、特定の個人が対人関係の発達の6段階のうちどの段階にいるのかを知るために役に立つ。それを把握した後、その人がより高次のレベルのスキルへと前進するために必要な演習は何かを決定する。

- Asperger's Syndrome and Sexuality: From Adolescence through Adulthood（アスペルガー症候群と性：思春期から成人まで）[97]──この本は、ASを持つ人の性的な治療の必要性を評価するための貴重な資料であり、性的な機能の領域における能力を高めることを狙いとした一連のスキル構築プログラムを提供している。

治療者は、患者個人に合わせて立てた治療計画に応じて、これらの介入戦略のうちのどれを選択するか、またどのようにそれらを組み合わせるかを決めていく。前にも触れたが、ASを持つ人が学ぶスキルは、静的な単一の行動ではなく、動的で柔軟なプロセスを経て習得される必要がある。その意味では、セラピストは話し合いのテーマが何であれ、計画されたスキルをセッションのすべてに織り込み、直接的そして間接的な方法の両方で患者に教えていく必要がある。たとえばセラピストは、患者に経済的な問題について話をしている場合でも、頭の片隅には、社会的認知の問題が金銭問題に及ぼしたかもしれないことを忘れないでおくようにする。また、その金銭問題についての話し合いの間も、セラピストは、患者にとってモデルとなるような社会的行動を示し、患者を導いていく。以下の事例は、より高度なソーシャルスキルを患者に直接教えることについての具体例を示している。

◆視点取得エクササイズ
　アンドリューの事例は、第1章および第4章で紹介した。簡単に振り

返ると、彼は32歳の男性で、調理師の資格を持ち、高級食料品店のマネージャーとして働いている。彼は、社会的関係の欠如と抑うつ症状に対する手助けを求めて治療を受けに来た。アンドリューは、鉄道模型の制作に対して情熱を燃やし、また才能を持っているが、それを恥ずかしく思っている。私は、さまざまな問題の中でも、彼の極度の自己注目と気難しく見える表情が友人関係やデートに関する問題に関係しているだろうと判断した。Winner[175, 176]のモデルの通り、視点取得のスキルが極度に乏しいことが彼の抱える問題の大きな一因となっている可能性が高かった。私は彼に、社会的状況で居心地の悪かったいくつかの異なるエピソード（同僚とバーで、兄弟の友人とたむろしていて、など）について話すよう求めた際に、併せて彼が付き合いのある人それぞれについて少し説明してくれるよう依頼した。ところが彼は、それらの人の誰についても、ほとんど何も知らなかった（興味関心、家族の状況、性格特性など）。彼は他者に焦点を当て、その人たちについてさらに学ぶ方法を知らないように見えた。これは、人間関係がうまくいくうえで必要な基本的スキルといえる。もちろん、彼の抑うつ症状も問題の一因であり、その点については他の方法によって治療計画の中で取り上げられた。自己注目について対応するため、私は「あなたについて考える、私について考える」[176]の本にあるエクササイズを使うことにした。次の話し合いは、その提案をどのようにアンドリューに行ったかを示したものである。

セラピスト：アンドリュー、私たちはこれまでに、あなたが社会的な結びつきのなさにどれだけ不満を感じているかについてかなり話をしてきましたね。
患者：　　　ええ、もう本当にうんざりしています。無視されることにはうんざりです。もうこりごりなんです。
セラピスト：あなたは、これまで私に話してくれたように、いろいろな状況で人から無視されてきました。あなたは、人と集団でいるとき

はいつもかなり神経質になっているようですね。
患者：　　　　そうです。本当にどうしていいかわからないのです。周りの人たちにどうやって私に気づかせ、私がいい人であることをわからせたらよいのでしょうか？
セラピスト：アンドリュー、あなたは先週のセッションで、同僚や兄弟の友人についてあまり私に説明することができませんでした。私はこの現象をとても興味深いと思いました。あなたは、その人たちと知り合い、かかわるなかで、その人たちのことをあまり知ろうとしてこなかったようですが……。
患者：　　　　どうしたらそれが可能になるのですか？　彼らは私と一緒にいてくれないのですよ。
セラピスト：あなたの方は彼らに対して時間を割いたのですか？
患者：　　　　どういう意味でしょうか？
セラピスト：彼らはあなたのことを無視しているようです。でもあなたも彼らのことを無視しているように見えます。
患者：　　　　よくわかりませんが……。
セラピスト：あなたは彼らと友好的になりたいと言うのですが、あなたは誰かと知り合いになろうとするときに、通常皆がする、あるひとつのことをしていないようです。それは、相手について学ぶことです。相手について何も知らなければ、その人たちのことを好きだとか、どの人が好きだということがどのようにしてわかるのでしょうか？
患者：　　　　さあ、わかりません。
セラピスト：(彼の料理の修行を思い出して) 周りの人たちは食べ物やワインと同じようなものです。あなた自身がどんな種類の人が好きか、理解しなくてはなりません。すべての人が同じではありませんし、あなたがそれらすべてを好きだということもありません。
患者：　　　　自分がそんなに選り好みできる立場にあるとは思いませんが。

第6章　介入：アスペルガー症候群の中核的問題へのコーピングスキルを増やす　253

セラピスト：選り好みをするようにはならないかもしれません。でも誰かのことを知るというプロセスは、実際にいろいろな形であなたのためになるでしょう。私がこれから提案するいくつかの戦略を実践すると、あなたには2つの変化が起きるでしょう。ひとつは、私が提供するエクササイズに集中し、あなたは自分自身に過剰に注目しなくなり、したがってそれほど神経質にならずにすむようになるという変化です。もうひとつは、人々は誰か他の人が自分に興味を持っているということを嬉しく思うため、あなたのことを好ましく思うようになるという変化です。これに役立つワークシートをお見せしましょう。これは「Visual Web of What You Remember about Others（他者について覚えておくべきことについての視覚網）」と呼ばれるものです（患者に図6.1にあるWinner[176]のワークシートを渡す）。このシートは、誰かのことを知ろうとする際の枠組みを提供してくれています。あなたが付き合っている、あるグループのうちの一人で、今週このワークシートの対象にしてみたい人について考えてください。

患者：　　ポールはどうでしょう？　彼とは毎日午後一緒に仕事をしています。

セラピスト：いいでしょう。ではこのシートの中央の丸のなかに彼の名前を書いてください。そしてホームワークでは、4つの枠のなかに求められている情報を記入してください。

患者：　　すでに彼が好きな種類の食べ物についてはわかっています。彼はタイ料理が好きです。

セラピスト：どうしてそれがわかったのですか？

患者：　　彼があるとき給仕をしているときに客に言っているのを聞いたんです。

セラピスト：いいですね。それを食べ物の枠に書いてください。先週これら

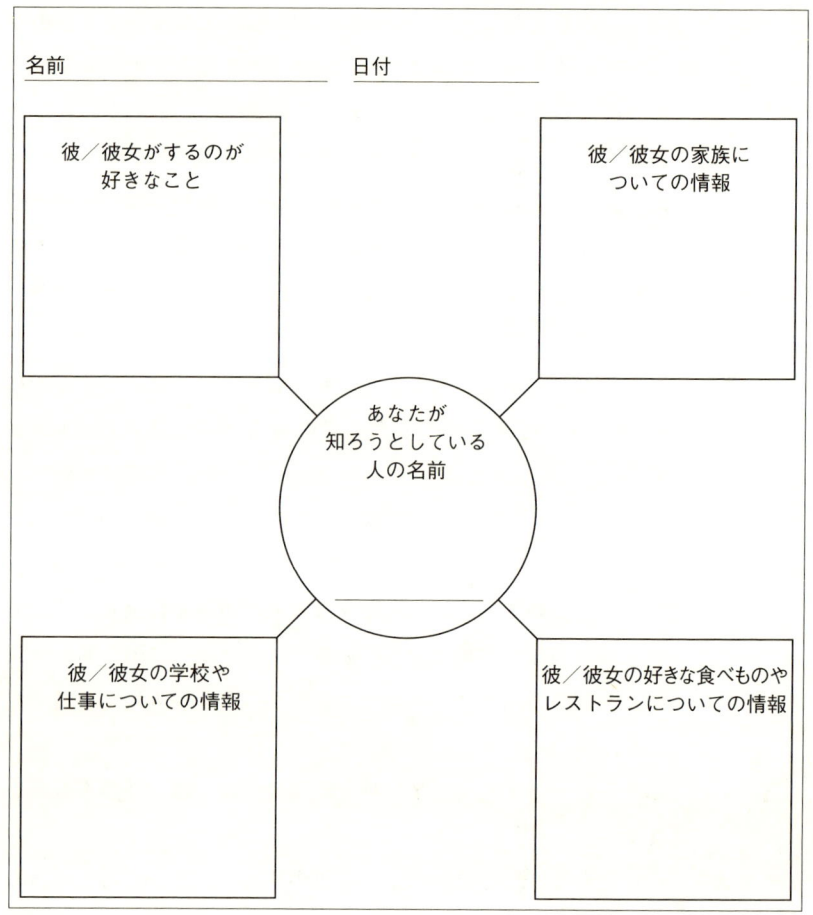

```
┌─────────────────────────────────────────────────┐
│  名前_____    日付_____            │
│                                                 │
│  ┌──────────────┐              ┌──────────────┐ │
│  │ 彼/彼女がするのが │              │ 彼/彼女の家族に │ │
│  │   好きなこと    │              │  ついての情報  │ │
│  │              │              │              │ │
│  └──────────────┘              └──────────────┘ │
│              \          ○          /            │
│               \    あなたが    /               │
│                 知ろうとしている                 │
│                   人の名前                      │
│               /                \               │
│              /    _____    \                │
│  ┌──────────────┐              ┌──────────────┐ │
│  │ 彼/彼女の学校や │              │ 彼/彼女の好きな食べものや │ │
│  │ 仕事についての情報 │           │ レストランについての情報 │ │
│  │              │              │              │ │
│  └──────────────┘              └──────────────┘ │
└─────────────────────────────────────────────────┘
```

図6.1 ワークシート：他者について覚えていることの視覚網（文献176）。

の人々についてあなたが知っていることについて尋ねたときではなく、今そのことを思い出したのはなぜだと思いますか？

患者： 今の私の状態がそのときと違っているからだと思います。今の私はそれほど神経質になっていません。でもそういうときには神経質になってしまい、物事を落ち着いて考えられないのです。

セラピスト：ということは、あなたは今、このシートをすでに正しく使って

いるということです。これは物の見方を変えることと、不安を軽減することの両方に役立ってくれます。あなたはこれが得意なのではないかと思いますよ。ですから今週はこのシートを完成させてみてください。ひとつ覚えておいてほしいのは、ポールに接触して、彼に直接「インタビュー」することを一度にしてしまわないということです。そうすることでかえって気まずくなるかもしれません。それよりも、たとえば、あなたが彼の好きな食べ物について知ったように、彼が客と話をするのを聞いてみて、そこからどれだけのことを学べるかを見てみてください。その後に、彼と一緒の時間があれば、彼に少しだけ質問をしてみてください。

患者：　　　今週しなくてはならないのはそれだけですか？
セラピスト：そうです。これから私たちがどんなことをするのかをお見せしましょう（図6.2にあるWinner[176]の「Creating Files in Your Brain（頭の中にファイルを作成する）」のワークシートを患者に見せる）。このシートは、私たちがどこに向かっているかを示しています。あなたの交友関係の中の人それぞれが、最終的にはこのシートに、そして願わくはあなたの記憶に、一人ひとり整理されることになるでしょう。目標は、それぞれの人についての「ファイル」をあなたの頭の中に作成することです。

　アンドリューは、誰かを知るということは相互的なプロセスであり、その中でそれぞれがお互いに注意を払いあう責任があるという考えを受け入れられるようになるまで、これらのシートを6週間にわたって活用した。
　要約すると、本項では、成人のASにおけるソーシャルスキルの形成のための戦略について提示した。そのための枠組みとしてまず、3つのレベルでのスキルの必要性（道具的スキル、社会的知識を蓄えるための

あなたの頭はあなたが考え、知っていることについての情報すべてを保持しています。誰か他の人と知り合いになるということは、その情報をあなたの頭の中のファイルに保存しなければならないということです。あなたはその人についての情報を一生懸命頭の中に覚えておくようにしなければなりません。そうすると、次にその人に会ったときに、ブレインストーミング、つまり、あなたがその人についてよく考えるようにすることで、その彼ら／彼女らについてのファイルを開くことができるようになります。

このグループで知り合ったさまざまな人たちについて、あなたが覚えていることについて以下でブレインストーミングしてみましょう。

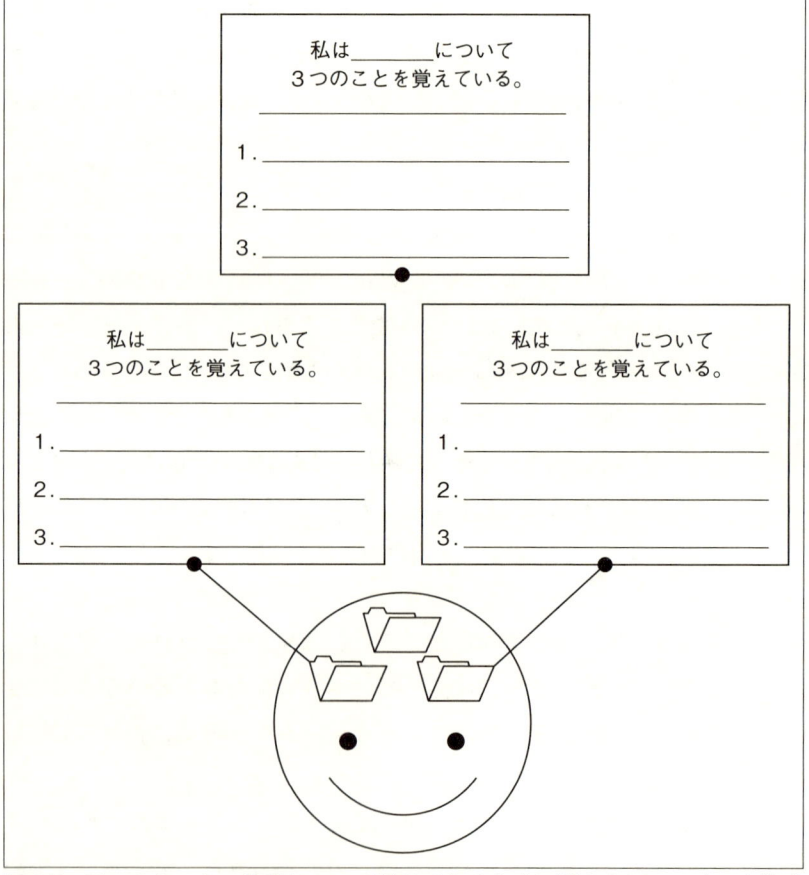

私は＿＿＿＿＿について
3つのことを覚えている。
＿＿＿＿＿＿＿＿＿＿＿＿
1.＿＿＿＿＿＿＿＿＿＿＿
2.＿＿＿＿＿＿＿＿＿＿＿
3.＿＿＿＿＿＿＿＿＿＿＿

私は＿＿＿＿＿について
3つのことを覚えている。
＿＿＿＿＿＿＿＿＿＿＿＿
1.＿＿＿＿＿＿＿＿＿＿＿
2.＿＿＿＿＿＿＿＿＿＿＿
3.＿＿＿＿＿＿＿＿＿＿＿

私は＿＿＿＿＿について
3つのことを覚えている。
＿＿＿＿＿＿＿＿＿＿＿＿
1.＿＿＿＿＿＿＿＿＿＿＿
2.＿＿＿＿＿＿＿＿＿＿＿
3.＿＿＿＿＿＿＿＿＿＿＿

図6.2　ワークシート：他者について覚えておくために頭の中にファイルを作成する（文献176）。

スキル、および社会的認知のスキル）を示した。とはいえ、セラピストは通常、患者についての個別のケースフォーミュレーションに従い、この3つのスキルすべてを総合的に教えていく。その際、それらスキルの形成を目的として開発された教材や資料を活用することが推奨される。これらの出版されたパッケージのいくつかは、さまざまな設定や年齢に合わせてデザインされており、それらをどのように成人のASの心理療法に適用できるかについて、事例をもとに解説した。

4. コーピングスキルを増やす

上記で考えてきた社交場面における問題に加えて、他のいくつかのASの症状は、個人の生活に継続的なストレスを生じさせる。単純な毎日の作業や義務に対処するのが困難なのは実行機能（executive functions：EF）の問題によるものである。ASを持つ人にとって、感覚入力と感情覚醒を調節するのは容易なことではなく、ごく平凡な出来事にも容易に圧倒されてしまう。ASの認知の硬直性は、変化と予期せぬ出来事への対応をきわめて困難なものにする。ほとんどのASの患者の場合、治療計画の一部はコーピングスキルの習得に充てられ、ストレスをより効果的に管理することができるようにする必要がある[88,89]。コーピングスキルの習得は、生活の質を向上させ、併存するメンタルヘルスの問題の治療をサポートし、これらの併存疾患の再発を防ぐ。Meichenbaum[129]のストレス免疫モデル（stress inoculation model）が主張するとおり、AS患者においてもストレスに対して最も脆弱な要因がどれであるかによって、患者はそれぞれ異なるスキルを学ぶ必要があり、個人に合わせてケースフォーミュレーションを行うことによって、患者ごとの要因を特定することが重要である。

1）補償的なスキルを発達させることの理論的根拠

　成人期になってASと診断されることは、患者にいくらかの安堵を与える一方で、同時に、能力対障害という観点から多くの疑問を生むことにもなる。第5章で解説した心理教育のプロセスにおいて、患者は、日常生活の課題を行うことや仕事をうまくこなすことなどの非社会的な問題と、ASの症状との関連について質問してくることが多い。AS患者らはしばしば「この問題をどの程度変化させ、どの程度受け入れなければならないのでしょうか？」、あるいは「どの能力なら学ぶことができ、またどの能力は欠如したまま暮らしていかなければならないのでしょうか？」などと尋ねてくる。

　セラピストは、こうした質問に対し安易には答えられないが、強みと弱点についてよりよく理解してもらうことを目標に、患者を自己アセスメントのプロセスへと導くことができる。私自身のアプローチは強みに基づくものではあるが、私は、患者が自分自身の限界について現実的に理解することをサポートすることにも価値を置いている。欠陥が明確に定義されればされるほど、その患者にとって特有の弱点を避ける方法が見つけやすくなる。しかしながら、多くの場合この「適切な回避」がとても難しいのは、非常に多くのASに関連した障害が、はっきりと捉えにくいものだからである。受容言語の処理（receptive language processing）における問題、実行機能の障害（計画、整理）、あるいは感覚過敏性などはすべて、患者の機能を低下させたり、他の人々に容易に「人格的な」欠陥があると誤解されたりしかねない。ASを持つ人は、周囲の「彼（彼女）は自分の部屋をきれいにしないが、それは、彼（彼女）が怠慢だからだ」といったような発言を、一生を通じて浴びせられてきている。そのような誤解の結果、多くの当事者が批判を避けるために自分の問題を周囲の人々に「隠す」ことを学ぶが、これは不適応的な戦略といえる。以下の時間管理スキルのところで、アンドリューのケースを再度取り上げるが、この例はこうした回避の不適応的な面をわかり

やすく示した事例である。

　ASを持つ人々には、欠陥を隠そうとする傾向があり、患者の中には、今生じている問題についてセラピストと率直に話し合うことにも強い不安を覚える人もいる。セラピストは問題について話すことに気乗りしていない患者に、こうした自己アセスメントは、ほとんどの一般の成人が日常的に行っていることだと伝えて安心させるとよいだろう。日常生活上の課題に関しては、自分にとって何が不得意であるかを知っている（小切手の収支を合わせる、料理をする、パイプの漏れを直す、など）ことはごく普通のことで、健全な成人は、自分の不得意なことについては、家族や友人にやってもらうか、あるいは人を雇うかしてそれをやってくれる人を他に見つける。職業の選択も、一般の成人の現実的な、自分自身の欠点についてのアセスメントによって影響を受けるものである。たとえば、専門職を選択するまでのプロセスの一部には、その人が自分の得意でないとわかっていることを除外することが必要となる。一般の人々が、あまり意識的に考えずに行う他の多くのことと同じように、ASの人々に対しては、この自己アセスメントのプロセスに関して明確なアドバイスを受けながら進めていくことが必要である。このプロセスを行う必要性を、ごく普通のこと、つまり皆が行う標準的なことであることを伝えることによって、自分に不足している点について補っていく方法を見つけようとする患者の意欲が高まることが多い。

　本項の残りの部分では、一般的にASの患者にとって最も有益となるコーピングスキルについて提示する。それらは「時間管理」「問題解決」「リラクセーション」および「プレアサーティブネス（前主張性；preassertiveness）」である。これらはすべてASの障害特性を補償するための戦略であり、ASを持つ人が自分の障害をより効果的に管理するために役に立つ。ここで考察される戦略の多くは、一般の成人において効果が実証されてきた長い歴史のあるものである。それらは原著にてかなり詳細に紹介されているため、ここで詳しく述べることはしない。セ

ラピストがASの成人の患者の場合に特別に配慮すべき、あるいは変更すべき点についてのみ解説するが、それらの技法にあまりなじみのない読者のために、より総合的に解説している参考文献を提示した。ストレス管理の一環と考えられることの多いいくつかの認知的戦略（再評価、自己指示）があるが、それらは次章の中の、併存するメンタルヘルスの問題の治療について解説する項で取り上げることにする。

2）時間管理スキル

ASを持つ人々がスケジュールを立てる、あるいはスケジュールに従うことに関連した問題を抱えていることは珍しくない。いつも遅刻してしまう自分に対して不満を漏らす患者もいれば、「何も成し遂げられない」感覚がストレスの原因になっている人もいる。第2章で触れた実行機能（EF）における障害は、自分の時間の使い方に関する認識の乏しさや、1時間ないし1日にやり遂げられることについての現実的な見通しが立てられないことの一因である可能性がある。以下のリストは、患者が時間をより効果的に管理するのに役立つ戦略を挙げたものである。

- 時間がどのように使われているかについての基本データをとるために、毎日の活動をスケジュールシートに記録する。
- 「やることリスト」を作り、項目に優先順位をつける。
- 毎日あるいは毎週、小さな現実的目標を立てる。
- 自分自身に課題を思い出させるために、視覚的な手がかりを活用する。

アンドリューの治療計画に組み込まれた介入のうちのひとつに、時間管理訓練があった。彼の抱えている問題の中のひとつに、自分がしなければならない作業を遂行することにおける多大な困難があった。それらの大部分は家事に関連していた。彼の両親は、彼が実家に一緒に暮らし

ていたときはいつも部屋を散らかしっぱなしだったので、彼に対してしばしば不満を感じていたと報告した。彼は、実家でやるよう頼まれた仕事をやり遂げたことがなかった。両親は、彼が「先延ばしをしている」と考えて怒り、彼のことを「怠慢」だと言った。彼はアパートで一人暮らしを始めたが、アパートは部屋全体が散らかってめちゃくちゃな状態だった。アンドリューは片付けの作業に圧倒されており、いつでもそれをするつもりではあったが、どう始めていいのかわからなかった、と話した。彼は、それまでの経験から両親に対してイエスマンになることを学んでいたので、掃除にどう取りかかればよいのかわからないと思いながらも、常に彼らから頼まれることには「やる」と答えていた。彼は、両親から片付けの問題について言われることを嫌がり、彼と両親との間のコミュニケーションは不足していった。しかしこうなることは、アンドリューの状況に対して「先延ばし」と考える両親の不満をさらに強めてしまうだけだった。私との話し合いによって、彼は自分がする必要のあることすべてを行うには時間が足りないと考えていたことが明らかになったが、この考え方は不可解であった。なぜなら、彼は週に40時間以下しか働いておらず、仕事以外にはほとんど外出の予定がなかったからである。この点についてさらに検討してみると、彼はいくつかの形で時間について偏った捉え方をしているようだった。そのひとつは、彼が実際よりも使える時間が少ないと考えていることであり、もうひとつは、彼がいくつかの作業に対して必要な時間を、実際よりも長く見積もっていたことだった。さらに、彼はそのときどきにやるべき作業を選択することができないようだった。時間がある場合、彼は考えつく限りの作業のすべてを一度にイメージし、そのプロセスに圧倒されてしまい、その結果、その中のどれにも取りかかれなくなっていた。最後に、彼は大きな作業を小さなステップに分ける方法を知らなかった。

この問題に対応するために、アンドリューは、最初に1週間分の自分の時間の記録を取るように求められた。彼は、毎日が1時間ごとに区切

られた1週間分の活動スケジュールシート[145]を渡された。彼はそのシートに毎時間記入し、そのときにしていた活動を記録するように言われた。彼は、シートをつけるからといって自分の時間の使い方をこれまでと変えないようにと指示されたが、それは彼が普段どのように自分の時間を使っているのかを把握することが目的だったからである。この課題をやり終えると、彼は視覚的な指標を用いて、自分が使える時間をより正確に評価することができるようになった。その後、彼は自分が遅れをとっていると感じている事柄のすべてをリスト化するように指示された。さらにそれらに優先順位をつけるように言われると、彼は困ってしまった。彼は、それぞれの優先順位について考えてはみたが、すべてが重要だったため、最初にすべきことをどう選択すればよいかわからないと報告した。それぞれの項目を次の視点から分類するよう、彼に優先順位のつけ方の仕組みを教育するために、一回のセッションすべてが費やされた。

「緊急──できるだけ早くやらなければならないこと」（それを怠ることは、私の健康、安全あるいは経済状況に差し迫った脅威を引き起こす）

「重要──早めにやりたいと思うこと」（緊急ではないが、それをすると気分良く感じられる、あるいは誰か他の人に対して責任が伴う事柄）

「後でもよい──今後半年から1年の間にやりたいこと」（それができればうれしいが、すぐにやらなくても害にはならないこと）

リストの分類が終わると、私は次に「やることリスト」の作り方を彼に紹介した。前述のように、彼はいつも自分がしなくてはならないことの「すべて」について考えてしまう傾向があった。優先順位のリストを作成した後も、なお彼は頭の中であまり重要ではない項目をより重要な項目の中から取り除くことに困難を感じているようだった。したがって、

第6章 介入：アスペルガー症候群の中核的問題へのコーピングスキルを増やす 263

次の週に「やることリスト」を作成した際、彼には「やらないことリスト」も作成するよう指示し、そこにはその1週間に彼がやることとして選択しなかった項目のすべてが書き出された。彼は、「やらないことリスト」にあることはしてはいけないと言われ、自己指示の戦略が提案された。自己指示の戦略とは、彼が、自分が「やらないことリスト」に入っていることについてあれこれ考えているのに気づいたら、「アンドリュー、君は今週それらのことをすることは許されない。それらについて考えることさえ許されない。やることリストだけを見るように」と自分自身に言う、というものである。この戦略は、彼が少ない時間で多くのことをやり遂げるよう自分自身に課し、プレッシャーを感じることを軽減することを意図していた。最後に、彼には、大きな仕事（地下室を大掃除する、など）を、その日一日で、あるいはその週だけですべて終わらせなくてもよいように、その仕事を小さな仕事に分解してリストにする方法が伝えられた（たとえば地下のごみを片付ける、リサイクルするものを分類する、寄付するものを分類する、倉庫のさまざまな場所に置くものを決める、棚を買うあるいは修理する、など）。アンドリューはこれらの戦略を数週間にわたって練習した後に、自分の作業管理能力の改善を報告するようになった。

3) 問題解決スキル

ASを持つ患者は、自分の感情や感覚を調節するのが難しいことから、他の人々にとっては大したことのないように見える問題にも圧倒されてしまいやすい。彼ら／彼女らは、情報を推測することが難しく[153]、自分が間違った反応をしているというフィードバックを受けながらも過ちを繰り返してしまう傾向にある[100]。青年期の自閉症スペクトラム障害の若者における問題解決能力に関する研究の中で、被験者群に対してある問題の筋書きを提示して調査したところ、標準のコントロール群に比べ、被験者群はその筋書きの中の関連した事実についての記憶の乏しさ、

適切な解決策の生成率の低さ、および最適な解決策の選択困難を示した[45]。D'Zurillaとその同僚らによる研究を基にした、標準的な問題解決の手順[54, 56]を教えることは、ASの人が、予期せぬ問題に対する過剰な感情的反応を調節するためのひとつの手段を提供することになるだろう。それは、(1)その問題をより客観的に定義すること、(2)実行可能な選択肢を生成し、選択することを学ぶこと、(3)自分自身の解決能力を評価すること、によって行われる。図6.3に示したようなワークシートに記入する作業は、問題に直面した際の患者の過剰覚醒を抑えることにも役立つ。セラピストは、ASの人々にこれらのスキルを教えるためには、一般成人よりも多くの時間をかけることが必要になるかもしれない。たとえば、図6.3のシートのステップ6の「実行」には、一般の成人には必要としない事前の準備、脚本の作成、およびロールプレイなどが必要かもしれない。シートの記入の仕方を学ぶことは（これはもちろん落ち着いた状態で学ぶということである）、後に重大なジレンマに直面したときに、セルフコントロールするための行動にもなりうる。ある患者が言うように、「心をひどく乱す」思考や感情に対して、「何かすることがある」ということは安らぎをもたらす。シートを読み、答えを書くことは、極度のストレスに直面したときに、成人のASの多くが報告する、これまで行ってきたその他の不適応的な反応（たとえば非機能的な反すう、叫ぶ、壁を殴る、物に頭を打ちつけるなど）とは矛盾するものであり、問題解決の手順から提供される構造にはASの人々に訴えるものがある。

　図6.4は、第1章で紹介した33歳のAS男性のサルバドールが、問題解決の手順を活用して効果的に問題に対処した体験を示したものである。この問題解決の演習には、3回のセッションのすべての時間が費やされた。そのうちの1回目では、彼は新しい仕事のスケジュールと、肩の怪我を治すために必要な理学療法の予約との間で生じた問題について述べた。彼は、それを解決するために積極的な対処を行ってはおらず、日増

1. 問題の同定：困り事は何か？

2. 目標選択：どうしたいか？

3. 手段の選択肢の生成：何ができるか？（ブレインストーミング）

4. 結果の検討：どうなる可能性があるか？

5. 手段の決定：私の決断は何か？

6. 実行：やってみて、どうだったか？

7. 評価：上手くいったか？

図6.3　問題解決ワークシート（Gaus, 2007より）

1. **問題の同定**：困り事は何か？
理学療法に週3回通わなければならない。理学療法のオフィスの人は、予約を私の仕事の時間中に入れた。上司に週の何日か仕事に遅れてきてもいいかと尋ねたら、だめだと言われた。

2. **目標選択**：どうしたいか？
理学療法に行けるようにしたい。

3. **手段の選択肢の生成**：何ができるか？（ブレインストーミング）
 a) 理学療法士に時間を変えてくれるよう求める。
 b) 数週間理学療法をしないでおく。
 c) こっそりと仕事に遅れて行き、上司が気づかないことを願う。
 d) 上司に再度話をして、さらにその状況について説明する。
 e) 上司に再度話をして、遅れてきた日には残業すると言う。
 f) 上司に対して要求的な形で詰め寄り、やり方が非情だと訴える。
 g) 辞職する。

4. **結果の検討**：どうなる可能性があるか？
 a) オフィスは、これらの時間帯を変えられないようだ。変えられる可能性は低い。
 b) 治りが遅くなるかもしれない。
 c) 見つかるのを避けようとしてより多くの不安やストレスが引き起こされる。
 d) まだ上司には詳細を知らせていないのでこれはうまくいくかもしれない。
 e) 上司は、時間の埋め合わせをするというアイデアを気に入るだろう。
 f) 上司は怒り出し、問題が解決されないだろう。
 g) 私は自分の仕事が好きなので、大きな喪失となるだろう。

5. **手段の決定**：私の決断は何か？
すべての可能性を考えると、私は3つのことを試すことができる。最もうまくいく可能性のあるものから始めるつもりだ。選択肢d)とe)の組み合わせが最も有望である。うまくいかなければ、a)を試す。

6. **実行**：やってみて、どうだったか？
上司と会う約束を取りつけ、再度状況を説明し、遅れて来た日には残業すると申し出た。上司は、そうしてもよいが無期限に許可したくはないと言った。上司はまだ迷惑がっていたようだが、同意した。

7. **評価**：上手くいったか？
最初は、上司が私に苛立っていたので失敗したと感じた。それから自分が目標を達成したことに気づいた。予約には行くことができるのである。理学療法士に再度話をして、どれだけかかるのかを調べ、その情報を上司に告げるつもりだ。私は自分がこの問題に直接対処したことを誇りに思っている。

図6.4　問題解決の例

しに怒りといらだちを感じるようになっていた。彼の怒りは普段接している周囲の人に向けられ、彼の上司との相互関係に影響を与え始めていた。この時点で問題解決シートが紹介され、問題を同定してその回は終了した。2回目のセッションでは、シートへの記入を終え、3回目のセッションでは、そのフォローを行った。図6.4には、他の技法と共通する点もいくらかある。それらは、自己主張スキル、再評価、自己観察、および自己強化などである。これらが重複していることは、問題解決訓練を他の治療技法と並行して用いられる場合、別々の治療手段として適用する必要はなく、全体的な治療計画の下にそれらを統合するべきであるというD'Zurillaの見解に一致する。

4）リラクセーションスキル

ASの人々にとって、感情を調整したり、自分自身の苦痛の内的な手がかりを読み取ったりすることは困難である。そのため、リラクセーションスキルを教えることは、治療計画の貴重な要素となることが多い。Grodenとその同僚たちは、1978年にリラクセーションに関する古典的名著、"Relaxation: A Comprehensive Manual for Adults, Children and Children with Special Needs"（「リラクセーション：大人、子ども、そして特別な支援を要する子どもたちのための基礎マニュアル」）[42]を出版して以来、ほぼ30年にわたり自閉症の人々に対するリラクセーションの戦略を提唱し続けてきた。この本が今なお貴重な情報源であり続けるのは、広範囲にわたる機能レベルの人々が対象になっており、またリラクセーションを促すためのさまざまな方法について、図と段階的な教示の両方を活用して解説しているためである。私は、リラクセーションについて、ASの人々にも他の成人のさまざまな集団と同じようなやり方で教えることが可能であり、行動療法やCBTを熟知しているセラピストは通常のリラクセーションの方法をそのまま適用できると考えている。リラクセーションを初めて導入するセラピストは、リラクセーショ

ントレーニングの歴史的な理論的基盤や実際の適用方法などについてはBernsteinとBorkovec[31]、あるいはGoldfried[78, 79]を参照されたい。

5) プレアサーティブネス（前主張性）

本章で解説する最後のスキルは、アサーティブネスについてである。これは、自分の必要なものを他者に要求したり、他者からの無理な要請を断るかそれに同意しないときに用いられるスキルのことである。アサーティブネスは、社会的なスキルでもあり、言語聴覚士が自閉症スペクトラムの患者に対して取り組む場合の、社会的言語や実用的なスキルの重要な一部でもあると考えられる。心理療法のセラピストは、一般の成人向けに出版されているさまざまなパッケージを活用して、これらのスキルをASを持つ人々に教えることが可能である。私個人は、Marsha Linehan の "Skills Training Manual for Treating Borderline Personality Disorder"（「境界性パーソナリティ障害のためのスキルトレーニングマニュアル」）[121]の中の、「効果的な対人関係スキル」の項が最も有益だと考えている。

しかしながらここでは、他の本で述べられているアサーティブネスや効果的な対人関係スキルについては触れない。その代わりに、これらのスキルを学ぼうとするときにASの患者が直面する主要な障害（それらは、本質的には直接的な社会的欠損ではないもの）に対応するための戦略を提示する。Linehanは、「なぜ」自分はアサーティブになるのが難しいのかについて、患者自身が理解していることが重要であると強調している。アサーティブネスの障害、あるいは効果的な対人関係スキルを低下させる要因には、スキルの欠如、「心配思考（worry thoughts）」、感情、優柔不断、あるいは環境的な抑制などがある[121]。ASを持つ人々も、スキルの欠如と優柔不断の要因が重なることによって苦労することが多いが、Linehanの解説している境界性パーソナリティ障害の患者は、ASよりもソーシャルスキルが高いことが多く、ASとパーソナリティ障害

の患者ではそれらの要因は必ずしも同じ形では現れてこない。ASの患者は、より前提となる、自分自身の内的な精神の状態の認識や、自分に生じる苦痛は、環境を変化させるための行動を開始するための合図であるということの理解、感情と要求の区別、およびそれらを周囲にわかりやすい言葉に言い換えて伝えるといったスキルそのものが欠けていることが多い。

　第2章で述べたように、HFAの成人では、一般の成人よりもアレキシサイミア（主観的な精神状態を表現するための語彙の乏しさ、あるいは感情を感じ取る力の欠如）の割合が高いという研究結果がある[32]。実証的な疑問は残るものの、こうした知見について、私個人は自分自身の臨床経験から、患者がアサーティブネスのスキルを学ぶにあたって抱えている困難と無関係ではないと考えている。とはいえ、アサーティブネスの訓練の前提として、多くの成人のASは、まずは自分の内的な状態とそれを表す言葉とを結びつけることを学ぶ必要がある。このスキルを教える際の有効な手段が、Talk Blocks® for Work（仕事のときの「ことばブロック®」）[107]の中に掲載されている。ことばブロックは、ストレスフルな状況において、患者が自分自身の感情と要求に気づき、識別するのを助けることを目的に作られたもので、ASの患者の多くが持つ高い視覚化のスキルを活かし、さまざまな感情や要求をブロックに書いて視覚化しておくことで、その気づきや識別のための多肢選択式の手がかりとしての役割を果たす。これは、成人のASが職場でジレンマを感じたときに活用するよう考案されたもので、各6面に絵と言葉が書いてあるブロックが6個で1セットになっている。6つのうち3つは赤いブロックで感情を象徴しており、残りの3つは青いブロックで、こちらは要求を象徴している。それぞれのブロックのサブセットには、患者の主観的経験を最もよく表現する言葉にアクセスしやすいように、18の選択肢が用意されている。表6.1は各ブロックの下位項目の一覧である。

表6.1　Talk Blocksに提示されている言葉と表現（文献107より）

赤の感情のブロック	青の要求のブロック
……と感じる	……が必要である
怒っている	話を聞いてもらうこと
ありがたい	邪魔されないこと
疲れ果てている	一人で過ごすこと
幸せである	より多くの情報を得ること
プレッシャーだ	栄養を取ること
軽視されている	話をすること
不安である	より多くのサポートを得ること
退屈している	自己主張すること
やる気がある	限界を設定すること
集中している	休憩をとること
落ち着かない	解決すること
生産的である	話を聞くこと
欲求不満である	楽しく過ごすこと
苛立っている	笑うこと
圧倒されている	辛抱強くなること
わくわくしている	落ち着くこと
上手くいっている	立ち止まってよく考えること
がっかりしている	深呼吸すること

　セラピストは、患者が葛藤やジレンマに対する苦悩を表現しようとする際に、ことばブロックを提示することができる。患者には、各面に絵と言葉が書かれているのを示し、最初は赤い方を手渡して、「あなたの感じ方に最も近い言葉はこれらのうちのどれでしょうか？　1つ以上選ぶこともできます」と伝える。多くの患者は自分の感じ方に適合するブロックを選択するときに、「ひらめき」を経験しているように見える。彼ら／彼女らは、「そうだ、これだ！『圧倒されている』、私が感じているのはこれだ」などと叫ぶ。しかし、彼ら／彼女らは自分自身ではその言葉を思いつくことができなかったわけである。

　感情に当てはまる言葉を選択した後、セラピストは患者に今度は青い

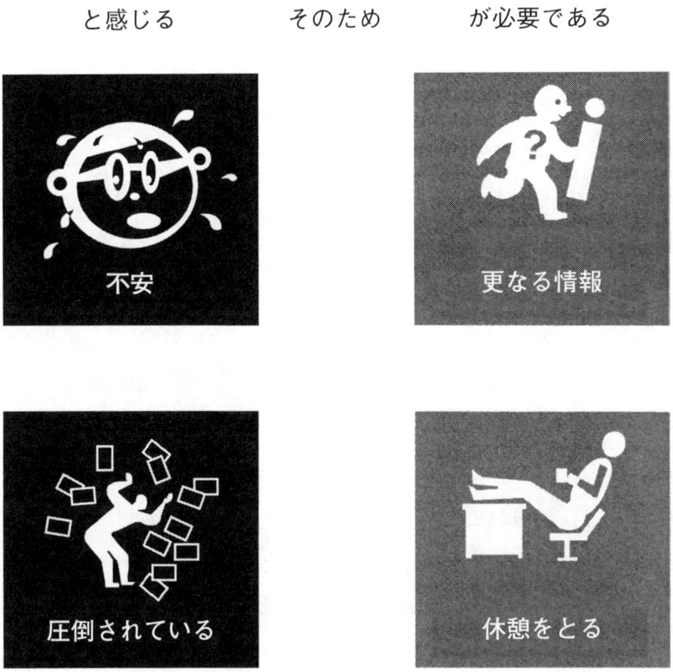

第6章　介入：アスペルガー症候群の中核的問題へのコーピングスキルを増やす　271

と感じる　　　　そのため　　　　が必要である

　　不安　　　　　　　　　　更なる情報

　　圧倒されている　　　　　休憩をとる

図6.5　Talk Block の文の例（文献107より）

方のブロックを手渡し、「それでは、あなたは職場で圧倒された気持ちになるのですね。では、その感情に対処するために必要なのは何だと思いますか？　言い換えれば、あなたがそれほど圧倒されないようにするために役に立つと思われることについて、最もよく表しているのはこれらの青のブロックの言葉のうちどれでしょう？」と尋ねる。

　最後に、患者は選んだ言葉と表現をつなぎ合わせて、ひとつの文章にするように言われる。図6.5は以下のようにつながるブロックを表している。

　私は不安だと感じる、そのため、さらなる情報が必要である。
　私は圧倒されていると感じる、そのため、休憩をとることが必要であ

る。

　さまざまな現実生活の筋書きを用いてこの練習を繰り返すことによって、患者はいくつかのことを習得する。そのひとつは、自分の主観的状態とそれを表す言葉とを結びつける能力である。もうひとつは、感情には、今感じている苦痛を軽減するために、環境における何かを変化させるサインとしての機能がある、ということの理解である。患者の学習スタイルがどういうものであれ、絵や色、そして言葉など、多様な形で教示することで、その習得は最大化されるというのが私の意見である。ことばブロックは、言葉についての明白な言語的表示があるだけでなく、非言語的な視覚的手がかり（絵のシンボルや色のコード）に加え、触覚の関与も関係する刺激となっている。なぜなら、患者はブロックの選択をしながら、それぞれを握り、手の中でそれらを回転させなければならないからである。ブロックの感情に関する表現はすべて、「純粋に」感情を表したものとは限らない。しかしながら、この課題の目的は、感情それ自体について教えることではなく、むしろ、それらが感情であれ、信念であれ、それらの主観的状態と言葉の結びつきや、それらの状態が変化への要求につながりうるという事実を患者が認識することである。また、特筆すべきは、「必要である」のブロックにある解決策が、他者を必要としないものも含まれているため、自己主張が必須ではないという点である。しなしながら、この演習は、あくまでも自己主張のための前提条件である。目標とは、苦痛な状態にあるときに、患者が自分で適応に向けての行動を開始できることに気づくことである。そのような気づきがない限り、アサーティブなコミュニケーションは生じえない。
　ここで、これらのブロックの効果についての実例を示すため、私がある患者との間で遭遇した予期せぬ出来事を紹介したい。あるセッションの初めに、そのASの患者はことばブロックが私の机の上にあることに気づき、それについて私に尋ねてきた。私は、その時点でことばブロッ

クを彼と使用するつもりはなかったが、ブロックを彼に見せ、その使用目的について説明した。彼は、数分間かけてそれらを見て、一見楽しそうに文をつなげたりして面白がっているようだった。しかし彼の作る文は、自分の生活におけるどんなことにも結びついてはいなかった。その後そのセッションでは、いつものアジェンダへと移り、ブロックは片付けられた。次の週、ブロックは片付けられており、私自身は彼がブロックに関心を示していたことを忘れてしまっていた。すると彼は、もう一度ブロックを使って、自分の職場で起きたことについて話をしたいと言った。そこで私がブロックを取りに行こうとすると、彼は「結構です。持ってこなくても。覚えていますから」と言った。彼は6つのブロックにあった36の言葉のほぼすべてを挙げることができたのである！　彼は前の週に数分間それらを見ただけだったため、私はこの超人的な視覚的記憶の表れ（ただし自閉症スペクトラムの人々においては珍しくない現象ではあるが）に衝撃を受けた。言うまでもなく、彼がブロックに対してそれだけ肯定的に反応したため、ブロックの演習は彼の治療計画に組み込まれることになった。興味深いことに、結局それだけ簡単に暗記したこれらの言葉ではあったが、彼が、生活の中で経験している実際の自分の主観的状態に関連づけることができるようになるまでには多くの練習を必要とした。

　患者が自分の感情と思考に名前をつけ、それらを環境における変化への要求や願望と結びつけることができると、Linehan[121]のいう効果的な対人関係スキルに関する演習などの標準的なアサーティブネス訓練を開始することができるようになる。本項では、時間管理、問題解決、およびプレアサーティブネス（前主張性）を含む、ASの患者におけるコーピングスキルの構築のための戦略について提示した。それらは前項で示したソーシャルスキルとは異なり、それほど社会的要素は含まれないものの、日常生活における作業を処理し、ストレスを最小化するためにはきわめて重要な、自己管理スキルに関連するものである。

5. 本章の概要とまとめ

　本章は、一般の成人がより自然な形で習得する主要なスキルについて、成人のASの人々に教えるための介入のガイドラインを提示した。ASが発達障害として定義されるのは、成人期までにこうしたスキルを習得できない、ということからである。しかしながら、本章では、ASを持つ人がすでに成人期に達していても、これらのスキルの多くを習得しうることを前提とした「ハビリテーション・モデル」を紹介した。ここで提示されている戦略は、特にメンタルヘルスの問題を呈している場合に限らず、すべてのASの人に有益である。次章では、従来の認知療法モデルを基本に、心理療法のケースにおいて見られる、併存するメンタルヘルスにまつわる問題の治療法について解説する。

第7章

アスペルガー症候群に併存する メンタルヘルスの諸問題に対する介入

　本章では、アスペルガー症候群（AS）の患者に対して心理療法を行う際に遭遇することの多い、メンタルヘルスの問題が併存する場合の治療戦略について紹介する。本書ではこれまで、AS患者の治療においてセラピストが特別の配慮を必要とする、ASに特有の情報処理およびコミュニケーションの特徴を強調してきた。それに対して本章では、これまでの主張とは一見矛盾するかもしれないが、ASを持つ人々に対しても、不安や抑うつ、そして慢性的なストレスを抱える一般の成人に提供される認知行動療法（CBT）と同等の介入を提供するべきである、という考え方に基づいている。前章までは、ASの患者が、ASにおける中核的な問題のために、一般の成人とはいかに異なる臨床像を示すかということについて考察した。本章では、視点を変え、セラピストがそうしたASに特有の生活歴を明らかにしたうえで、どのようにすればASを持つ人が一般の成人に対する治療から等しく利益を得ることができるか、という点に焦点を当てて解説する。

　私は、成人のASに見られる不安や気分の問題を説明する場合にも、従来の感情障害に関する認知理論[21]を適用することが可能なことを見出した。第2章では、この点について、図2.4と図2.5に発達過程の要因を含めた形で示した。このようなフォーミュレーションを想定した場合、

CBTはASにもほぼそのまま適用することができる。アセスメントのプロセスを丁寧に進めていくこと、また、適切な治療関係を構築することが必要不可欠なのは当然のことだが、CBTを実践するセラピストは、患者が自閉症スペクトラム障害を抱えているという理由のために、それ以外の一般の成人や、子どものASの治療において実証されている手段を治療に活用することから「逸脱」してはならない。セラピストは、第4章で解説した個人に合わせたケースフォーミュレーションのアプローチを用いることによって、この落とし穴を避けることができるだろう。ASを持っていてもいなくても、外来の心理療法の場で新しく出会う一人ひとりの患者は、独自の要因の組み合わせによって症状が生じているメンタルヘルスの問題を抱えた個人、と捉えることができ、症状の軽減のために、各々にエビデンスに基づく介入が提供される必要がある。
　たとえば、初期のアセスメントを行い、大うつ病と診断されて治療に訪れた二人の患者について考えてみる。一人はASを伴うが、もう一人はASを伴わないとする。それぞれのうつに対処するためには、両者ともに従来のCBTパッケージが提供されるべきである。なぜなら、成人集団のうつに対して、CBTの有効性はすでに証明されているからである。両者の唯一の違いは、ASを持つ患者は、一般の抑うつの患者がすでに有しているさまざまなスキルが不足しているため、それらのスキルを「形成する」ために、あるいは従来のCBTの有効性を「最大限に高める」ために、治療計画において従来のCBTと併行した追加の介入が必要になるかもしれない点である。これらのスキルについてはすでに第6章で述べた。
　本章は、CBTの主要な技法のいくつかについて、不安や抑うつに加え、ASを持つ成人に対してどのように適用することができるかについて解説する。ここ40年ほどで、CBTを支持する理論、技法、および実証的なエビデンスを報告する文献は膨大な数に上っている。紙面の制約から、本章では、ASを持つ成人に用いられうるすべてのプロトコルについて

総合的に説明を行うことはしない。また、すべての人に提供可能な介入は、成人のASに対しても同じように提供されるべきである、という前提が共有されていれば、ここで一つ一つ説明する必要もないだろう。したがって、本章の目的は、CBTの文献をレビューすることではなく、成人のASのケースについて治療計画を立てる際に、そうした文献の知見を組み込むことを促すことである。CBTの基本であるBeckの認知理論に馴染みのない読者は、Beck[27]とPersonsら[145]を参照されたい。これらはどちらも初心者に理解しやすい優れた手引きである。本章で用いられている専門用語は、大部分はこれら2つの資料をもとにしたものである。本章で紹介するすべての介入の背景にある前提は、次のようなものである。

- スキーマは、人が出来事を理解することを可能にする、確固たる、広範にわたる中核信念を含む認知構造である。人々は一般的に、一連の適応的スキーマに加えて一連の不適応的スキーマを持っている。精神病理とは、不適応的スキーマを活性化させたライフイベントに対する反応である。
- 媒介信念とは、自己を含めた、人々がいかに行動し、また評価されるべきかについてのその個人の構え、仮定、およびルールである。これらは、中核信念が日常的に表現される媒体であり、不適応的スキーマが活性化された場合は機能不全を生じることがある。
- 自動思考は、特定の状況に直面した際に起こる即時的な思考であり、今起きていることについてのその個人の解釈を反映する。自動思考は、関連のある中核信念と媒介信念によって惹起されており、不適応的スキーマが活性化された場合は機能不全を生じることがある。

Beck[27]によれば、介入は、上記の前提についてのリストの一番下にある、非機能的な自動思考を修正することから始め、リストの上方へと

向かっていく必要がある。自動思考は、アクセスしたり修正したりするのが最も簡単である一方、スキーマすなわち中核信念は修正するのが最も困難で、治療の後の方の段階で対処される。本章は、成人のASのためのCBTの実施について、この介入の順番に沿って解説する。初めに、患者に対して認知モデルを紹介する際の考察を行った後、非機能的思考を同定し、対処するための戦略について解説する。次に媒介信念について、そして最後にスキーマについて、それぞれ同様に同定と対処のための戦略について解説する。

1. 患者に認知モデルを提示する

　第5章では、治療に向けてのオリエンテーションについて述べたが、その終わりに、患者に認知モデルについて教育する必要性について簡単に触れた。治療の理論的根拠を示す際には、図2.3のPersonsらの図式を用いることが有益な場合が多い。しかしながら、この図式を提示する前に、しばしば事前にいくつかの段階を踏む必要がある。認知モデルを患者に紹介するにあたって最初に行うことが有効な手段のひとつに、思考記録がある。思考の記録の仕方を患者に教えることは、重要なデータ収集となるだけでなく、その患者に対して今後実施することが予想される介入について、その背景となる理論を教えることにもつながる。

思考記録を用いて自動思考を明らかにする

　思考記録は、文献によっては非機能的思考記録とも言われているが（dysfunctional thought record：DTR）[27]、治療の初期にこれを紹介することは、患者にCBTの前提や理論的根拠を説明するために有効な手段といえる。記載されているものはテキストごとに若干の相違はあるものの、それらはいずれも、ネガティブな気分が生じた状況について、その日付や出来事の内容などを細かく描写して記録し、またそれに伴って

生じた思考や感情を書き留めることを目的としている。

　なかには、セラピストの言う「思考」という言葉の意味がすぐにはわからないAS患者もおり、その場合は追加の指示や練習が必要となるかもしれない。その場合の多くは、思考という言葉の意味は理解しているが、外的な状況の方ばかりを説明して自分自身の思考を同定することが困難だったり、自分自身の思考を観察者の視点から検討する、ということをなかなか理解しづらかったり、といったことである。ASを持つ人はまた、ワークシート自体に畏縮してしまうことがある。セラピストは、セッションの中で、患者に前の週にあった苦痛を感じた出来事について報告してもらうことを通じて、患者の困難がこれらのうちのどれに当てはまるかを検討する。この点について例示するため、以下にボブとの3回目のセッションでの対話を紹介する。第1章でボブのケースを紹介したときに触れたように、彼は初期のセッションにおいて私に対してきわめて敵対的であったが、それがここでは顕著に表れている。

セラピスト：今週は、あなたを動揺させるようなテレビやラジオのニュースを聞く度に、自分の思考や感情を記録する、ということをあなたに始めていただくつもりです。

患者：　　自分の考えたことはすでにお話ししましたよ。なぜそれを書き留めなければならないのですか？　先生は私が言ったことの記録を取っているのではないのですか？

セラピスト：記録は取っていますが、それらは私たちの協同作業において、私がしなくてはならない仕事の方に役立つものです。私が取っている記録は、私たちの協同作業のうち、あなたがしなくてはならないことの役には立ってくれないでしょう。あなたにとって最も役に立つのは、あなたが自分自身で取る記録なのです。

患者：　　くだらない。不快です。わかりますか？　私は何かを書き留めることなど覚えていられないと思います。先生はそれをわかっ

ているはずですが。
セラピスト：あなたが気分を悪くされているのはよくわかります。そしてあなたは多くの苦痛を感じています。さらに私があなたに求めていることは努力の要ることです。私もあなたに努力をすることを求めずに、あなたの症状を消してしまえる方法があればどんなによいかと思うのですが、残念ながらそのような方法はありません。あなたには、１週間、あなた自身の観察者になってもらう必要があります。私があなたにつけてくれるよう求めている記録は、私があなたを助けるために役に立つのです。
患者：私が努力できないと誰が言ったのですか？　私だって努力できます。先生は努力を必要とすることは私にはできないとおっしゃっているのですか？　私だって大変なことを行うことはできます。でもなぜ毎週先生に口頭で報告するだけではいけないのですか？　記録というとどうもややこしく聞こえますが。
セラピスト：もちろん、あなたにはそれができるでしょう。ただ、あなたに記録をお願いする前に、行うにあたって必要なことを予めすべてお伝えしておきたいと思います。その記録がどのような働きをするか見てみましょう（ポスター大の大きさの紙に３つの欄のある表を書き、各欄を「日付」「状況」「思考」の３つに分類する。患者を圧倒してしまうのを避けるために、行動、感情および身体反応など、通常の思考記録表に含まれるその他の欄はあえて除外してある）。一番最近で、あなたがマスコミのニュース報道に対して気分が悪くなったのはいつのことだったか教えてもらえますか？
患者：昨夜です。
セラピスト：では、このシートをどのように用いるかをお見せしましょう。「日付」の下の最初の欄に昨日の日付を書きます。そのニュースで何を見たり聞いたりしたのですか？

第7章　アスペルガー症候群に併存するメンタルヘルスの諸問題に対する介入　281

患者：　　　テレビで、空港の警備がどれだけひどいものかということを言っていました。今でもまだひどいと言っていました。理にかなった報道だと思いますか？　何が目的なんでしょう？　皆を怖がらせることでしょうか？　それを聞いた後で人々が混乱しないで冷静にいられるとでも思っているのでしょうか？

セラピスト：では、それを「状況」の欄に書きます。あなたのおっしゃったことをわかりやすく言い換えてみます。「空港の警備が不十分であるとのニュースを見る」、これでよろしいでしょうか？

患者：　　　そうですね、はい。

セラピスト：では、ニュースを見ているときにあなたの心に浮かんだのはどのような思考だったか、それを教えていただけますか？

患者：　　　もう言いましたよ！　まったく！

セラピスト：あなたは先ほど、あなた自身の思考について、「ニュースが皆を怖がらせようとしている」とか、「いかに人々が混乱するか」というように断片的に話してはくれましたが、それらはまるであなたが私に質問しているかのように聞こえました。それらは質問だったのです。それらはまた、たった今この瞬間に浮かんだ思考なのか、あるいは昨夜ニュース番組を見たときに浮かんだ思考なのかがよくわかりませんでした。

患者：　　　先生のおっしゃっていることがよくわかりません。思考は思考です。

セラピスト：ええ、それらの思考は関連し合っています。ですがこの記録では、記録している状況のその時点で、あるいはその直後にあなたの心に浮かんだ思考をとらえる必要があるのです。その瞬間にあなたの心の中に浮かんだ思考を記録できるように、あたかもそれが起きていたときにあなたの頭の中でテープレコーダーを回しているようなものです。

患者：　　　わかりません。その違いがよくわかりません。私には今考えて

	いることしかわかりません。
セラピスト：	そうですね、実を言うと、今やっている課題は、実際にそれが起きてから丸一日以上経った後で、そのときの思考を書き留めようとしているので、ちょっと難しすぎるかもしれません。何かが起きた直後で、その瞬間により近ければ、記録することはもっと容易になるでしょう。でも今は、今とそのときとの違いを知る方法について何か思いつくことはないか見てみましょう。では、今の時点から始めてみましょうか。このニュース報道について、今この瞬間、あなたにはどんな考えが浮かびますか？
患者：	ニュースの報道記者は皆を恐れさせようとしています。とんでもないことです。
セラピスト：	わかりました。いいですね。では、その考えはあなたが昨夜ニュースを見たときにも心に浮かんでいたでしょうか？
患者：	いいえ。そのとき私は警備員の人たちについて考えていました。彼らが自分の仕事を怠っていると。彼らには私たちのことを守る役目があるはずです。それなのに彼らはそれができていません。次のテロ攻撃を防ぐことができるものは何もないのです。誰がそれを止めることができるのでしょうか？ 先生はこのことについて心配しないのですか？ こんな大惨事が起きているときにどうして自分の仕事をしていられるのですか？ テロ事件のこと以外に集中するなんていったい誰ができるのでしょう？
セラピスト：	わかりました。あなたは今、昨夜考えたさまざまな思考を挙げることができたようです。思考の欄に「警備の人たちは、自分の仕事を怠っている。彼らには我々を守る役目があるはずだ。彼らはそれができていない。テロによる次の攻撃を防ぐものは何もない」と書きましょう。これで昨夜あなたが考えていたことは網羅されていると思いますか？

患者：　　　　はい。網羅されていると思います。
セラピスト：あなたはとてもうまくできました。先ほど言いましたように、今回は、出来事があった後で思考を記録しようとしたため、少々大変だったのです。でも後からの記録という難しさがあっても、あなたは実際に思考を記録することができました。ですから、それをその瞬間に行うともう少し楽に感じると思います。私がここに書いたものと同じシートを印刷してあなたにお渡しします。あなたには、私がここに書いたことを書き写してもらうことにします。それがあなたの先週の例ということになります。そして、このような、ニュース報道から気分が悪くなるようなことが起こる度に、今回書いた例のすぐ下に同じようにそれを記録していくのです。やり方について何か質問はありますか？
患者：　　　　いいえ、よくわかりました。

　私はこの練習において、治療の障害になりうる3つの問題に対処した。ひとつは、ボブの敵対性に対してであったが、私は、この敵対性は課題に対して委縮し、取り組むのを避けるための彼なりの戦術なのだろうと想定した。第二に、彼は思考について過去にさかのぼって考えるというメタ認知的な課題に困難を感じていた。第三に、思考について過去にさかのぼって考えるという課題そのものが、彼の不安を高めた。彼の私への質問は、彼が家で両親に対して発していた儀式的な質問ときわめて似ていた。私は、彼の能力を疑っているという印象を与えないようにしながら、思考記録についてより明確な指示を与えなければならなかった。なぜなら、私は、彼の脅しや結果として生じる敵対性の根底には、彼自身の自信喪失があるのではないかと考えたからである。私はまた、彼が示す問題の一部である儀式的な行動を強化しないよう、彼が尋ねる質問のいくつかにあえて答えなかった。そのかわり、私は今行っている課題の方に焦点を当て、課題についての質問には応じた。私は彼に、一部を

日付	状況	思考
11／29	空港警備が不十分であることについてのニュースを見る	「警備の人々は自分の仕事を怠っている」「彼らには我々を守る役目があるはずだ」「彼らはそれができていない」「次の攻撃を防ぐものは何もない」
12／1	テログループに関するウェブサイトを見る	「アフガニスタン、パキスタン、あるいはイラクで飛行機に乗り込んだテロリストが、アメリカの別のビルに飛行機で突っ込もうとするのを防ぐにはどうしたらいいのか?」「空港の警備はひどい。パイロットたちがテロリストになったらどうするのだろう?」「なぜ誰もこれを止めようとしていないのか?」
12／3	誰かが核兵器について何か言っているのをラジオで聞いた	「イラクはミサイルを発射する前にさらにテストをしなければならないのではないだろうか?」「我々がそのテストを見逃してしまったら? 見逃してしまうことはありうることだ」「我々は9.11だって確かに想定もしていなかったのだ」「このことについて誰も何もしていないように見える」「誰も自分の仕事をしていないのはなぜなんだ?」
12／6	TVでサダム・フセインについての何かを見た	「自分の国から逃亡したら、彼は、今度はまた別の場所から核ミサイルを発射するのではないか?」「彼はどうせ自分の国の人のことさえ気にかけていないんだ、彼が自国の人の何人かに対して毒ガスを使ったと聞いたことがある」「誰が彼のことを監視しているのか知りたい」「誰が彼を止めるのか?」

図7.1 ボブの最初のホームワーク課題(思考記録表の一部を用いたもの)

省略した形の思考記録表をホームワークとして依頼した。彼に渡した思考記録表は通常の記録表の一部、すなわち「感情」「行動」および「身体反応」の欄を除いたものだったが、私がそうしたのは、このセッションの時点では、彼がまだそれだけ多くの情報に対処することが難しいと判断したからである。結局のところ、彼はホームワークに対して非常に不満を感じていたため、次のセッションでは3つの出来事のみ記録して持参した。それが図7.1である。

次の2週間は、毎週残りの欄がひとつずつ追加された。まずは「感情」で、その後に「行動」を追加したが、それぞれ、それより前の課題

第7章　アスペルガー症候群に併存するメンタルヘルスの諸問題に対する介入　285

日付	状況	思考	感情	行動	身体反応
12／22	アメリカの他のビルがいかにテロリストの格好のターゲットになりうるか、ということについての記事を見た そのとき家に両親はいなかった	「なぜこれを知りながら、警備を強化しないのか？」「彼らは自分の仕事をしていない」「これについて報道しておきながら、マスコミはなぜ何もしないでいられるのか？」	怖れ、怒り	兄に電話をしてその話を聞いたかどうか、またそれについて彼がどう思うかを尋ねた	

図7.2　ボブの完全版の思考記録（文献145より）。

にボブが十分に慣れたのを確かめたうえで追加した。図7.2はその後に彼が持ってきた完全版の思考記録表の記入例である。まだ「身体反応」が記入されていないのは、この時点では、この記録が介入ではなく、情報を引き出すための手段として使われていたためである。彼が完全版の記録表を活用できるようになると、図7.3にあるように、彼の症状について視覚的なモデルを提示するに十分なデータを収集することができた。私はこの視覚的な図式を補助的に用いながら、ボブに対し、強迫観念と強迫行為がどのように維持されているかを説明した。また、記録された思考のパターンから導き出された彼の中核信念／スキーマについても解説した。ボブは、自分の信念が、不安や守られたい欲求に関連した思考、および強迫的な質問に関連していることを理解すると、次に、いかにそのサイクルが長期的に見て不安を永続化してしまっているか、ということについて検討することができるようになった。こうした説明を行うことで、彼は介入として実施を計画していた曝露反応妨害法の理論的根拠を受け入れやすくなった。

　ASの患者が、初めのうちは思考をモニターして記録する、という課題を理解することに難しさを感じることはよくあることである。なかには、思考のモニターを精神病的な疾患を抱える人々に聞こえる「声」を

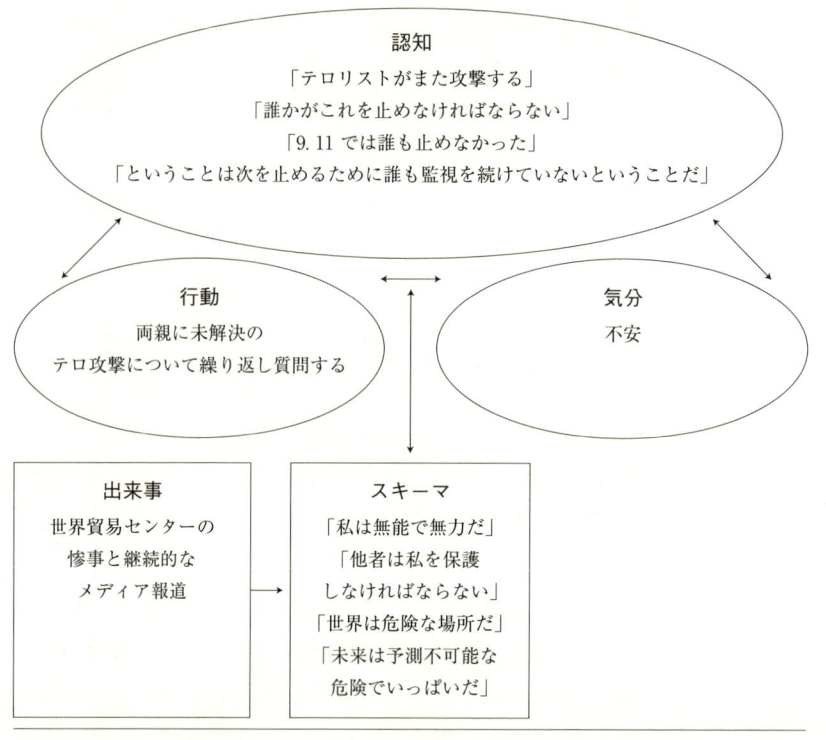

```
         認知
「テロリストがまた攻撃する」
「誰かがこれを止めなければならない」
「9.11では誰も止めなかった」
「ということは次を止めるために誰も監視を続けていないということだ」
```

```
      行動                     気分
両親に未解決の                  不安
テロ攻撃について繰り返し質問する
```

```
   出来事              スキーマ
世界貿易センターの      「私は無能で無力だ」
  惨事と継続的な       「他者は私を保護
  メディア報道          しなければならない」
                     「世界は危険な場所だ」
                     「未来は予測不可能な
                      危険でいっぱいだ」
```

図7.3　Beckの認知理論によるボブの強迫観念と強迫行為の説明(文献145より)。

伴う内的対話、あるいはセルフトークの概念と混同してしまい、課題を受け入れようとしない人もいる。彼ら／彼女らの中には、自分のセルフトークを検討し始めるということは、自分には「声が聞こえており」、セラピストに統合失調症と診断されてしまうかもしれないと恐れている人もいる。セラピストは、セルフトークが正常なものであることを強調し、それを精神病において起きる現実からの逸脱と区別できるよう、患者に時間をかけて説明する必要がある。ほかには、モニターするという概念が抽象的すぎるために、セラピストに求められていることがなかなか理解できないこともある。セルフモニタリングの学習を促進するために、2つの戦略を活用することができる。ひとつは「視覚的な補助」を

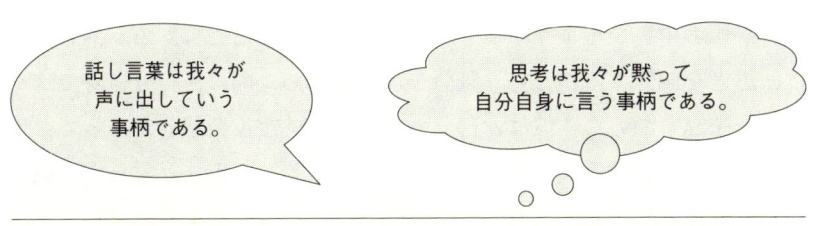

第7章　アスペルガー症候群に併存するメンタルヘルスの諸問題に対する介入　287

> 話し言葉は我々が声に出していう事柄である。

> 思考は我々が黙って自分自身に言う事柄である。

図7.4　思考の定義をわかりやすくするために用いられる漫画の絵（文献83より）。

用いる方法で、もうひとつは説明に役立つ「メタファー」を活用するものである。

◆視覚的な補助

　前述のように、私は、面接中はホワイトボード、あるいはポスター大の用紙を用いるようにしている。ASを持つ人々に対しては、図やスケッチがしばしば有益である。図やスケッチを通じて思考記録と認知モデルを同時に提示すると、抽象的な概念が具体的に理解しやすくなる。図7.4にあるような視覚的な補助は、メタ認知が困難な人のために用いることができる。これらはGray[83]が提案したもので、ASと高機能自閉症（HFA）の人々に対して、思考は一種のスピーチであり、スピーチとの唯一の違いはそれを声に出して言わない点である、ということについて教える際によく用いられる図柄である。

◆メタファー

　ASの患者の中には、抽象的な概念について話す際にメタファーを用いることを好み、その方が理解しやすい人もいる。上記のボブの場合にも、思考記録を提案する際に、頭の中にテープレコーダーが回っていて、考えが浮かぶたびにそれに録音するようなイメージで、といったメタファーを用いた。ほかにも、常に今起きていることについてコメントしたり発言したりしているナレーター、あるいはニュースのコメンテー

ターが頭の中にいるようなつもりで、と説明することもある。ある患者は、思考を記録する、という概念を理解し始めた際に、自分自身でメタファーを思いついた。彼は、自分の頭の中に「重役会議」があって、生活の中で起きていることについて一日中対話している、と言った。彼がこのイメージについて説明する際、セラピストは「会議の役員たち」が言っていることを書き留めるように、と伝え、思考を記録する、ということについての彼の理解を促すことができた。

2. 非機能的な自動思考を同定し、それに対応する

患者が、自動思考について、そして自動思考はモニターして記録することができるということについて理解できたら、次にセラピストは、患者が自らの自動思考を検討できるよう援助を始めることができる。思考の中には非機能的なものがある、という点は、ASを持つ患者が最初すぐには受け入れることが困難な場合があるが、思考記録がそのプロセスを助けてくれる。患者は思考記録表に記入することを何度も練習したら、セラピストは、その思考を検討するための鍵となる質問をし始めることができる。その手始めとして、私はしばしばBurns[37]の"Feeling Good"（「いやな気分よ、さようなら」）を題材に、問題のある状況を再概念化、ないし再枠組み化することについて学んでもらいながら、認知の再構成の裏にある理論的根拠を患者に紹介している。この本を課題にしない場合でも（患者の中にはそれを読むことが妨げられるような障害を持つ人もいる）、患者には認知の「偏り」の概念について紹介する。

認知の偏りを同定し、対応する

非機能的な自動思考を評価するプロセスを始めるにあたって、私はいつも表7.1にあるような一般的な認知の偏りのリストを患者に提示している。これはBurns[37]、Beck[27]、およびPersons[145]などを参考にしてい

第7章　アスペルガー症候群に併存するメンタルヘルスの諸問題に対する介入　289

表7.1　一般的な認知の偏り（文献37, 145より）

- **全か無か思考**：すべてのことを2つのうちのどちらかにしか分けない。物事を「黒か白か」「善か悪か」「賢いか馬鹿か」「綺麗か醜いか」などとして見る。物事を連続的なもの、ないし「グレーの部分」として捉えることが難しい。
- **破局視**：ある出来事から起こりうるネガティブな結果を誇張する。些細な問題が破滅的な意味合いを持つと思い込む。たとえば、「車の鍵を失くしたということは、私はアルツハイマーを発症するということだ」や「次回の締め切りを上司に催促されたということは、彼が私をクビにしようとしているということだ」など。
- **べき思考**：自分や他人がいかに行動するか、あるいはいかに物事に対処すべきかについて一連の厳格なルールを持っている。たとえば「私は自分の部屋をいつもきちんと整理すべきであり、そうでなければ私は無責任だということである」や「銀行の出納係は、常に礼儀正しくあるべきであり、そうでなければクビになるべきである」など。
- **個人化（自己関連づけ）**：見知らぬ人を含めた、他の人々の行動に対する自分の役割を過大評価する。別の説明を考慮せずに、自分が他者の行動の原因になっていると思い込む。たとえば「私の教授は、私が手を挙げたのに指してくれなかった。教授は私のことを馬鹿だと思っているのだ」や「店員がお釣りを間違ってよこしたのは、私が騙されやすいのを知っているからだ」など。
- **ラベリング（レッテル貼り）**：何の証拠もないのに、自分や他人に好ましくないレッテルを貼って、否定する。「自分はデートの相手もいない負け犬だ」や「私のプロジェクトをサポートしてくれないなんて彼は自己中心的でいやな奴だ」など。
- **心のフィルター／ポジティブな側面の割り引き**：心の中に否定的な情報だけを取り込むフィルターを持つ。自分や他人の否定的な点にのみ注意を払い、肯定的な情報を「除外する」、無視する、ないし不適当とする。たとえば、職場で犯したミスには自分が無能であることのサインとして焦点を当てるが、上司から最近得た肯定的なフィードバックは無視する、など。
- **読心術**：たとえ証拠がなくても、自分には他者の考えていることや意図がわかっていると思い込む。たとえば、「彼女が自分の休暇の過ごし方について話してきたのは、私には旅行をするお金がないのを知っていて、わざと私の気持ちを傷つけたかったからだ」など。
- **感情的理由づけ**：理由づけにそのときの感情を用いてしまう。「そう感じるのだから、確かにそうである」という論理を使う。たとえば、「飛行機に乗ることに恐れを感じるのだから、それは危険なことに違いない」など。
- **過度の一般化**：ひとつの出来事について、大雑把な発言をしたり結論を出したりする。たとえば、「今日は芝刈り機をスタートさせることができなかった。私は機械のことが苦手だ」や「私の娘は今週自分の掃除の日課をやらなかった。彼女はきっと責任感のある人にはならないだろう」など。

る。いくつかの理由から、私はこのリストはASを持つ人々にとって有益であると感じている。

- 各思考がリストの形に整って提示されると、多くのASの患者に備わる「ルール駆動型の学習スタイル（rule-driven learning style）」に訴えやすい。
- AS患者が、自分自身のパターンを説明するための言葉を「自ら見つける」ことはできなくても、思考の種類が「多肢選択」的に示されることによって、すでにあるリストの中から「選択する」ことができる。患者は各項目を読み、自分の思考に適合しないものを除外し、適合するものを選ぶことができる。この方法は、ASを持つ患者特有の、アレキシサイミア的な（自分自身の精神的な状態を説明するための言葉にアクセスすることが難しい）傾向から生じる困難を軽減する。私は、ASを持つ人たちが自分自身を認識すること自体は得意であるのを目にしてきた。彼ら／彼女らは、私が他の手段を通じて気づいた認知の偏りと同様のものを、リストの中から上手に選ぶことができる。
- 出版された本の中のリストにこれらの思考の偏りが書かれていることを知ることによって、AS患者は自分の経験が「ノーマライズ」されることがある。彼ら／彼女らはしばしば「他の人もこうした考え方をすることがあるのですか？」と尋ねてくる。
- リスト上で使われている思考の名前は、患者とセラピストの間の「共通語」のひとつとなりうる。

◆ASにおける認知の偏り

ASの人々の認知が「硬直性」という特徴を持つことは、神経心理学的研究で十分に裏づけられている。第2章でレビューした研究成果は、ASを持つ人々にとっては、注意と物の見方をシフトさせることが困難

第7章 アスペルガー症候群に併存するメンタルヘルスの諸問題に対する介入 291

であり、「全体像」、あるいは情報や刺激を集めたものの要旨を理解すること（すなわち「中心統合；central coherence」）が難しいことを示唆している。つまり、ASを持つ人の情報処理スタイルは、ともすれば表7.1に挙げたような認知の偏りの「温床」となりやすい。私は、ASの人々が、認知の偏りのいずれに対しても脆弱であり、一般の成人と同様に、それぞれの患者が独自の偏りの傾向を持っていることを見出した。しかしながら、私が出会ったあらゆるAS患者が有している偏りがあった。それは「全か無か思考」である。

　神経心理学的な機能不全のため、ASを持つ人々は、物事を連続的な形で考えることが非常に難しい。「グレーの部分」が存在しないのである。情報は、頭の中で二極化して認識され、柔軟性のない形で保持される。こうした偏りの例は、周囲の人々に対する評価の仕方に見られる。人々は良いか悪いか、親切か意地悪か、また賢いか無能かのどちらかとみなされる。課題や仕事を遂行する能力は、完璧かひどく悪いか、完全な成功か完全な失敗か、また優れているか劣っているかのどちらかとみなされる。また、ASを持つ患者にとっては、物事を段階的に表すことが困難なだけでなく、不確実なことを許容することがきわめて難しいようにも思われる。彼ら／彼女らは、絶対的な答えがすぐに得られないような状況になると、極端に不安が高まる傾向がある。

　たとえば、ボブのケースでは、彼は平均的なアメリカ市民に比べて、「テロリストがアメリカを攻撃することがある」という新たな視点を受け入れることに困難を感じていた。彼は、この問題に対するかつての二極化した思考、つまり「テロによる攻撃は他の場所では起こるが、私の国では起こらない」を簡単には修正することができなかった。これは、「テロ攻撃のない国に住んでいれば殺されることはないが、テロ攻撃が起きる国では殺されてしまう」という考えと結びついていた。そして最後には、「権威者は私を危険から守るべきであり、その人たちが自分の仕事をしていれば安全だが、何か悪いことが起きるということは、その

人たちが自分の仕事をしていないからであり、したがって私の身は安全ではない」という考えに行き着く。前述のように、すべてのアメリカ人がこのテロの問題に直面しており、苦痛を感じてはいるが、ほとんどの人はいつも通り機能し続けることが可能な形で情報を取り入れることができる。ボブの二極化した思考スタイルは、彼を機能不全に陥らせた不安の主要因であった。

◆自動思考を引き出し、認知の偏りを同定する

　前述したように、思考記録は非機能的な自動思考とその偏りのパターンを同定する方法のひとつである。患者の中には、思考記録を活用できるようになった後でも、ある出来事のせいでひどく悩んでしまったり、感情的に覚醒している場合には思考記録ができなくなることがある。そうした場合に、思考記録の代わりに提案できるのが「視覚的下向き矢印法（visual downward arrow）」である。これは、患者が非機能的な自動思考を同定するのを援助するためのものでもある。

視覚的下向き矢印法

　下向き矢印法とは、自動思考のひとつを選択し、その思考を引き起こしているより深い中核信念に到達するために、自動的でより表面的な思考の「鎖」を辿っていく方法である。これは、Burns[36]によってセルフヘルプのためのワークシートとして紹介されており、セラピストは、患者には「何層にもなった玉ねぎの皮をむいて、下にある層を明らかにしていく」ようなプロセスとして考えていくよう導いていく。Beck[27]は後に、患者自身が下向き矢印法を活用できるようになるために、セラピストが、セッションの中で質問をしていく形で下向き矢印法を実施する方法について説明している。感情の覚醒によって、主要な自動思考や信念を同定することが妨げられてしまう患者に対して、この質問の形で下向き矢印法を用いることがいかに役立つかを示すため、以下にセスの例

を紹介する。

　セスは第1章で紹介した患者である。セスは44歳の独身ユダヤ人の無職の男性で、自分の抱えている職業的な問題に対応するため、キャリアカウンセラーに紹介されて来所した。彼はルームメイトとともにアパートに住んでおり、成人の発達障害のための介護プログラムのスタッフが、毎週彼のもとを訪問している。彼は正規ではなくパートタイムの大学生で、コンピュータ科学で準学士号を取ろうとしている。総合的なアセスメントの結果、彼は以下のように診断された。

　　第Ⅰ軸　　アスペルガー症候群
　　　　　　　強迫性障害（強迫観念のみ）
　　第Ⅱ軸　　診断なし
　　第Ⅲ軸　　診断なし
　　第Ⅳ軸　　無職、社会的支援の欠如
　　第Ⅴ軸　　GAF = 50

　すでに思考記録の使用方法を学んだ後ではあったが、あるとき、彼はセッションにひどく動揺し興奮した状態でやってきて、何に対して気分を悪くしているのかを明確に表現することができないまま、ただひたすら「私はそのうちホームレスになってしまう」と繰り返すばかりだった。彼は、何が自分の感情を乱しているか報告することができず、思考記録表にその出来事を記録してもいなかった。次に示す対話を彼ができるようになるくらいまで落ち着くには、そのセッションのほとんどすべての時間を必要とした。以下の対話は、そのセッションの最後の5分になされたものである。

患者：　　今朝、ルームメイトは私に、私が昨夜遅くに軽食を用意したときに出たパンくずをきれいにするように頼んできました。

セラピスト：そのことによってあなたがホームレスになるのですか？
患者：　　その通りです。いつでも、今すぐにでもそうなるかもしれません。
セラピスト：ルームメイトの要求がなぜあなたをホームレスにするのですか？
患者：　　私にはただそうわかるのです。私はホームレスになります。それが近づいてきているのがわかります。
セラピスト：今週、これについての思考のいくつかを思考記録表に書いてみてもらえますか？
患者：　　はい。
セラピスト：今回のことは、あなたの自動思考のいくつかが、いかにあなたを不安にしているかということのよい例ですが、今日はあなたが考えていることのすべてを挙げていく時間がありませんでした。私には、あなたの頭の中には、ホームレスになると信じさせるさまざまな思考が存在しているように思えます。けれども、今日はそれに取り組んでいる時間がもうありません。
患者：　　はい。それらを書き出してみるようにします。

　セスは、次の週に来たときも、ルームメイトとの出来事を思考記録表に記録していなかった。セスは、これまでも私からのホームワークの提案をただそのまま受け入れる傾向があったので、私は、この課題はこの時点の彼には難しすぎるのだろうと判断した。感情の喚起によって、彼は自分の思考を客観的に検討するための能力が妨げられているようだった。このセッションで、彼は、「パンくずをきれいにするように」とルームメイトが頼んできたことが、自分がやがてホームレスになってしまうことの絶対的な指標なのだと繰り返し言い続けていたが、かといって、ルームメイトの発言をホームレスになることと論理的に結びつけることはできなかった。さまざまな、言葉による探索はいずれもうまくいかなかった。そこで私は、下向き矢印法を質問形式で行うことにしたが、その際に視覚的な補助を組み込むことにした。まず私は、ポスター大の紙

第7章 アスペルガー症候群に併存するメンタルヘルスの諸問題に対する介入　295

```
┌─────────────┐
│ ルームメイトは、  │
│ カウンターの上の │
│ パンくずをきれいに│
│ するよう私に頼んだ│
└──────┬──────┘
       ▼
┌─────────────┐
│ 私はもうすぐ    │
│ ホームレスに    │
│ なる          │
└─────────────┘
```

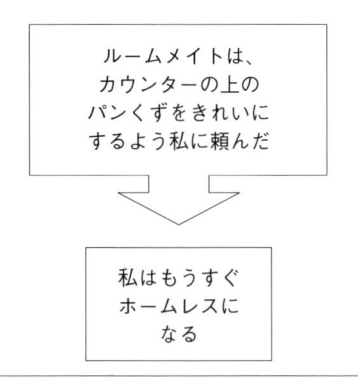

図7.5　セスに紹介した思考のフローチャート

に図7.5のような図を描いた。セスがコンピュータサイエンスの専攻で、プログラミングが好きなことを知っていたので、フローチャートを使って思考過程を提示することにしたのである。セスには以下のように教示した。

「では、このフローチャートを見てください。コンピュータプログラムの中のウイルスを見つけることを想像しましょう。私たちがすでに知っている2つの要素を書き入れることからはじめます。それらはこうです。『ルームメイトは、カウンターの上のパンくずをきれいにするよう私に頼んだ』そしてそのため『私はもうすぐホームレスになる』」

その後、私は図7.6に別のチャートを描き、次のように言った。

セラピスト：さて、私はここに別のフローチャートを描きました。ご覧のように、このシートにはさっき私たちが考えていたのと同じ2つの要素が書いてありますが、こちらは、その2つの間に非常にたくさんの段階があることに注意してください。これらの段階

ルームメイトは、カウンターの上のパンくずをきれいにするよう私に頼んだ

私はもうすぐホームレスになる

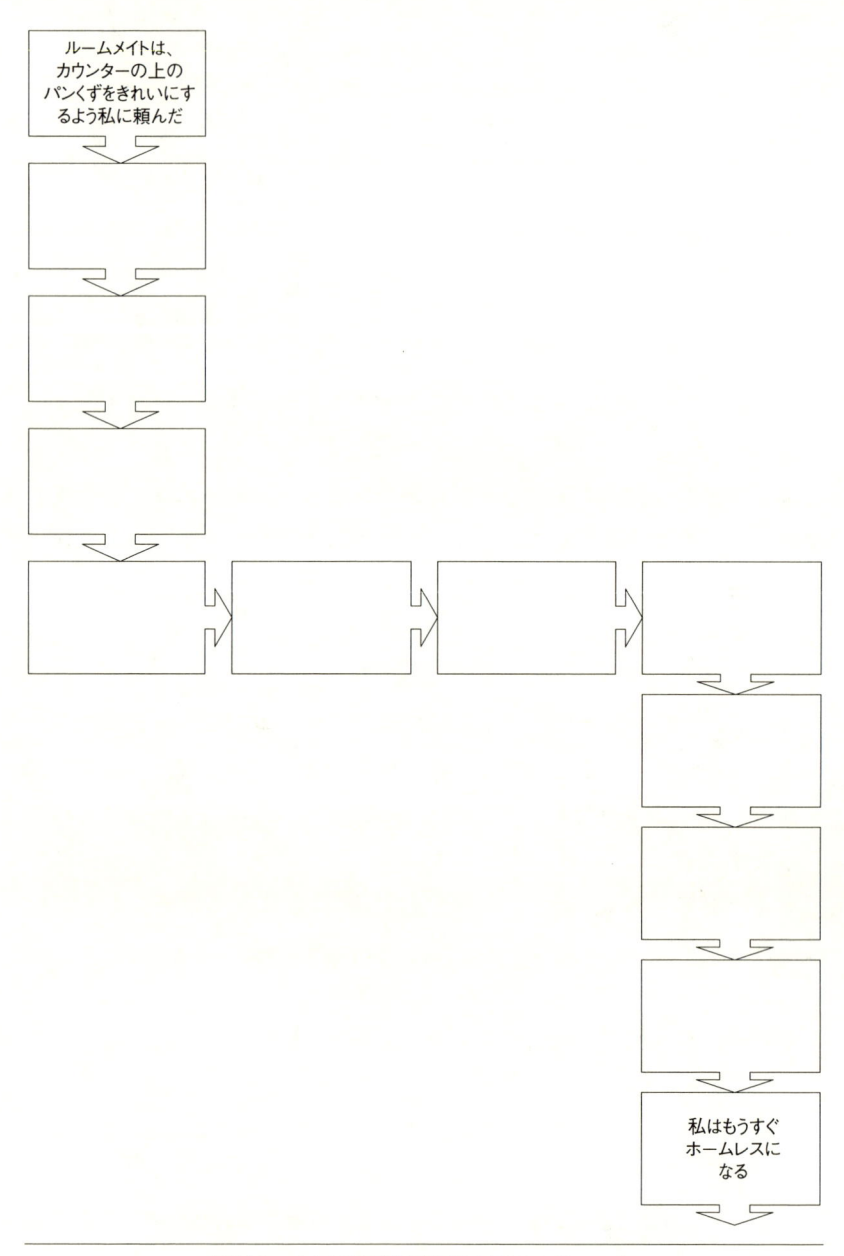

図7.6　セスの最初の思考のフローチャート

は、あなたが非常に多くの思考を持っており、それらは次から次へと、この時点（最初の思考を指差して）からこの時点（最後の思考を指差して）へとつながっていることを意味しています。そのつながりは、あなたがはじめに考えたほど直接的なものではありません。このように考えることはできますか？

患者：できます。でもそれはとてもすばやく起きたので、私にはどうすることもできませんでした。

セラピスト：確かにそうでしょうね。実際それはすばやく起きるものなのです。ルームメイトからパンくずをきれいにするよう頼まれたところからホームレスになることへと思考が移り変わったとき、あなたは時速100マイルで進んできたようなものです。そのため、その途中で起きたすべてのことが曖昧になってしまったのです。私たちはここでいったん速度を緩め、一コマごとに、あなたの進んできた過程をスローモーションで見ていきます。途中のステップを書き入れるのです。それぞれをコンピュータプログラミングで使用する「If – Then（もし～なら…だ）」形式で考えてください。私たちはこの作業をゆっくりと進めていきますし、それぞれについて考える時間は十分に取ります。よろしいでしょうか？

　私にはこの作業においていくつかの目的があった。第一の目的は、セスの自動思考の速度を弱めて、彼に一つ一つの思考の内容を認識できるようにすることである。これには、Brownel[35]の認知行動的体重管理プログラム（cognitive-behavioral weight management program）のワークシートを参考にした。これは「行動の鎖（behavior chain）」と呼ばれ、無茶食いに悩んでいる患者に対し、鎖の絵の中に、無茶食いのエピソードにつながった一連の行動、思考、および感情を書き留めるよう指示するものである。私は、セスに関しては、表面に現れる行動ではなく、彼

の思考に関してこのプロセスを適用する必要があり、かつ視覚的な補助がある方が、言葉だけの指示に比べてより効果的に実施できるだろうと考えた。第二の目的は、彼が自分の生活の中の他の領域（コンピュータのプログラミング）で示していた論理的思考の能力を活用し、ルームメイトの発言と自分がホームレスになることを結びつけるという、この状況で生じている誤った推論について、彼自身が認識することを手助けすることだった。そして最後に、本来の下向き矢印法の目的と同様、これらの自動思考の裏で働いている中核信念を明らかにすることも目的だった。次に示す対話は、図7.7.で示されている結果に至るまでの過程である。フローチャートの各ステップのすべてに自動思考が記入されている。

セラピスト：もう一度最初の段階から、すなわち「ルームメイトはパンくずをきれいにするよう私に頼んだ」のところから始めます。今度は、私はさっきとは少し違った言い方をしますので、あなたは私が止めたところの続きを考えてください。ただし、この時点ではまだ「私はホームレスになる」とは言わないようにすることを覚えておいてください。それはまだずっと先（最後のステップを指差して）にあるからです。私たちが見つけようとしているのは、ここに到達するまでのすべての「If—Then（もし〜なら…だ）」です。なぜなら、ルームメイトの発言とホームレスになることは、あなたが最初に感じたような、直接的につながっているものではないからです。準備はよろしいでしょうか？「ルームメイトはパンくずをきれいにするよう私に頼んだ。そしてそれが意味するのは……」。

患者：ええと、パンくずを残しておくことはだらしない行為です。

セラピスト：いいですね。「パンくずを残しておくことはだらしない行為だ」と書きましょう。そしてそうだとすると……？

第 7 章 アスペルガー症候群に併存するメンタルヘルスの諸問題に対する介入　299

```
[ルームメイトは、カウンターの上のパンくずをきれいにするよう私に頼んだ]
         ↓
[パンくずを残しておくことはだらしない行為だ]
         ↓
[パンくずをきれいにできないなら、私は無精者に違いない]
         ↓
[無精者のブタ野郎は自立して暮らすことができない]
         ↓
[私は一人で暮らす能力がなく、その機会を得るに値しない] → [私はただの障害者で、変わりものだ] → [障害を持った人々は、納税者の負担になっている] → [私は納税者のお金を使うに値しない]
                                                                                                                                                    ↓
                                                                                                                                    [私がいない方が皆のためだろう]
                                                                                                                                                    ↓
                                                                                                                                    [私は自分のアパートから追放されるに値する]
                                                                                                                                                    ↓
                                                                                                                                    [おそらく皆は1週間以内に私を追い出すだろう]
                                                                                                                                                    ↓
                                                                                                                                    [私はもうすぐホームレスになる]
```

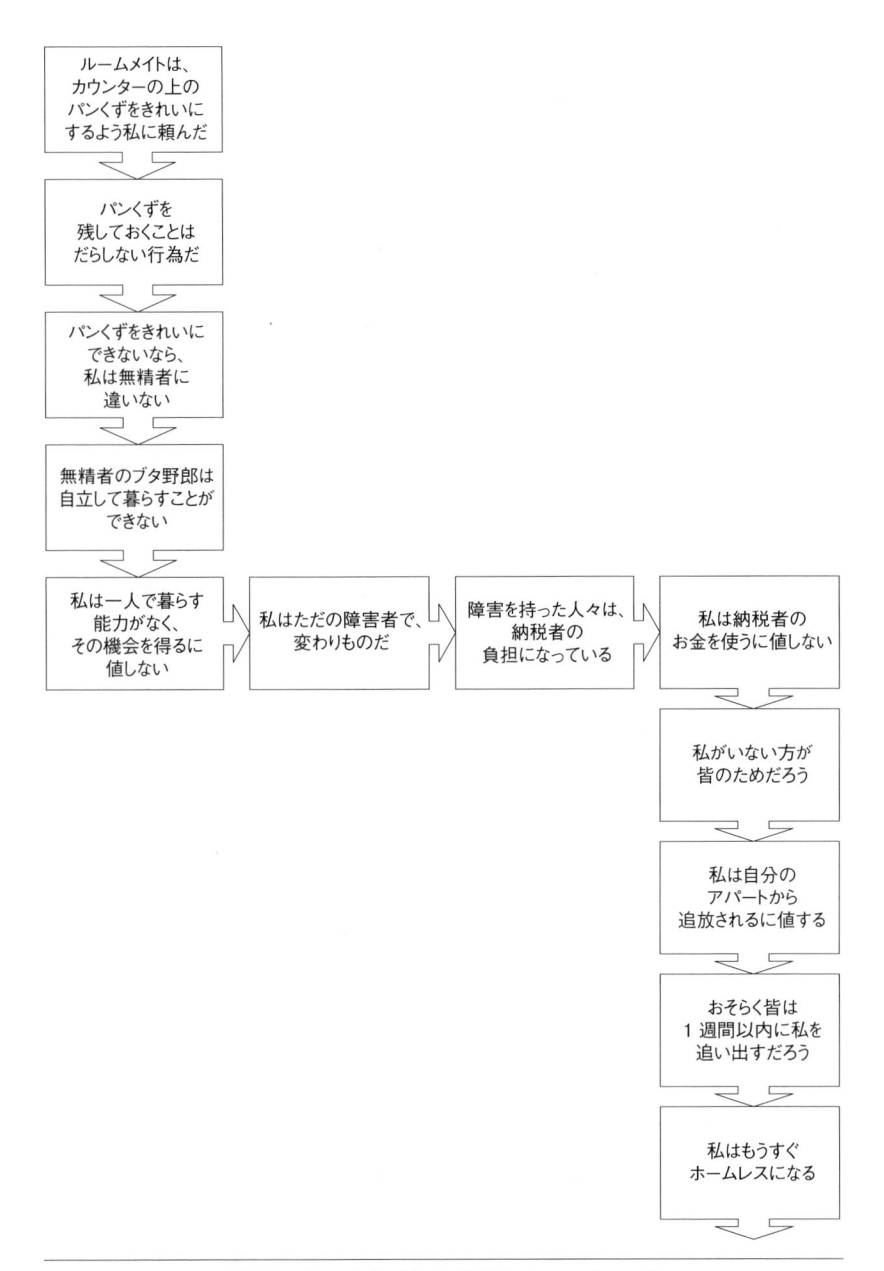

図7.7　セスの完成した思考のフローチャート

患者：　　　パンくずをきれいにできないなら私は無精者に違いない。
セラピスト：「パンくずをきれいにできないなら、私は無精者に違いない」、ということは……？
患者：　　　無精者のブタ野郎は自立して暮らすことができない。
セラピスト：「無精者のブタ野郎は自立して暮らすことができない」、したがって……？
患者：　　　私は一人で暮らす能力がなく、その機会を得るに値しない。
セラピスト：では、それを書きます。そして、ということは……？
患者：　　　私はただの障害者で、変わりものだということです。
セラピスト：そして……？
患者：　　　障害を持った人々は、納税者の負担になっている。
セラピスト：したがって……？
患者：　　　私は納税者のお金を使うに値しない。
セラピスト：ということは……？
患者：　　　私がいない方が皆のためだろう。
セラピスト：ということは……？
患者：　　　私は自分のアパートから追放されるに値する。
セラピスト：したがって……？
患者：　　　おそらく皆は1週間以内に私を追い出すだろう。
セラピスト：それで……？
患者：　　　私はもうすぐホームレスになる（クスクス笑う）。
セラピスト：いいでしょう。とても良かったですよ。あなたはこのやり方をすぐに理解しました。これで、あなたがルームメイトとの出来事から、どのようにしてホームレスになるという考えに行き着いたかを示す地図ができました。その出来事と最終的な結論を結びつける全部で（図の四角を数えて）10の思考がありました。すべてが記入された今の時点で、この図をご覧になってみてどう思われますか？

患者：　　　驚いています。自分にそんなに多くの思考が浮かんでいたとは知りませんでした。そのうちのいくつかはばかげて聞こえます。紙に書かれているのを見ると、自分の考え方がばかばかしく思えます。

　この時点で彼は「ばかばかしい」とか「おかしい」と認識することによって、自分自身の思考に対してすでに疑問を持ち始めており、このセッションではその点についての話し合いが続けられた。彼に、彼自身の認知の偏りを同定するよう求めると、正しく「全か無か思考」「破局視」および「結論の飛躍」を指摘することができた。加えて、彼には根拠によって裏づけられている発言とそうでないものを選別するように求めた。また、万一に備え、私は「私がいない方がみんなのためだろう」という思考について言及し、自殺念慮についても確認した。最後に、彼には最も根拠に乏しい思考をひとつ選択してもらい、それに取って代わる適応的な思考を考えるように促した。スキーマに関してはこのセッションでは扱われなかったものの、彼の2つの自己スキーマは、このフローチャートにおいても顕著だった。その2つの自己スキーマとは、「私は無能である（I am incapable）」と「私は良いことに値しない（I am undeserving of good things）」というものであり、結局、これらのスキーマは、後のセッションで私たちが扱う主要なテーマとなった。セスと私にとっては、ここで示したような視覚的な方法を抜きにしては、こうしたスキーマに関する情報を得ることも難しかったと考えられる。

3．媒介信念を理解し、修正する

　前述のように、自動思考は出来事が起きている瞬間に人々が自分自身の中でつぶやいている表面的な思考である。それらは人が起きている間に体験するすべてのことに対して、内的な「ナレーター」「コメンテー

ター」によって述べられる言葉である。認知モデルでは、これらの自動思考は、人々がいかに行動し、評価されるべきかについてのより広範なその人における構え、仮定、およびルール（「媒介信念（intermediate beliefs）」と呼ばれるもの）によってもたらされることを前提としている。媒介信念はスキーマが作り出すより深く、より広範に影響する中核信念と、表面的な自動思考をつなぐものである。

1）媒介信念とAS：ルール

　ASを持つ人々は、一般の人々と比べて持っている媒介信念が多く、特に「ルール」として形成されるタイプの信念が多い。私は、ASの人々が複雑な一連のルールを発達させるのは、コーピング戦略のひとつであると考えている。ASの個人は、児童期早期のころからある程度、自分自身が身の回り、特に社会的領域において起こる多くのことについて理解できないことに気づいている。彼ら／彼女らは、具体的でなかったり明確でなかったりする情報から物事を推測することが困難であり、そのことは新しい状況において彼ら／彼女らを迷わせ、混乱した感覚に陥らせる。そのために、彼ら／彼女らははっきりと理解できるものであれば、どのようなルールに対しても「しがみついて」しまう。また、もしルールとして何も利用可能な情報がない場合には、自分自身でルールを作り上げる。ルールは、通常であれば圧倒され、怯えさせられるような状況の中を、彼ら／彼女らが前進していくことを可能にしてくれる。しかしながら、ASを持つ人は、推測したり、「全体像」や状況の主旨を把握することが難しいため、彼ら／彼女らはルールを作りだす際に「非定型」なやり方に頼らざるをえない。こうした非定型なやり方は、ASの人々をさらに不適応に陥れ、誤った媒介信念に対してより脆弱にしてしまうことになる。

　Temple Grandin博士は、高機能自閉症（HFA）を持つ科学者であり、HFAについての本を書いたり講演をしたりする人でもある。彼女は、

こうした推論の過程について自著，"Thinking in Pictures"（「絵で考える」）[80]において，実際に目にした事例をもとに解説している。彼女はまた，自閉症について話す際には，非定型なルールの発達のさせ方について，自らの例を挙げてくれている。彼女は，2匹の姿かたちがきわめて異なる犬の写真を見せながら，自分は子どものころに，周りの人たちが「犬」と呼ぶ生き物すべての共通点が何であるのか，理解できなかったという。彼女は，多くの種類の犬を観察した後，ついに犬の鼻の形にその共通点を見出すことができた。彼女は，人々が「犬」と名づけているすべての動物は，体の形，大きさ，色，ないし毛の種類にかかわらず，まったく同じ鼻の形をしていることを発見したのである。彼女はまた，猫，馬，牛，および羊など，他の動物がその鼻の形をしていない，ということにも気づいた。したがって，彼女が作り出したルールとは，「この特定の形の鼻を持つすべての動物は犬と呼ばれている」というものであった。彼女は，「そのとき熊について調べていたら，大きな問題になっていたことでしょう。後になって，熊も同じ鼻の形をしていることを知りました」とユーモラスにその話を終えている[81]。

　Grandinの例は，ごく単純なラベリング（分類）のプロセスを学ぶことが，標準の発育過程をたどる子どもにとっては簡単に，意識的に考えることもなくできるのに対し，ASやHFAの人にとってはいかに骨の折れることであるかを明らかにしている。しかし，彼女の例に示されているように，ASやHFAを持つ人は，その多くが持つ高度な知的能力のおかげで，なんらかの従うべきルールを作り上げる際に，論理を使用し，収集した情報の断片をつなぎ合わせることが可能である。ただ，社会的認知は，動物のイメージを区別する，といったことよりもずっと変化に富んだ複雑な過程であり，さまざまなところから情報を収集することが必要となる。それらの情報のいくらかは目には見えず，またそのうちのほとんどは常にシフトし，変化している。残念ながら，ASの人々に見られる情報処理の困難を考えると，彼ら／彼女らは自分の社会的環境

における自分自身の役割を理解しようとする際に、多くの間違った不適応的なルールに到達してしまうことが少なくないのではないだろうか。

　心理療法を受けるAS患者は、自分のルールを明確に説明し、それらを評価し、不適応的なものをより有用なものへと変更していくことを学ばなければならない。セラピストは、ルールに依存する傾向が、ASの患者にとっては必須の、適応的な補償戦略であり、ルールを用いることを妨げるべきではないということを認識する必要がある。治療の目標は、より有効な形で自分のルールを「評価する」方法を教えることによって、彼ら／彼女らが有効でないルールについて認識し、それらを有効なものに変更できるようになることである。

　次の2つの例は、ASの患者が、ルールが中心の不適応的な媒介信念について、言葉で表現し、評価し、そして変更していくことを援助するプロセスを示している。最初はボブの例で、彼のために改良された活動記録表の使用の仕方について紹介する。2つめの例は、非機能的信念のワークシートについて、セスのケースを用いて説明する。

2）不適応的なルールに介入する
◆行動実験に活動記録表を活用する
　ボブの事例は本書全般を通じて紹介しており、本章でも彼の思考記録の例を先述した。彼の治療目標のひとつは自立と自主性を高めることであり、ここでは、彼がセルフケアに関して持っているいくつかの不適応的な媒介信念に対応するために、活動記録表をどのように用いたかについて説明する。
　前述の通り、当初ボブの治療は、9.11の後のテロへの恐怖に関する強迫症状を軽減することに焦点が当てられていた。ここで詳細は述べないが、曝露反応妨害法を適用し、標的とする症状は最初の6カ月の治療で有意に改善した。しかしながら、その後も彼はセルフケアが上手にで

きず、抑うつ症状が継続した。テロに対する深刻な恐れが消失したので、糖尿病についてのボブの不安が検討しやすくなった。彼の抑うつ症状は、「直面している医学的問題に対し、自分は無力である」という信念に基づいて生じていると仮定された。糖尿病の診断を受けたのが8年も前であるにもかかわらず、彼は、医師や両親らが彼にアドバイスしているような、新たに果たすべき役目やしなければならないことに、感情的にも行動的にもいまだにうまく適応することができていなかった。

　ボブは、「今後も長年にわたり自分の糖尿病の管理能力が乏しいままであれば、失明や足の切断など、健康上重篤な影響が出てくるかもしれない」という考えに始終苦しめられていると報告した。しかしながら、彼はこのような考えによって、自分自身がより適切な食事を取ったり定期的に運動をしたりするよう動機づけられていない事実に当惑していた。彼は、自分の食事と運動の習慣を変えたいという強い願望があったものの、診断から何年もかけて作り上げてきた一連のルールとのせめぎあいによって、そうすることを妨げられていると感じていた。彼はそれらのルールを「心の習慣」と呼び、それらが不合理であることに気づいていた。しかしながら、彼はそれらを変化させられると信じてはいなかった。ボブの自動思考についてのデータを検討した後、彼の持つルールや媒介信念について以下のようなリストが作成された。

- 自分の大好きな食べ物が一切含まれない厳格な食事を守らなければならない。
- 厳格な食事を守れないということは、私には自分の健康をケアすることができないということである。
- 食べることは私の唯一の楽しみの源である。ダイエットを始める直前には、無茶食いをしなくてはならない。なぜなら、それが私にとって食べ物を楽しむことのできる最後の一時かもしれないからである。
- 正しい食べ方ができなければ、運動しても意味がない。どうせ無茶

食いすれば帳消しになってしまう。
- 自分の健康に気をつけることができなければ、そのほかに自分の生活の改善のために何かしたところで意味がない。デイケアに行くことは時間の無駄だ。
- 週末の無茶食いでめちゃくちゃにならないようにダイエットは火曜日に始めなくてはならない。月曜日は祝日の場合があるが、火曜日ならいつも安全だ。
- 間違って何か悪いものを食べてしまったら、自分がそれまでにしてきた健康的な食べ方が無効になってしまう。自分がダイエットに失敗したということで、私が自分の健康に気をつけることができないことが証明される。
- 一度失敗したら、火曜日まではわざわざ再開すべきではない。
- 早く自分を治療の軌道に乗せなければ、失明するか、足を切断することになってしまう。

まず初めにボブは、これらの信念を持つことのメリットとデメリットを検討するように指示された。彼は、そのリストにある信念のほとんどは、自分の健康に気をつけるよう彼を動機づけているものであるため、それらにはメリットが多いと信じていた。一方デメリットとしては、それらの信念が苦痛をもたらし、彼を非常に不安にさせることであり、実際には、ルールのいくつかが互いに矛盾しあっているために、その矛盾によって彼自身が混乱し、より不安になるということであった。デメリットを挙げる作業を終えると、彼は、自分が述べたメリットが誤りであることに気づくことができた。実際に、ルールは彼が健康的な食べ方をするようにはまったく動機づけてはおらず、おそらくは彼に無茶食いをさせ、健康的な習慣を回避させるように働いていた。これらの信念が誤った思い込みに基づくもので、彼の目標である健康的なライフスタイルに向けて手助けになっていないことを彼自身が受け入れた後も、それ

らの信念が日々自動思考として生じる際に、それらに抵抗する方法を彼が知らなかったため、それらの信念によるストレスは持続した。彼は、「ルール」が非機能的であることがわかったが、自分がそれらを変化させることはできないだろうと述べた。

行動実験は、彼に合う形に修正した活動記録表を使って行われた。その目的は、ボブが代わりとなるルールを新たに書き、新たなルールの妥当性を裏づけるデータを収集するのを手助けすることだった。ボブは活動スケジュールを計画する前に、上記の不適応的なルールのリストに書かれてある主なテーマに対して、より機能的な3つのルールをセラピストの手助けを得ながら考案した。当初彼はそれらの新たなルールをあまり信じてはいなかったが、それでも一通り新たなルールを実際に試してみることには同意した。以下がその新たなルールである。

- 私はどの日であっても健康的な食事を実践することができ、その中には自分の好きな食べ物をいくつか加えることができる。今日は、昨日とも明日とも異なる個別の一日であり、私はその日その日の食べ方をその都度選択することができる。つまり、今日を新たな一日とみなすのである。健康的な食事を取れた日は独立して存在し、不健康な食事をした日も独立して存在している。不健康な食事は、以前の健康的な食事を取り消しにはしない。私は、各月ごとに、健康的な食事を取れる日を「ゆっくりと増やしていく」ことができる。
- 自分の生活を改善するためには、たとえすべてを完璧には実行できなかったとしても、ひとつ以上のことに取り組むことはできる。私の健康が完璧ではなくても、「以前よりも頻繁に」デイケアに行くことができる。私の食事が完璧ではなくても、「以前よりも頻繁に」運動することができる。
- 私には、食べることのほかにも人生における楽しみの源がある。それらは、ボーリング、テニス、そして映画などである。私はそれら

のことを「もっと頻繁に」行うことができる。

「ゆっくりと増やす」や「より頻繁に」など、これらのルールにおいて用いられている言葉は、ボブの二極化した思考に対応するために考えられた。これらのルールはその後、次の測定可能な目標に言い換えられた。

- 私は毎週、家の外に出て行う2つのレジャー活動を実行します（ボーリング、テニス、映画など）。
- 私は毎月、健康的な食事をする回数を増やします。
- 私は毎週、運動する日数を増やしていき、最終的には20分間の運動を週4回するようにします。
- 私は毎月、より頻繁にデイケアプログラムに参加します。

月ごとの活動記録表は、ボブがこれらの目標のそれぞれにおける自分の進歩をモニターし、記録することができるようにデザインされた。従来の週間の活動記録表の代わりに月間の記録シートを選択したのは、ボブにとっては、より長期的なスパンの中で生じる段階的な変化を見ていく方が有益と考えられたからである。図7.8がその記録シートである。

彼がこの用紙への記録を始めた最初の月は、私たちは毎週この作業について話し合った。彼は、活動記録表をつけることが楽しみになっていると報告した。彼は、活動が実行できたときに空欄にチェックをつけるのを楽しみにしていたが、興味深いことに、その日の目標を達成しなかった場合に×をつけることも嬉しそうであった。彼は、×の記号は懲罰的な意味があり、実際には自分自身に「×をつける」ことに喜びを感じていることを認めた。ボブが活動記録についての解釈を歪めている危険があったため、私は、彼がどのようなデータの記録の仕方をしているか、毎週必ず調べるようにした。思ったとおり、2週目になると、彼は誤った方法で自分に×をつけ始めた。たとえば、実際には運動をした日

第7章　アスペルガー症候群に併存するメンタルヘルスの諸問題に対する介入　309

月＿＿＿＿　年＿＿＿＿
毎晩寝る前に以下の4つの質問に答えてください。

毎日のデータ収集

日付	1	2	3	4	5	6	7	8	9	10	11	12	13	14	15	16	17	18	19	20	21	22	23	24	25	26	27	28	29	30	31
今日、家の外でのレジャー活動を行いましたか？																															
今日、健康的な食事を取りましたか？																															
今日、20分間運動をしましたか？																															
予定された時間をデイケアで過ごしましたか？																															

チェックの仕方：　☑　＝　達成した
　　　　　　　　　☒　＝　達成しなかった
　　　　　　　N/A　＝　この日はその必要がなかった

月末の目標の評価

目標	月末計	成功率
1. 毎週、ないし月に8日は家の外での2つのレジャー活動に参加、また は従事する。	／8	
2. 1カ月のうちで健康的な食事をする日を増やす、あるいは前の月よりも多くする。	／30、ないし／31	
3. 週4回、あるいは月16日は20分間運動をする。	／16	
4. 予定された日程すべて、または月12日はデイケアのプログラムに出席する。	／12	

図7.8　月ごとの活動スケジュール（Gaus, 2007 より）

にも、運動の欄に×をつけていた。彼は、その日は食事の仕方がよくなく、不健康な食事は運動の肯定的な効果を無効にしてしまうことから、自分のした運動が「称賛に値しない」と思ったので×をつけたと報告した。私は、彼に不正確なデータを記録することのメリットとデメリットを検討するよう求めた。彼は、ひとつもメリットを挙げることができず、自分がいつの間にかかつての不適応的なルールに従ってしまっていたことにすぐに気づいた。私は、そのシートにある一つ一つの小さな欄を、「その」日の「その」目標がどうだったのか、それぞれ別々のものとして見る必要性を強調した。皮肉なことに、私は、彼に対して「『この』日の『この』小さな欄は、『はい』か『いいえ』で答える必要があります。運動をしたか、しなかったか、のどちらかです。どちらですか？」と尋ね、正確なデータを取るよう促したことによって、かえって彼の二極化した思考スタイルを助長してしまっていたのである。

　図7.9は、ボブの、データを集めた最初の月の活動スケジュールを示している。それぞれの目標のデータをパーセンテージに換算した後、ボブは、自分がいくらかは達成できていることに驚きを表した。「健康的な食事を実践する」という彼の最も困難な目標でさえ、10%の成功率を見せた。彼は、このデータシートがなければ、自分の進歩を評価するように求められても、「0点」をつけていただろうと認めた。数ヵ月のデータ収集の後、彼は自分のライフスタイルにおけるいくつかの行動において改善の傾向を示し、この改善は彼が考案した新たなルールの妥当性を裏づけるものとなった。

◆非機能的な信念のワークシートを作成する：「ワンライナー（ひとことの格言）」に抵抗する

　ここでは、ルールの形で表現される非機能的な媒介信念について、セスの例を紹介する。前にも紹介したとおり、セスはASと併せて強迫性障害と診断され、本章において先ほど示した思考のフローチャートに取

第7章 アスペルガー症候群に併存するメンタルヘルスの諸問題に対する介入　311

月 _4_ 年 _2007_

毎晩寝る前に以下の4つの質問に答えてください。

毎日のデータ収集

日付	1	2	3	4	5	6	7	8	9	10	11	12	13	14	15	16	17	18	19	20	21	22	23	24	25	26	27	28	29	30	31
今日、家の外でのレジャー活動を行いましたか？	×	×	×	✓	×	×	×	×	×	×	×	×	×	✓	×	×	×	×	×	×	×	×	×	×	×	×	×	×	✓	×	×
今日、健康的な食事を取りましたか？	×	×	×	×	×	×	×	×	✓	×	×	×	×	×	×	✓	×	×	×	×	×	×	×	×	×	×	×	×	×	×	×
今日、20分間運動をしましたか？	×	×	×	×	×	×	×	×	✓	✓	×	×	×	×	×	×	✓	×	×	×	×	×	×	×	×	×	✓	×	×	×	×
予定された時間をデイケアで過ごしましたか？	NA	NA	×	✓	NA	NA	NA	NA	NA	NA	×	✓	NA	NA	NA	✓	NA	NA	×	×	NA	NA	×	×	×	×	×	NA	NA	NA	NA

チェックの仕方：　✓ = 達成した
　　　　　　　　　× = 達成しなかった
　　　　　　　N/A = この日はその必要がなかった

月末の目標の評価

目標	月末計	成功率
1. 毎週、ないし月に8日は家の外での2つのレジャー活動に参加、または従事する。	4／8	50％
2. 1カ月のうちで健康的な食事をする日を増やす、あるいは前の月よりも多くする。	3／30、ないし／31	10％
3. 週4回、あるいは月16日は20分間運動をする。	7／16	44％
4. 予定された日程すべて、または月12日はデイケアのプログラムに出席する。	3／12	25％

図7.9　ボブによって完成された1カ月の活動記録表

り組んでいた。セスの自分自身についての中核信念は2つあり、それは「私は無能である」と「私は良いことに値しない」というものだった。この2つは思考フローチャートのワークシートの中で引き出された自動思考のいくつかに反映されていた。

　これらの信念について検討したとき、彼は、それらのいくつかと、成長する中で両親から教えられてきた考えとを結びつけることができた。彼は、自分の母親と父親がさまざまな教訓を与えようとする際に彼に話したことについて、とても鮮明な聴覚記憶を持っていることを報告した。彼の頭の中では、それぞれの親のお気に入りのくだりが、何十年も前に言われたときのままの声と調子で聞こえた。彼の両親は今も健在で、現在も活動的な生活を送っているが、もう現在はこうしたことを彼に言ってくることはなかった。それにもかかわらず、彼は自分の日常生活において、昔言われていたさまざまなことを文字通りのルールとして今もなお適用する傾向にあり、それらは彼の訴える不安の問題に関与していた。セッションの中でそれらを検討していくうちに、セスはそれらを「ワンライナー（ひとことの格言）」と呼ぶようになった。私は彼に対し、現在最も活性化しやすいワンライナーをすべて挙げるよう依頼した。

- 人のものを勝手に取ってはいけない。
- お金をなくしてはいけない。
- 朝ごはんを済ませたらトイレに行きなさい。
- 男の子は男の子同士、女の子は女の子同士で遊ぶ。
- やるべきことを終えるまでは席を立ってはいけない。
- 歩くときはきちんと足をあげること。
- 家の中で傘を差してはいけない。
- 裸ではけっして歩き回ってはいけない。
- やるべきことを終えるまでは遊んではいけない。
- 毎日トイレに行かないと、叔父さんのように癌になる。

第7章　アスペルガー症候群に併存するメンタルヘルスの諸問題に対する介入　313

- 彼を見なさい！　なぜお前は彼のようにできないのか？　彼はお前よりも優れている。

　これらの言い回しの多くは、セスが育った時代（1950〜1960年代）に親が子どもに対して言ったお決まりの文句だった。セスはそれらを書き終えると、それらを読みながら大声で笑った。どうして笑っているのか理由を尋ねると、彼は「もうこれらは、今は意味のないことなんだと思います」と言った。私はセスに対し、子どもが具体的な形で物事や新しい概念を理解することを助けるために、しばしば親は物事を単純化して説明することを伝えた。育っていくなかで、自分の生活が変化し、責任が増すにつれて、子どもはルールを作り直し、そのルールをより柔軟に適用することを学んでいく。大人の生活はさまざまな意味で子ども時代よりも複雑なため、もしルールが子どものときのままの形で保持されると、それは大人が従うには柔軟性のない堅苦しいものになってしまうだろう。たとえば、「やるべきことを終えるまで遊んではいけない」という忠告は、子どもにとっては、少々のやるべきことに対し、優先順位をつけることや責任を持つことを教えてくれる。しかしながら、このルールが大人になってなお文字通りに理解され続けている場合には、すべての雑用や義務が完全に終えられることは現実的に不可能であり、その人は物事を楽しむことができなくなってしまうだろう。

　人生のある時点で「ワンライナー」が果たした機能と、現在におけるそれを区別することを強化するために、セスにはある演習の課題が出された。課題では3つの欄のワークシートが作成された。1列目には、すべてのワンライナーを挙げた。2列目は、「子どもへの作用」を考える欄、3列目は「大人になっても文字通りに適用された場合の影響」を考える欄であった。セスは、それぞれのルールについて考え、なぜ親がそれを子どもに言うのか、あるいは子どもが特定の概念を理解するのを助けるうえで、そのルールがどのような効果を持つ可能性があるのか、につい

て考えてみるよう求められた。その後彼は、大人になって、そのルールが全面的にはもはや通用しないような年齢になってからも、あまりに文字通りにそれが適用され続けた場合に生じる可能性のある機能不全についても考えてみた。完成したワークシートを図7.10に示す。この作業を行うことによって、ワンライナーが彼にとってもはや合理的でも機能的でもない、というセスの信念が強化され、中核信念が修正されていった。そしてこのことによって、さらに後のセッションで行われる「新たなルールを書く」という作業を、彼は容易に実行できるようになった。

4. スキーマを修正する

スキーマは、修正されるのが最も難しい認知構造である。それらは、発達上、患者の人生の初期に形成され、最も長い強化の歴史（reinforcement history）を持つ信念のいくつかによって作り上げられたものである。そして治療では最後に扱われるものである。患者は、自動思考や媒介信念を同定し、修正するプロセスを幾度も経験していくなかで、ようやく、より深く広範な中核信念に抵抗することができるようになる。私が患者に対して用いるたとえで有効なのは、CBTにおける課題を、「もはや役に立たない古い物置を取り壊すこと」とイメージしてもらうことである。その物置は、屋根板で覆われた木造の建物で、コンクリートの土台の上に建っているとしよう。それを壊すには、上から下へとまずは各部を取り除いていかなければならない。最初は、屋根と外壁（これが自動思考にあたる）、その次に骨組みと床板（媒介信念）、そして最後にコンクリートの土台（スキーマ）となる。発達的には、物置が建てられたとき、最初にコンクリートの土台が築かれ、その土台を基礎として骨組みが作られ、外壁がその骨組みの上に作られている。土台は、他のものすべてを支えなければならないため、深く根づいていて揺らがず、そして壊れにくい。

第7章 アスペルガー症候群に併存するメンタルヘルスの諸問題に対する介入　315

ワンライナー	子どもへの作用	大人になっても文字通りに適用された場合の影響
人のものを勝手に取ってはいけない。	子どもに物を盗まないように教える―犯罪行為を防ぐ。	何かに触れることができず、何もできなくなってしまう。
お金をなくしてはいけない。	お金を大切にすることを子どもに教える―無駄遣いを防ぐ。	リスクを冒すことを恐れる―自分に喜びを与えられなくなってしまう。
朝ごはんを済ませたらトイレに行きなさい。	良い排便習慣を促す―日課	朝に排便がないだけで自分を否定し(障害がある、どこかがおかしい・たとえば癌)何もできなくなってしまう。
男の子は男の子同士、女の子は女の子同士で遊ぶ。	同一性を教え、社会的スキルを促す―年長の子どもにおいては性的不正を防ぐことができる。	友人の選択を制限する―友人関係の構築を妨げる―専門職の選択を制限する―偏見や先入観を助長する。
やるべきことを終えるまでは席を立ってはいけない。	課題に対して注意を維持すること―仕事をやり終えること―を子どもに教える。	必要な休憩をとることを妨げる。
歩くときはきちんと足をあげること。	足を引きずって、靴をすり減らしたり、音をたてたりしないことを子どもに教える。	パレードや軍隊で行進しているかのように、ぎこちなく歩くことになる。
家の中で傘を差してはいけない。	迷信と安全のため。	濡れた傘を乾かすのを妨げることがある。
裸ではけっして歩き回ってはいけない。	公共での適切な外見を教える。	必須な日常生活動作を行ったり、緊急事態に対応したりする能力を妨げる。
やるべきことを終えるまでは遊んではいけない。	子どもに優先順位と責任を教える。	大人として楽しみをもたないことになるため、うつ病、機能不全、および入院の可能性がある。
毎日トイレに行かないと、叔父さんのように癌になる。	子どもに健康のため規則正しくあることを教える(たわいない迷信)。	スケジュールを組む際の問題、自分自身の体調についての不安を強めてしまう。
彼を見なさい！ なぜお前は彼のようにできないのか？ 彼はお前よりも優れている。	例を通して子どもに教える。	常に自分を他者と比べてしまう―他者を自分よりも上の位置に置こうとする―自尊心を傷つける。

図7.10　セスのワンライナー・ワークシート

本章でしばしば触れてきたASにおける認知的な硬直性は、一般の成人と比べて、スキーマを構成する中核信念を修正することをさらに困難なものにしている。Personsほか[145]によれば、一般の成人でさえ、すべての不適応的スキーマを修正することは不可能であり、セラピーでは自己や他者についての中核信念の1つか2つだけがターゲットになる。この考え方は、ASの患者についても同様である。

　1）ASにおける一般的な中核信念

　Beck[27]は、精神病理の理論的な基盤にある、人が自分自身について抱く中核信念について、その最も一般的なものをリスト化した。彼女はまた、それらの信念を「無力であること（helpless）」についての領域と、「愛されないこと（unlovable）」についての領域の2つに大別している。そのリストを表7.2に提示する。ASの患者は、通常それぞれの領域から少なくともひとつ以上の中核信念を有しており、それらが治療のターゲットとなる。これらの信念のうち、成人のASにおいて私が遭遇したことのある最も一般的なものは、以下のような信念である。

- 無力である（Helpless）
- 力量がない（Powerless）
- ちゃんとできていない（Inadequate）
- ダメな人間である（Defective）
- 無能である（Incompetent）
- 出来損ないである（A failure）
- 魅力がない（Unattractive）
- 誰からも必要とされていない（Unwanted）
- 悪い人間である（Bad）
- 価値がない（Unworthy）
- 変わっている（Different）

表7.2　自己についての中核信念の分類

「無力であること」の中核信念

私は無力である。	私は成果をあげていない。
私には力量がない。	私は無能である。
私にはどうすることもできない。	私はダメな人間である。
私は弱い。	私は軽んじられている。
私はもろい。	私は出来損ないである。
私はたよりない。	（すなわち、私は他者に及ばない）
私はなにもできない。	私は基準に達していない。
私はちゃんとできていない。	（何かの達成に関連して）

「愛されないこと」の中核信念

私は愛されない。	私は変わっている。
私は人に好かれない。	私には欠陥がある。
私は望ましくない。	（すなわち、だから他者に愛されない）
私には魅力がない。	私は基準に達していない。
私は誰からも必要とされていない。	（他者から愛されるための）
私は誰からも気にかけてもらえない。	私は拒絶される運命にある。
私は悪い人間である。	私は見捨てられる運命にある。
私には価値がない。	私はずっと孤独な運命にある。

- ずっと孤独な運命にある（Bound to be alone）

　無力さ、不適格、欠陥、および価値のなさ、といったテーマは、前述の自動思考と媒介信念の項で示したボブとセスのケースにおいても明らかだった。スキーマについての本項でも、その修正のための技法の適用の仕方を説明する際、彼らのケース、そしてさらにアンドリューとサルバドールのケースについて再度見ていく。以下では、「連続法（continuum techniques）」と、中核信念ワークシートについて解説する。

2）連続法
　ASの人が陥りやすい二極化思考は、分極化した思考を示す一般の成人向けに開発された技法を用いることが必要である。連続法（continuum

techniques）は、「全か無か」で考えがちな傾向に対して、新しい見方ができるようになるのを援助するために考案されたCBTの技法である[27,145]。連続法ではまず、患者の発言の中から、漠然とした否定的表現（通常は自己に関するもの）を選択し、それを具体的な特定の基準に細分化してもらう。細分化された特定の基準は、その後、その人が自分自身を連続的に評価することが可能になるための評価尺度となる。通常それらの評価尺度は、患者の不適応的な中核信念を反映している、もとの漠然とした否定的表現に対応するために活用される。以下、アンドリューとボブの事例を通じて連続法について述べる。

　アンドリューの事例は、第6章において、視点取得スキルと時間管理能力について解説する際に紹介した。彼は32歳で、調理の資格を持ち、高級食料品店でマネージャーとして働き、鉄道模型工作の趣味を持っている。彼の示す問題は、抑うつ症状と社会的関係の欠如だった。アセスメントを通じて、彼は次のように診断された。

- 第Ⅰ軸　　気分変調性障害、早期発症型
  　　　　　アスペルガー症候群
- 第Ⅱ軸　　回避性パーソナリティ障害
- 第Ⅲ軸　　診断なし
- 第Ⅳ軸　　友人関係や恋愛経験の乏しさ
  　　　　　雇用についての不満
- 第Ⅴ軸　　GAF = 60

　アンドリューの自分自身についての中核信念は、「私は出来損ないである」、「私は必要とされていない」というものだった。彼は慢性的に不機嫌だったが（よって、気分変調性障害の診断がついている）、彼の気分は、主に誕生日や元旦など彼が「生活における大切な節目」とみなしている時期に悪化し、抑うつ的になったり怒りっぽくなったりした。あ

る年の12月下旬のセッションで、彼は、自分自身に対する強い怒りの感情を報告した。彼は、新年が近づくにつれて考えることといえば、いかに自分がいつまでたっても何も変わらないか、ということだけだと言った。治療におけるこれまでの進歩にもかかわらず、このときのセッションでは、彼は何カ月も前にすでに対処し始めていた不適応的な自動思考の多くを繰り返し訴え、彼の状態は悪化しているように見えた。それらはいずれも、「自分は出来損ないである」というテーマを持っていた。

　私は、新年が間近に迫ることによって活性化した、アンドリューの持つ「出来損ない」という中核信念に対応するために、認知的連続法による介入を行うことにした。このエクササイズの題材として、そのセッションでのアンドリューの発言のひとつを取り上げた。それは「この10年間もすでに半分が終わってしまったのにもかかわらず、結局私は何も成功していない。私は何ひとつやり遂げることができなかった」というものである。認知的連続法による具体的な介入について、以下の対話で提示する。

セラピスト：ではこの発言について採点してみましょう。1から10までの尺度をイメージしてください（ポスター大の紙に横線を描く）。1は、全く成功していないこと（一方の端に書く）で、10が完全に成功していること（もう一方の端に書く）を表し、5は、その中間（1と10の間に他の数字を書き込む）を表すとします。
患者：　　　わかりました。
セラピスト：先ほどあなたは、この10年の半分が終わってしまったことについて、お話ししていました。では今のあなたの成功について、5年前と比べてどのように評価しているか教えてください。
患者：　　　「1」だと思います。まったく成功していませんから。
セラピスト：では、この紙の下の方にリストを作成しましょう。あなたの人生において「成功」を意味するものをすべて挙げてみてください。

「成功」は何かひとつのことですか？　あるいは、あなたが人生において成功したいことはいくつかあるのでしょうか？
患者：　　　良い仕事を持つこと。自活するために十分なお金を持つこと。ガールフレンドを持つこと。友人を持つこと。高級車に乗ること、です。
セラピスト：（リストを書いてから）ほかには何か？
患者：　　　いいえ、そのぐらいです。
セラピスト：では、成功に関するあなたの5つの基準の横に、2つの欄を作ります。ひとつは、あなたが5年前はどうだったかについての欄で、もうひとつは現在がどうなのかについての欄です。では仕事の基準から始めてみましょう。10点の尺度を使って自分自身をどのように評価しますか？　5年前の仕事の状況はどうだったでしょうか？
患者：　　　あー、「1」でした。まったく仕事をしていませんでしたから。
セラピスト：では、それをここに書きます。もうひとつの欄に移って、そのときと比べて今の自分自身についてはどのように評価しますか？
患者：　　　えっと、今の仕事はあまり好きではありませんが、少なくとも3年間続けています。そしてこの1年で昇格もしました。自分自身に「5」ぐらいはあげられると思います。
セラピスト：では、あなたのリストの次の基準、自活するのに十分なお金を持つこと、について同じく評価をしてみましょう。5年前はどうでしたか？
患者：　　　それもまた最悪でした。お金がまったくなくて、両親と暮らしていましたから。「1」でした。
セラピスト：では今は？
患者：　　　両親にはまだ金銭的に援助してもらっていますが、少なくとも私には自分の住むところがありますし、そのほとんどを自分で

支払っています。ということでこれも「5」だと思います。

セラピスト： 次がガールフレンドを作ること、です。5年前は？

患者： もちろん、「1」でした。そして今も「1」です。そんなことが叶うわけがないのです。

セラピスト： では、当時は「1」だったのですね。今についても「1」を記入する前にお聞きしたいことがあります。今あなたにガールフレンドがいないのはわかっていますが、当時と比べて今はそれが達成可能な目標となりつつあるとは考えられませんか？　たとえば、あなたはここで学んだスキルのいくつかを一生懸命練習し、ある同僚の女性と知り合いになることができました。彼女があなたのガールフレンドになるというわけではありませんが、あなたは女性とより気楽な感じで話をするための何かを学ぶことができた、ということです。それを考慮に入れたとしても、あなたはこの基準についてやはりなお5年前とまったく同じだと思いますか？

患者： 違うかもしれません。でも同僚と数回おしゃべりをするだけでは、まだ十分ではないように思えます。それについては「3」ぐらいにしておくのがよいと思います。

セラピスト： 友人についてはどうでしょう？

患者： 5年前は、「2」ぐらいでした。高校時代の友人の一人といつも連絡を取っていましたから。今は、「6」ぐらいだと思います。職場の男友達と出かけることもあります。兄の友人と一緒に過ごすこともあります。それから、鉄道模型クラブの何人かの人たちのことも好きです。ですから、改善していると思います。

セラピスト： 最後は、車です。

患者： （笑）これははっきりしています。両親が5年前に新しい車を買ってくれました。高級車というわけではありませんが、少なくとも新車でした。ですから当時は、「5」でした。今は、古く

なり、それほど良い車でもなくなってしまったので、「1」です！

続いてアンドリューには、自分自身の「成功」について、5年前と今年それぞれのスコアの平均を計算してみるように伝えた。結果は5年前が「2」で、今年は「4」であった。この作業の最終段階ではグラフを作成し、より詳細に分析することによって、アンドリューが、自分の成功の水準が実際にどの程度向上しているのか、視覚的に理解できるよう手助けした。このような作業によって、彼の「私は出来損ないである」という中核信念とは矛盾する証拠を得ることができた。

ボブの場合には、先に示した活動スケジュールが、認知的連続法の練習としての役割も果たした。前述したように、彼には毎月の終わりに、彼の目標に対して成功した割合を算出してもらっていた。これらのデータはグラフ化され、毎月彼とともにそれを共有した。そのたびに、「私は自立できない」というボブの中核信念について一緒に検討した。彼には、自分の成功率のほんの小さな増加に対しても、自分自身の努力の結果として捉えるよう、私は彼をいわば「強制」していったのである。

3) 中核信念ワークシート

スキーマ（中核信念）を修正するためのもうひとつの技法は、Beck[27] によって開発された中核信念ワークシートである。これは、患者における認知的な変化を強化するための技法である。治療で学習した自動思考や媒介信念の変化は、繰り返し強化しなければ「定着する」ことが難しいという意味では、中核信念ワークシートは、再発予防のための取り組みと捉えることもできる。この強化のプロセスを通じて、根底にあるスキーマが真に変化していく。

患者は、このワークシートの一番上に不適応的な中核信念を書き出してリストにし、0から100％の尺度を用いて、それらを現在どの程度確

信しているか、また前の週で最も確信度が高かったとき、最も低かったときのそれぞれについて評価を行う。そして、患者はより適応的な新たな信念を記入して、それを現在どの程度確信しているかについて評定する。シートの残りの部分は、患者がこの1週間で、かつての不適応的な信念と矛盾し、新しい信念を支持する証拠や、かつての信念を支持するものではありながらも、それを新たな形で捉え直すことのできる証拠を記録するために用いる2つの欄で構成されている。

　サルバドールには、このワークシートによるエクササイズを、いくらか修正を加えた形で実施した。それについて以下に示す。サルバドールについては第1章で、そして第6章で問題解決のアプローチについて紹介する際にも例示した。サルバドールは33歳のカトリックのイタリア系アメリカ人の独身男性で、自営で外国語の講師をしている。彼は、怒りのコントロールに関する問題と、人間関係で挫折を繰り返していることに対する支援を求めて治療に訪れた。彼は最近になって伝えられたASの診断に関してや、発達障害を持つ人々のためのさまざまな権利やサービスの申請をして欲しいという両親からの要請に対して両価的な感情を抱いていた。彼は自分の外国語の才能やスキルがキャリアに反映されていないことに不満を感じていた。インテーク面接実施後、彼は次のように診断された。

第Ⅰ軸　　気分変調性障害、非定型（気分反応性）
　　　　　アスペルガー症候群
第Ⅱ軸　　依存性パーソナリティ障害
第Ⅲ軸　　診断なし
第Ⅳ軸　　対人関係の対立、キャリアに対する不満、障害について診断されたことに関連したストレス
第Ⅴ軸　　GAF = 55

サルバドールの治療目標は、怒りの爆発（大きな声で罵ったり、物を殴りつけたりすること）の頻度を減少させ、自分の障害に対する理解と受容を高め、自律的に意思決定を行う力を向上させることだった。
　自己についてのサルバドールの中核信念は、「私はダメな人間である」「私は基準に達していない」および「私は拒絶される運命にある」だった。彼の自動思考と媒介信念には、「全か無か」の思考が多く、彼は自分自身や他者について極端に分類してしまう傾向を強く持っていた。彼は、すべての人々をただ2つの基準のみに従って「良い」か「悪い」かに分け、レッテルを貼っていた。その2つの基準とは、障害がある（悪い）か正常である（良い）かというものと、アメリカのもの（悪い）か、外国のもの（良い）かというものであった。彼は、自分の生活全般における学習上の問題は障害から生じている（すなわち自分を「悪い」人間とみなしている）が、自分が人生で経験してきた社会的に拒絶される体験は、「アメリカ人の無知」のせいである（すなわちアメリカ人を「悪い」人々とする）と信じていた。彼は、外国語の才能があるため、外国人と頻繁に交流しており、企画されたイベントで出会う外国人の温かみや歓迎行為から、外国人はアメリカ人ほど無知ではなく、より受容的（すなわち外国人は「良い」人々）であると確信していた。彼は、自分が不満に思っている生活からの唯一の逃げ道は、自分を外国の文化に触れさせることで、自分が「正常な（良い）」人のように感じられるようになることだと信じていた。彼は、別の国に移り住む空想にふけり、自分はそこに適応でき、受け入れられると信じて疑わなかった。障害者サービスの申請をする必要性が生じたことから、彼はアメリカに縛りつけられ、かつ障害者としての自らの立場が強調されることになり、怒りを感じていた。彼は、自分がまるで両親や姉に自分の人生の決断を委ねたかのように感じており、障害の件について自分自身が選択権を持っているということを信じることができなかった。一方、両親や姉は、彼には障害を持つ人々に提供されるサービスが必要であると考えていた。

治療の最初の数カ月をかけて、サルバドールにはASについての心理教育が行われた。彼はASがどういうものであるか、そしてそれが自分にどう影響しているのか、ということを熱心に学んだ。この期間に、彼は障害者用の生活保障のみならず、成人障害者のための雇用と居住サービスの申請も行った。しかしながら、彼はなお「障害を持つ人々と一緒にされる」ことについての恥ずかしさを訴えていた。セッションのためにクリニックにやってくると、彼は、待合室で他の患者たちがそれぞれの持つ障害のためにさまざまな様子を見せるのを目にし、嫌悪感を訴えることが多かった。私は何度か、彼の、障害に関連したサービスを求める姿勢と、障害を持つ人々に対する拒絶の姿勢との間にある矛盾を指摘した。サルバドールは、自分が「学習障害」を持っていることはずっとわかっていたことで、ASの診断によって、人生で直面してきた多くの困難に説明がつくことを知り、ある意味安心したと述べた。しかしながら、彼は「何とか生活し」、「正常」であることを一方でとても強く望んでおり、自分自身に「障害者」としてのレッテルを貼ることは、彼にとってはその目標に反していると思えてしまうようだった。そのうえ家族は、外国に旅行する、あるいは移り住むという彼の希望を思いとどまらせようとしていることから、彼は、外国語の学習や異文化に対する彼の熱意が家族に理解されていないと思い込んでいた。

サルバドールの治療計画を構成する要素はいくつかあったが、ここで述べているのはその中のひとつについてである。障害を持つことの意味についての彼の信念が、彼の怒りの問題に関与していたため、彼が自分の障害を理解し受容するという目標がまず設定された。「私はダメな人間である」という中核信念は、障害についての彼の構え（媒介信念）と自動思考（障害を持つ人々についての「全か無か」の思考）に影響していた。たとえば、彼の障害に対する仮定のひとつに、「障害者であるということは、気が狂っているということだ」というものがあるが、この仮定は、クリニックの待合室でいすを揺らしている障害者を見る度に、

そうした類の自動思考を駆り立てた。彼の反応は「前後に身体を揺らしているあの気の狂った障害者を見ろよ。自分はあんなふうでないといいけど」といったものであった。

　サルバドールとともに行ったエクササイズのひとつは、中核信念ワークシートを一部修正して用いたものだった。「私はダメな人間である」という信念に抵抗するために、サルバドールはまず、障害を持つ人々に対する自分の仮定（それは実際には媒介信念の数々であった）のいくつかについて、それを支持する証拠と反する証拠を集めるよう指示された。サルバドールは、やることを具体的なステップに小分けにした方がよく理解できたため、中核信念ワークシートは彼の学習スタイルに合うよう修正された。ある週のホームワークで、彼は障害を持つ人々の特徴と思われるものをすべて書き出してくるという課題を出された。彼は次のセッションに以下のリストを持参した。

　障害を持つ人々は：
　・愚かである
　・不作法である
　・気が狂っている
　・怒っている
　・貧しい
　・役立たずである

　次に、それぞれの特徴をどの程度確信しているかについて、評価するよう指示された。さらにその後、彼はその発言を支持する証拠に加え、それに矛盾する証拠について、次の2つのやり方で挙げてくるように課題を出された。そのひとつは、自分の挙げた否定的な特徴を持たない障害者のことを考えてみる、ということと、もうひとつはその否定的な特徴を持つ、障害者ではない人の名前を挙げてみる、というものである。

最後に、ワークシートでは、証拠を検討した後の自分の信念の強さを彼が再度評価するようになっていた。障害についてのそれぞれの信念は、実際には媒介信念ではあったものの、サルバドールにとっては、シートの一番上に挙げられた中核信念に対してはこうした各ステップに段階を分け、それを通じて対抗できるように促していくことが最善であると考えられた。図7.11は彼がワークシートを最初に使ったときのものである。彼は「全か無か」の思考スタイルによって、証拠を検討する前はそれぞれの信念の確信度を100％と評価していた。このワークシートは、その後毎週のホームワーク課題とし、彼が日常生活において継続的に証拠を集め、それぞれの信念の強さを繰り返し評価できるようにした。信念の強さは、彼がより多くの証拠を集めるにつれ、次第に減少していった。

5. 本章の概要とまとめ

本章では、伝統的なCBTの手法を、ASの患者において見られるメンタルヘルスの問題に対していかに適用できるかについて述べた。いくらかの特別な配慮や修正を加えることによって、ASの成人に対しても、不安と抑うつの症状を軽減するためにCBTの技法を提供することができる。認知モデルは、不適応的スキーマの形成、非機能的なルールへの過度の依存、および「全か無か」の思考による脆弱性などの問題を抱えやすいASの成人に対してきわめて適切なモデルである。ここでは思考記録、活動スケジュール、下向き矢印法、認知的連続法、および中核信念ワークシートのような手段が、ASの患者に対してどのように用いられるかについて示すために、いくつかのケースを示した。ASの成人が経験する問題は複雑であるため、本章と第6章で詳述された治療戦略は単独で適用されることはまれである。なぜなら、患者はほかにもさまざまな関連のある専門分野において、治療を受けている場合が多いためで

かつての中核信念：[私は障害を持っているため、ダメな人間である]
新しい信念： [私は障害を持っているけれども、ダメな人間ではない]

かつての中核についての発言	現在このことをどれだけ強く信じているか？	障害を持つ人々がこの特徴を持つことを裏づける証拠	障害を持つ人々の中にはこの特徴を持たない人がいることを裏づける証拠	障害を持たない人々の中にもこの特徴を持つ人がいることを裏づける証拠	障害を持たない人々の中にもこの特徴を持つ人がいることを裏づける証拠	証拠を検討した後で、その発言をどの程度強く信じているか？
障害を持つ人々は愚かである	0-100% 100	待合室にいる人々は障害者であり、知恵遅れにも見える	私のいとこの娘は車椅子に乗っているが、とても賢い	私の叔父のジョーは障害者ではないが、とても愚かである	0-100% 50
障害を持つ人々は不作法である	0-100% 100	私は障害者で、無礼なこともある	私のいとこの娘は車椅子に乗っているが、とても礼儀正しく、親切である	私の叔父のロンは、障害者ではないが、いつもとても無礼である	0-100% 40
障害を持つ人々は気が狂っている	0-100% 100	身体を揺らしている待合室の人々は、障害者で、気が狂っているように見える	クリストファー・リーブは障害者であったが、気が狂ってはいなかった	私の姉は、気が狂ったみたいだが、障害者ではない	0-100% 50
障害を持つ人々は怒っている	0-100% 100	私は障害を持っており、とても怒っている	アスペルガーのサポートグループを運営している男性は、障害者だが、いつも機嫌が良い	きわめて正常で、きちんとした服装をしている男性がリンスタンドの人に叫んでいるのを見た。彼はとても怒っていた	0-100% 70
障害を持つ人々は貧しい	0-100% 100	私が行く社会保障事務所にいる人は皆障害を持ち、貧しい	失読症を持ち、お金持ちである有名人についての記事を読んだ	どちらの叔父も貧しいが、障害を持ってはいない	0-100% 30
障害をもつ人々は役立たずである	0-100% 100	障害者は役立たずので、政府は彼らに社会保障のお金を与える	クリストファー・リーブは障害者だったが、役立たずではなかった。彼は何千人もの人の助けになった	障害者ではない多くの人々は、怠惰なため、働きたがらない	0-100% 20

表7.11 サルバドールの中核信念ワークシート

ある。次章では、補助的な治療法を全体的な治療計画にどのように組み込むかについて解説する。

第8章
補助的な治療、および他の専門家との連携

　これまでに述べてきたように、多くのアスペルガー症候群（AS）の患者は複数の問題に対する治療を必要としており、一人の心理療法のセラピストだけでは対応しきれない場合もある。そのような患者には、初期のアセスメントを行い、治療に対するニーズを確認した後に、求められる治療に適した他のサービスを紹介する必要がある。それら他の治療を行うことは、患者の認知行動療法（CBT）への反応性を高めてくれるだろう。そのためにもセラピストは、さまざまな専門領域の専門家たちと有効なコミュニケーションを取っていく必要がある。本章では、治療の連携（コラボレーション）と統合（インテグレーション）のための一般的なガイドラインについて紹介し、次に、補助的に活用することの多いさまざまな治療や援助について解説する。

1. 他のサービス提供者への紹介と連携のためのガイドライン

1）どんなときに紹介するか
　一般に、個人開業のセラピストが患者を他の専門機関に紹介することになるのは、専門的な「評価」が必要となったり、あるいはすでに開始

している個人の心理療法とは異なる「補助的な治療」を始めたりする場合である。

◆評価

セラピストは、インテーク面接とアセスメントの過程において、患者が援助を求めてきている問題に関連する諸要因を明らかにするために、さまざまな問いを立てる。多くの場合、それらの問いに対する答えを得るためには、さらに追加して、他のメンタルヘルスや医療、リハビリテーションの専門家などによる評価が必要となる。本章では後に、こうした場合に患者に提供することのできるさまざまなタイプの支援について、読者が検討する際に役立つよう、各専門領域について解説する。

◆補助的な治療を開始する

アセスメントの際に浮上した問いについて、それに対する回答によっては、セラピストの立てる治療目標が自分の行う心理療法ではなく外部の専門家によって達成されうるものになることもしばしばある。患者は、毎週の心理療法の予約の数にすでに圧倒されていて、それ以上の新たなサービスの紹介を受け入れたがらない場合もある。また、現在勧められているサービス（言語療法など）が、これまで一度も必要だと言われなかったのはなぜか、そのことについて疑問を投げかけてくる患者もいる。セラピストの仕事は、これらの補助的なサービスがなぜ必要なのか、またそれらがどのように患者の生活の質を向上させるかについて、簡単な言葉でわかりやすく説明することである。本章で後に例として示す各専門分野についての説明は、患者とのどのような話し合いの場合にも、その基本として活用することができるだろう。

2）協力

インテーク面接の時点で、多くの患者はすでに何らかの他の治療を受

けている。時に患者は、他の専門家から個人心理療法に紹介されてくる場合もある。患者が進行中の治療を続けていくにしても、セラピストの提案で新たな治療を開始するにしても、治療計画が有効であるためには他の専門家との協力が必要不可欠である。こうした協力においては、関係者が重要な情報について適切に共有できるように、守秘義務の必要性と、継続的なコミュニケーションの必要性との間に調和を保つことが重要である。

◆**守秘義務について**

どの心理療法のセラピストも、自分の専門分野と、診療を行っている州のガイドラインによって定義された守秘義務についての倫理上、および法律上の必要条件を熟知している必要がある。ただし今ここで、これらの問題について考察することは、本書の範疇を超えている。しかしながら、成人のASにサービスを提供する際、当事者の生活には通常、複数の専門家や支援者が関与するため、いくつかの問題が生じる場合が多い。

セラピストは、関与するすべての専門家とコミュニケーションを取るにあたって、患者の署名入りの委任状を予め得ておく必要性を心に留めておかなくてはならない。この委任状の取得は、インテーク面接や紹介された際の所定の手続きとなっていることも多いが、スタッフの入れ替わりの多い治療プログラムの場合は、厄介なことになる場合もある。たとえば、患者はセラピストがケースマネージャーと話をするための委任状に署名したが、その人が交代となり、新しいケースマネージャーが数カ月後にセラピストに電話をかけてくるとする。この場合、セラピストは患者から新しい委任状に署名をしてもらわない限り、患者のケアについてその新しいマネージャーと話すことはできない。

そのうえ、ケアに携わっている人々や支援機関は、守秘義務について、患者にかかわる他の専門家の役割と、心理療法のセラピストの役割がい

かに異なるのか、という点について理解していないことも多い。上記の例にあったケースマネージャーでいえば、患者のキャリアカウンセラーとは電話で何の問題もなくやりとりできるのに、それがなぜ心理療法のセラピストとはできないのか、その理由を理解できないかもしれない。

たいていの人は、守秘義務上の制約について理解すると、それらを受け入れてくれる。ASを持つ成人とともに取り組むセラピストは、一般の成人と取り組む場合よりもさらに、患者や他のサービス提供者に守秘義務について適切に説明できるよう、予め準備しておくべきだろう。

◆定期的にコミュニケーションを取るようにする

守秘義務による制約はあるものの、セラピストは、他のサービス提供者と継続的なコミュニケーションを図る必要がある。インテーク面接の時点で、他にかかわっている治療者とのコンタクトのための委任状を得ておく重要性について予め説明することによって、患者との協力的な関係を形成しておくことが不可欠である。他の提供者とコンタクトを取る頻度はそのサービスの性質によって異なってくるが、定期的に電話連絡をする主な目的は以下の通りである。

- アセスメントの所見や診断について話し合う
- 他のサービス提供者にこちらの治療目標を伝える
- 他のサービス提供者の治療目標をよく理解しておく
- その治療目標が自分自身のものと矛盾しないことを確かめる
- 他の治療場面における患者の様子についての情報を得る
- 他の専門家の持つ患者の印象についての情報を得る
- ASおよび精神疾患の診断について、他のサービス提供者に心理教育を行う

収集した情報のすべては、治療の目標を再評価し、修正するために活

用できる。個々の治療や援助は、統合的な治療アプローチの中に組み込むことによってその有効性が高まる。こうした情報交換は、サービスの重複、あるいは行き違いや矛盾を避けるためにも役に立つ。

2. 補助的な治療とその役割

　以下の項では、CBTのプロセスにおいて、患者が関与する可能性のある他の治療について説明する。それぞれの利点と注意事項について述べる。

1）補助的心理療法、カウンセリング、そしてサポート
　CBTを受けている患者が、他のタイプの心理療法やカウンセリングを必要としている場合、その理由にはさまざまなものがある。

◆他の目標のための個人療法
　一般的には、患者が同時に2人の個人心理療法のセラピストと治療に取り組むことは望ましくない。しかしながら、インテーク面接時に、患者がすでに他のセラピストと心理療法を行っている場合もあり、CBTの間もそれが継続することを両方のセラピストが合意することもある。たとえば、患者はASと診断される以前から、あるセラピストから何年も支持的なカウンセリングを受けているが、そこでは患者にとって必要なスキルを習得するための援助は提供されていないかもしれない。ASの患者には支持的な人間関係が不足していることが多いため、このセラピストとの心理療法を打ち切ることは、患者にとってむしろストレスになるかもしれない。その場合、この関係を継続することの利益は、サービスが重複するリスクに勝る可能性が高い。両方のセラピストは、それぞれが異なる治療目標に取り組んでいることを確認するために、定期的にコミュニケーションを取らなければならない。そのほかには、患者が、

特定の精神状態（摂食障害など）を治療するために専門家の診察を受けているが、その専門家がASの特徴についてはよく知らないこともある。この場合、ASの専門知識を持つセラピストは、患者の治療の補助的なセラピストとして、あるいは各治療者のコンサルタントとしての役割を取りながら、一時的な形になるかもしれないが、ASについての心理教育や関連のあるスキル形成の戦略を提供することができる。

◆家族療法

　患者の中には、彼ら／彼女らに対して不適応的なかかわりを続けてしまう家族と同居しているために、なかなかCBTの効果が出てこない人もいる。時には、家族をセッションに呼び、患者をめぐるコミュニケーションとサポートに関する個々の具体的な問題を検討することは有益である。ただし当然のことながら、患者がこれを行うことに同意する必要がある。家族の関与は散発的で、その目的はあくまで患者との個人療法を推進することなので、実際には従来の家族療法とは趣旨が異なる。セラピストは、患者をとりまく家族関係がひどく機能不全であるように思われる場合には、ASの患者当人を含め、その家族全員に家族療法の訓練を受けたセラピストによる治療を受けるよう勧めるべきである。極端なケースでは、これまでどんな個人療法を受けてもまったく効果がみられなかった場合、その患者に対して新たに個人療法を提供することについての同意は、家族が外部での家族療法をすでに受けている場合はその家族の方に委ねられるべきである。

◆夫婦カウンセリング

　成人のASで、特に診断がついたばかりの人の中には、対人関係における自分の役割について新たな理解を得ると、配偶者やパートナーに対して治療に協力してもらうことを希望する人がいる。配偶者やパートナーにとっても、これまで、説明のつかない多くの「奇行」に対応して

こなければならなかったことを考えると、通常は治療に参加することに同意する場合が多い。夫婦カウンセリングの訓練を受けたCBTのセラピストは、抑うつや不安を伴う社会的な問題に対処する方法として、個人よりもカップルを治療することを選択することがある。しかしながら、ASを持つ人の中には、自らの問題に対処するために、他の関係性を加えない個人療法を必要としていて、夫婦カウンセリングは別の治療者と補助的に行うことを希望する場合もある。この場合も、個人療法のセラピストと夫婦カウンセリングのセラピストが、お互いにコミュニケーションを取ることを患者に許可してもらえる限りは、両者を併行して行うことが可能である。

◆性教育もしくは性に関する心理療法

先に述べたように、ASの患者は、性にまつわる広範な問題を抱えていることがある。そのうちのいくつかは、社会的機能や不安の軽減などに関連したその他の目標と併せて、CBTの中で対応することができる。しかしながら、問題の性質とCBTの臨床家の専門的知識のレベルによっては、性の専門家への紹介を行う場合もある。第3章で考察した、発達障害を持つ成人のための性に関するアセスメントと治療に関する問題をひとつの連続体として捉えるモデル[126]は、患者が診てもらう必要のある専門領域のタイプを決定するにあたって有用である。このモデルは、心理教育、対人スキル訓練、トラウマ治療、性障害に対する治療、そして法医学的治療の5つの領域に関して、サービス提供者を決定するためのガイドラインを提供している。

◆家族のための追加的な治療

患者の中には、そのレベルはさまざまであるが、彼ら／彼女らの日常生活に密接にかかわり、指導や支援をしてくれる両親や兄弟姉妹が存在する人がいる。ほかにも、自分の子どもを育てるなど、患者自身が他者

の世話をしている場合もある。家族との関係は、患者の抱えるASの特徴によって直接的あるいは間接的に緊迫してしまう場合があり、そのため家族が自分自身のために治療を受けることがある。以下にその具体例を示す。

　精神病理もしくは深刻な家族間の機能不全の存在しない、支持的な親や兄弟姉妹は、通常、患者自身の「もっと自立したい」という願いを同じように共有しているものである。親は定年間近か、それに近い年齢になっていることがあり、まだ自活していない成人した子どもをサポートしたり心配したりする必要なく、自らの老後を楽しみたいと切に願っている場合がある。自分の息子や娘を援助するために力を注ぐことに伴うストレスは、年を追うにしたがって増大する傾向があり、親の中には「燃え尽きた」感覚や、改善につながらないような対処を繰り返すことにうんざりしてしまったと言う人もいる。こうした人々には、コーピング、問題解決、および時には行動管理の問題のためのセラピーが有益な場合がある。この場合、セラピーが親自身のストレスと緊張を軽減し、親が成人した子どもの自立を促進する戦略を学ぶことによって、ASの患者自身の個人セラピーも強化されていく。

　ASを持つ成人した子どもが治療を受けたがらない場合にも、親に対して補助的に心理療法を行うことがある。この場合にも、親にコーピング、問題解決、および行動管理の戦略を提供することによって、間接的に、彼ら／彼女らを頼りにしているASを持つ当事者に対しても影響を与えることになる。

　自閉症スペクトラム上にある親を持つ子どもの場合、家族生活のいかなる側面においてでも、何らかの困難を感じているのであれば、その子どものための治療を紹介することが大切である。この場合、年齢、認知的な能力、およびその子ども自身の診断（ASの有無にかかわらず）によって、ASについて心理教育するかどうかが検討される。しかしながら、ASを抱える親についての既存の研究は存在せず、そのためASの

特徴が必ずしも彼ら／彼女らが育てている子どもに悪影響を及ぼすと想定する理由は何もないことを伝えることが重要である。経済的問題、あるいは夫婦間不和などの、家族を悩ませる心理社会的なストレスが存在する場合には、どんな親の場合でもそうであるように、子どもにとっては大きなストレスとなる。家族関係の機能レベルは、インテーク面接を丁寧に行うなかで、こうした要因と併せて検討される。しかし、そのような問題が存在せず、患者が自分の子どもとの関係における緊張感を特に報告しない場合には、セラピストは自閉症スペクトラム上にある親の子どもが特別な支援を必要としているはずだ、と予め決めてかかるべきではない。

　個人のセラピストは、その家族に対する自分の役割について明確にする必要がある。家族成員の治療が開始となった場合は、補助的ではあっても、その人が〈患者とされた人〉ということになる。それとは別にASを持つ当事者が治療を開始するということであれば、その場合は別のセラピストにその治療を担当してもらうよう勧めるべきである。たとえば、セラピストが、親とASを持つ子ども（すでに成人している）の治療を両方担当することになると、ASを持つ子どもは、そのセラピストを親の代理人とみなし、そのせいでセラピストを信頼することが難しくなってしまうかもしれない。親の中には、自分が治療を始めることが、ASを持つ息子や娘が後に治療を受けに来るきっかけになってほしい、と願っている人もいるため、最初にその点を親に対してはっきりと伝えておくべきである。親が自分自身で個人療法を受ける場合には、その息子や娘には、他のセラピストが紹介されることについて、予めきちんと説明する必要がある。親の中には、後から子どもがそのセラピストの治療を受けることを願って、自らの治療を開始しないことにする親もいる。

◆グループ療法
　グループ療法と個人療法を併せて行うことが、ASを持つ患者にとっ

て有益な場合がある。なかには、個人療法を始める前にすでにグループ療法を開始している患者もいる。患者がそのグループを気に入っており、かつグループと個人のセラピストの間で定期的にコミュニケーションを取ることを患者が了承する場合に限り、そのグループへの継続的な参加が奨励される。残念ながらまだその数は少ないが、成人のASと高機能自閉症（HFA）を対象とする社会的スキル向上のためのグループは、自閉症スペクトラムの問題を熟知しているセラピストによって運営されている場合きわめて有益であり、個人のCBTの有力な補助となりうる。

◆サポートグループ

　第5章では、高機能の自閉症スペクトラムの人々のための、現在増えつつあるサポートと、権利擁護のネットワークについて考察した（良質な組織団体のリストは付録を参照のこと）。このようなグループに参加することによって得られる所属感は、ASの患者にとって大きなサポートと勇気づけになる。しかしながらセラピストは、サポートグループはグループ療法におけるグループとは異なる性質のものであり、患者によってはそこで経験したことに対する否定的な反応について、個人セッションで話し合う必要性が生じる場合もあるという事実を覚えておかなければならない。サポートグループは開放されており（したがって誰でもいつでも参加できる）、そのため、グループ療法におけるグループよりも予測が難しい。進行役の人の経験や訓練のレベルはさまざまであり、アジェンダに沿ったミーティングが行われない場合もある。参加している人々は、グループの性質上、社会的スキルに何らかの問題を抱えていることも多く、皆がASかHFAを持っていることを理解してはいても、グループの他の人の行動によって不快感や嫌悪感を抱いたりする患者もいる。サルバドールのような患者のように、ASの診断について率直に話し合う準備ができていなかったり、障害を持っていることがわかっている他者と関係を持つことを嫌がったりする場合もある。とはいえ私は、

サポートグループが個人の治療にとって非常に有益な補助となりうると感じている。たとえ否定的な経験であっても、それを個人の治療で扱うことによって、さらなる成長の機会をもたらすためのきっかけとすることができるからである。

2）医療、およびリハビリテーションサービス

ASの中核的問題の多くは、神経生物学的な根拠を持っている。CBTは、患者に新しいスキルを教えたり、不安や抑うつに対応したりするために有益であることが多いが、機能の損なわれた領域の多くは、医療およびリハビリテーションの専門家の手助けを受けなければならないことも多い。

◆精神科医療

私の診察では、インテーク面接時にASの患者の約75％が向精神薬を服用している。通常、薬剤は精神科医によって処方されるが、まれに、かかりつけの医師が処方していることもある。ASと併存する精神疾患の症状に対する薬理学的治療については、本書の範疇を超えた、今もなお発展中の分野である。読者には、自閉症スペクトラム上にある人々の治療における精神薬理学の最近の動向について概観しているScahillとMartin[157]およびGhaziuddin[72]を参照されたい。

医師ではないCBTのセラピストは、患者に向精神薬を処方している医師との協力的な関係を確立する必要がある。精神科医も、薬を処方するだけでなく、患者との治療関係を形成しているため、セラピストと医師が連携することは非常に重要である。特に症状が重篤で治療がなかなか進展しない場合には、さらに別の専門家のサポートを得ることが有益かもしれない。最も望ましい状況は、精神科医とセラピストが継続的な「ピア・スーパービジョン」の関係から互いに利益を得ることである。

薬物治療を受けていない患者を、セラピストが精神科医に紹介するこ

とが時々ある。このような紹介が行われるのは、Ⅰ軸障害が重篤でCBTの進行の妨げになっている場合、あるいはⅠ軸障害が患者の日々の生活の大きなストレスとなっている場合、そしてCBTが順調に進んでいるにもかかわらずⅠ軸障害が改善されない場合などである。

◆基礎的な医療

インテーク面接の際は、一番最近に受けた健康診断の日付や、すでに明らかになっている身体的な問題など、患者の医学的な状態についてもアセスメントする必要がある。セラピストは、患者の抱える問題について、その生物学的な原因を除外するために、患者に医学的なコンサルテーションを勧める場合がある。たとえば、紹介のきっかけとなる一般的な問題として、睡眠が不規則であることが挙げられる。他の気分的な症状がなくても、睡眠パターンが不安定で、睡眠に関する問題をあれこれと訴える患者は少なくない。そのような患者には、かかりつけの医師とこの問題について話し合うように勧め、必要であれば睡眠障害のクリニックへの紹介を検討するとよいだろう。ASの患者に非常によく見られる不安についても、医学的な対応が必要な身体症状に関連している可能性がある（胃腸障害、アレルギーの悪化など）。抑うつ症状を呈する患者は、甲状腺機能低下症が原因であることも多いため、甲状腺機能の評価を行わなければならない。

◆言語療法

ASの人々は、言語的な強みを持つことが多いため、スピーチやそのメカニズムに関する問題が見られることはまれである。このため、ASを持つ人はこれまでに言語療法を勧められたことがないことがほとんどである。しかし、言語聴覚士は、社会的言語や語用論のみならず、聴覚処理障害に関する問題を抱える人を援助するための専門的知識も有している。本書で提示したケースのうち、アンドリューとサルバドールの2

つのケースは、聴覚的な処理の障害が疑われたため、私は彼らに言語療法を勧めた。彼らは、話し上手で、これまでに言語障害があると言われたことはないとのことだった。にもかかわらず、私はセッションの中で彼らの聴覚的な処理に問題があることに気づいた。たとえば、私が話し合いの中で取り上げたことの要点を「再生」するように求めたり、ホームワーク課題に関して理解したことを説明するように求めると、彼らはそれに答えるのに苦労した。追究すると、彼らはそれぞれ、人に言われたことを理解するのに、彼ら自身認めたくないほどに多くの困難があることが明らかになった。このことは、教師や雇用主から多くの段階的な指示を与えられたり、集団状況で人々と社会的に相互作用しようとする際に特に問題となっていた。両者ともに発育の過程で言語療法を受けたことがなく、そのため二人とも言語聴覚士に会いに行くことを渋っていた。しかし結果的には、アンドリューは、集中して人の話を聞くのに役立つスキルを習得したし、サルバドールは、同様のスキルに加え、他人に同じ話を繰り返してもらったり、ゆっくり話してもらったりするための適切な依頼の仕方を習得した。成人の患者に対応してくれる言語聴覚士の存在は、成人のASのケースにかかわるどの心理療法のセラピストにとっても、重要な資源となるだろう。

◆作業療法

　ASの人々には、セルフケアと自己管理を妨げる可能性のある、感覚運動における機能障害がみられる。成人期に至ってはそれほど深刻ではないものの、光、音、動き、および接触に対する過敏さは、成人のAS患者にとっても問題になる場合がある。運動不全や行動不全の問題は、身づくろいや家事の責任などの運動課題の開始、ないし切り替えを妨げる。構成力の欠如は、予算を立てたり時間を管理したりすることを妨げる。これらの問題はいずれも、それを部分的に修正したり、他の補償的な方法について教えることのできる作業療法士によって改善を目指すこ

とができる。この場合も、自閉症スペクトラム上にある成人に対応してくれる作業療法士を見つけておくことは、心理療法のセラピストにとって有益である。

3) 成人の障害者向けサービス

ASは多くの州で障害として認定されており、それらの州では、患者はさまざまなタイプのサポートやサービスを受ける資格が与えられている。州によっては、それを発達障害とみなすところもあれば、精神的な障害としているところもあり、またそのどちらともみなさない州もある。規定はきわめて紛らわしいものであることが多いが、新たに診断された患者が、自分の州で受けられる可能性のあるサービスについて調べてみることは価値のあることである。これに関して、支援する側の参考のために、国際アスペルガー財団（Asperger Foundation International）(2005) がさまざまなシステムを調査し、50州それぞれにおけるサポートサービス機関についての総合的なリストを公表している。それらは、財団のウェブサイト（www.aspfi.org）で閲覧可能である。このリストは、ASを持つ人が自分の居住する州において、受ける権利のある教育、リハビリテーション、および治療のサポートに関する資料ガイドとして活用できる。以下に、患者にとって有益である可能性の高いサポートサービスについて、その一般的な分類に従って示しておく。ただし、専門用語や資格の基準は州によって異なることにご注意いただきたい。

◆ケースマネジメント

ケースマネージャー（あるいはサービスコーディネーター）は、当事者にとって必要なあらゆるサービスをその人が受けられるようにするのがその業務である。通常は、毎月面接をし、患者が経済的サポートや治療的サポートにアクセスするのを援助する。インテーク面接の時点ですでに、患者には担当ケースマネージャーがいるかもしれない。その場合

セラピストは、そのケースマネージャーと連絡を取ればよい。あるいは、セラピストがケースマネージャーを紹介することになるかもしれない。このような紹介は、患者の親がプログラムやサービスの申請のために動き回ることが親にとってあまりにも負担だったり、親がそうしたサービス（つまりケースマネジメントというもの）があることを知らなかったりする場合、特に有用である。

◆職業訓練／ジョブコーチ

　ASの患者は、高いレベルの学歴と才能にもかかわらず、無職であるか、あるいは非正規の雇用形態で働いていることがほとんどである。成人のASを対象とした雇用プログラムは、アメリカではまだ初歩の段階にある（これらの問題についてのレビューは文献71を参照いただきたい）。職業カウンセリングに紹介されることもあるが、このサービスは、そのカウンセラーがASをよく理解しているか、あるいはASについて学ぼうとしてくれている場合にのみ有益である。なかには、障害を持つ成人に「ジョブコーチ」を提供している州もあり、障害を持つ労働者には、必要であれば、仕事の面接および仕事の現場に同伴する担当者が割り当てられる。この場合も、ジョブコーチがASを持つ人の特別なニーズと困難を真に理解していれば有効である。残念ながら、職業訓練やジョブコーチに従事する人は、AS以外の障害（知的障害、物質乱用など）についての訓練を受けていることが多く、必ずしも成人のASに独自のニーズに適応した、必要な水準の経験を持つとは限らない。とはいえ、度重なる失職や仕事への不満足を訴える患者に対しては、こうした資源を紹介すべきである。セラピストは時に、患者にとって適切な職業訓練やサポートを計画する場合に、そのようなカウンセラーやコーチを援助することもできる。新たに担当となる職業カウンセラーに対して、"Developing Talents: Careers for Individuals with Asperger Syndrome and High Functioning Autism"（「適正を伸ばす：アスペルガー症候群

および高機能自閉症の人々の職業について」)[82]という本を勧めるのも、関係を始めるにあたって良い方法である。

◆生活介護
　ほとんどの州は、障害を持つ成人が地域の中でできる限り自立して暮らすことを可能にしてくれる、監督人つきの居住プログラムを支援している。この場合も、サービスの種類と資格基準は州ごとに大きく異なる。以下には、スタッフによる管理の程度が最も低いものから最も高いものまで、一般的なサービスモデルを記載する。

- 家賃補助だけを提供する住宅プログラム
- 個人の家、ないしアパートに週に数時間訪問し、より高度なスキルを教育したり、個人の状態をモニターする人材を提供するカウンセリングサービス
- スタッフがいつでも近くにいるが、毎日短時間の面接でしか顔を合わせないこともある、支持的なアパートメント・プログラム
- 地域社会の中にあり、24時間常勤のスタッフがいる場合もあるグループホーム。スタッフと居住者の割合は、居住者の障害の重症度によって異なる。

　成人のASとHFAにおいて、居住サポートの必要性のレベルはケースによって実にさまざまである。サポートをまったく必要とせずに、自活し、配偶者やパートナーと共に子どもを育てながら暮らしている人もいる。そのスペクトラムのもう一方の端には、高い知能を持ちながらも、通常は慢性的に併存することの多い精神的な問題のために、24時間監督つきのグループホームを必要とする人もいる。しかしながら、大部分の患者はその中間にあり、週毎の、中程度のサポートを必要とすることが多い。

4) 法的なサービス

　ASの患者が時々必要とする最後のサービスには、法的なものがある。ASを持つ人が必要とすることの多い法的な問題には2つの種類があり、どちらの場合にも弁護士への適切な紹介が必要となる。それらは、サービスの資格申請と、刑事的弁護である。

◆サービスの資格申請

　ASは比較的新しい概念であるため、多くの州の機関において、さまざまなサポートとサービスの資格を評価する方法が一貫していない。患者に権利があると思われるサービスが州に認められない場合、障害者法と医療問題について専門知識を持つ弁護士への紹介が必要となる場合がある。

◆刑事的弁護

　残念なことに、本書で先に述べたように、ASの人々は法的な機関と否定的な形で遭遇する状況に陥りやすい。ASを持つ人の、風変わりな社会的行動、社会的な判断力の乏しさ、およびストレスに対して特異的な反応を示すことなどにより、彼ら／彼女らが地域の人々を怒らせることもあれば、地域の人々が彼ら／彼女らを危険な存在とみなし、通報することもある。また、ASの患者は、特定の社会規範を受け入れることについての理解が乏しいために、自ら法を破ることになってしまう場合もある。ハイリスクな行動が存在するときには、患者とその家族に対して、"Autism, Advocates, and Law Enforcement Professionals: Recognizing and Reducing Risk Situations for People with Autism Spectrum Disorders"（「自閉症者とその家族、そして法律専門家：自閉症スペクトラム障害の人々にとっての危険な状況に気づき、それを軽減するために」）[49] という本が有益なテキストになる。こうした予防の試みにもかかわらず、患者がさまざまな刑事責任に直面してしまう場合

は、障害者や自閉症スペクトラムの問題に精通している弁護士への紹介が必要となる。

3. 本章の概要とまとめ

本章は、成人のAS患者の治療において、CBTのセラピストが通常どのようにして他のサービス提供者と協力して取り組むか、ということに焦点を当てて解説した。他の専門分野との積極的なコミュニケーションが奨励される一方で、守秘義務を保持することも重要であり、両者の調和を取るためのガイドラインを提示した。補助的なサービスの選択肢を示し、それらを治療計画に取り入れる際の理論的な根拠について考察した。次章では、治療計画を実行していくうえで生じる障害に対処するための戦略について示す。

第9章
治療における諸問題と、その対処方法について

　成人のアスペルガー症候群（AS）を治療する際にセラピストが直面する問題のうち、いくつかはASに特有である一方、その他の複雑な問題は、ASに限らずあらゆる患者集団に見られるものである。治療における諸問題とその対処法については、本書においてこれまでも紹介してきたが、本章では、これらの問題についてさらに詳しく整理し、解説する。

　ASの人々は、本質的に複雑な特徴を持っているため、生活の諸領域においてさまざまな問題を抱えていることが多い。そのいくつかは、治療の進行を妨げたり遅らせたりしてしまう場合がある。セラピストは、治療過程全体を通じて、セッションにおいてさまざまな調整を行ったり、その人の抱える問題に適した他の専門家に紹介したり連携を取ったりすることによって、これらの障害に対応していく必要がある。本章で取り上げる問題は、セッション中の社会的相互作用の問題、ホームワークの実施に関する問題、治療へのモチベーションが低い場合、家族が治療に協力的でない場合、物質乱用、社会的孤立、経済的な問題、未治療の健康問題、および薬の多剤服用の問題である。

1. 心理療法のセッションにおいて問題となる社会的相互作用における困難

本書で何度も述べているように、ASを持つ人々は、非定型なやり方で情報を処理する傾向を持つが、それは特に社会的な相互作用の際に顕著となる。治療でのセッションは、社会的相互作用のひとつの場面である。独特な方法で対人交流を知覚するAS患者に対して、セラピストに必要とされる特別な配慮については第3章で示した。ただし、その際述べたような予防措置が取られた後でも、社会的相互作用に関する問題が依然として持続することが少なくない。本節では、それらの問題によるネガティブな影響を最小化するための戦略について、事例とともに紹介する。

1）行動的な問題

ASの患者は、手振り、姿勢、しかめっ面、不自然な目の合わせ方、あるいは不衛生など、多くの人々から「奇妙だ」と思われるような行動を示す。これらは、ASに特有の感覚の問題（光、特定の音、動きなどに対する過敏性）の表れであることが多い。これらの問題は、当事者が不安や苦痛を感じるときに顕著になる傾向があり、何らかの対処をしない場合はセッションの妨げとなることがある。セラピストは、セッションが行われる部屋の中で患者自身が居心地よく、リラックスしていられるよう、できる限りの努力をする必要がある。

快適さを保つためのひとつの方法は、異なる感覚の問題に対応することのできる柔軟なオフィス環境を設定することである。可能であれば、座席を選べるようにしたり、白熱灯と蛍光灯の両方を準備したり、つけたり消したりできるホワイトノイズマシン（消音器）を用意しておくのもよい。ASを持つ人は、感覚の問題があることを自ら報告するわけで

第 9 章　治療における諸問題と、その対処方法について　351

はないことを念頭に置きながら、セラピストは、オフィスの雑音や照明に細心の注意を払う必要がある。患者によって感覚の敏感性はさまざまであるため、セラピストは一般の成人とのセッションの場合よりも、より頻繁に「部屋の明るさに問題はありませんか」「雑音が気になりますか」などの質問を投げかけてみるようにする。

　セラピストは、セッションを妨害する行動や、そのための調整をしてもなお改善がみられないような行動のすべてに対応しなければならない。この場合の介入は直接的に、また明確でわかりやすい形でなされるべきであるが、その際、個人的な批判にならないように注意する必要がある。たとえば、ほとんど寝転がっているようにして、手足を大きく広げた姿勢で座ることの好きなある患者が、泥のついた靴をクッションの上にのせたことがあった。私は彼に「どのように座ってもかまいませんが、クッションには足をのせないようにお願いします」とできるだけ感じよく伝えた。また別の例では、患者は感覚の問題のためにシャワーを浴びることができずにいた。このことは、今後の全体的な治療計画の中でも対処しなければならない問題だろうと思われた。しかし、セッションではとにかくその場の臭気をただちに解消する必要があったため、私は極力落ち着いた態度で、批判的にならないように、「この臭いは私にとってつらいので、あなたがシャワーを浴びてきてくださらないと私はあなたと一緒に部屋の中に座っていることができません。ここに来る日はシャワーを浴びてくるようにお願いしてもよろしいでしょうか」と伝えた。

　患者に変わった行動が見られたとしても、患者のためにセッションの場を快適に保とうとすることと、患者の「奇妙な」行動について明確にフィードバックを与えようとすることによって、セラピストはセッションを効果的に進めていくことができる。

2) 言葉とコミュニケーションの問題

　先に述べた、ASにおける言語とコミュニケーションの問題が、治療の進行の妨げになりやすいことは明らかである。セラピストはこれらの問題に留意し、治療がなかなか進まない理由を誤って他の要因に帰属してしまわないように注意する必要がある。

　コミュニケーションを「受け取る」例として、患者は「表現する」スキルとは異なるレベルの聴覚処理能力を示すことがある。たとえば、豊富な語彙と複雑な文章を用い、きわめて明確な表現をするように見える人でも、セラピストの方がそれと同等のレベルの言語表現で話をしているときに、それを正しく「理解」できているとは限らない。ASを持つ人の多くは、言葉を文字通りに解釈し、抽象的な概念や慣用句などの意味を見落としてしまうことがある。セラピストは、一見自分の言ったことを患者が理解したかのように見えても、患者がセラピストの示した考え方や指示を真に理解できていると早合点すべきではない。セラピストは、他の成人患者とのコミュニケーションよりも、より頻繁に、自分が伝えたことを患者にもう一度言ってもらったり、要約してもらったりすることで、情報が正しく受け止められているかをチェックし、誤解を防ぐとよいだろう。たとえばアンドリューの場合、私は彼とともに数カ月治療に取り組んでみるまでは、彼が、先に述べたような広範にわたる聴覚的な処理の問題を抱えていることに気づかなかった。私は、ホームワークに関する単純な指示を彼が理解できているものと誤解してしまい、彼が繰り返しそのホームワークを実行することができなかったときにも、それを彼のやる気不足のせいにしていた。学歴や、併存して抱えているメンタルヘルスの問題のために、彼は他者の言うことを理解できないことについて恥ずかしさを感じ、話を繰り返してもらったり、わかりやすく言い直してもらったりするよう人に頼むことができなかった。彼は、話を聴いて理解しているふりをする、という「技術」を身につけていた（彼は、アイコンタクトを適切に取り、重要な部分でうなずくことがで

きていたのである）。私が彼を言語聴覚士に紹介すると、彼の聴き取りのスキルは向上し、話を繰り返すよう相手に依頼することができるようになった。

　コミュニケーションにおいて「表現する」例として、ASのアレキシサイミア的な傾向や自らの心の状態を言葉にするのが難しい傾向が、治療の進行を妨げてしまうことが挙げられる。ASを持つ患者は、重要な感情的体験をセラピストに報告するのが難しい場合があるが、認知行動療法（CBT）を進めるにあたって感情的体験を報告してもらうのは必要不可欠である。第3章で提案したように、患者が独自の使い方をしているものも含めて、彼ら／彼女らが使用するものと同じ言葉を使うことが有効である。また、第6章で述べた「ことばブロック®」のような、多様なコミュニケーションツールを活用することも有用である。

　さらに、相互作用的な「やりとりをする」コミュニケーションの領域においては、ASを持つ患者は、言葉の社会的な使用（語用論）にまつわる問題を示し、それが治療の進行を妨害する可能性がある。ASの患者のコミュニケーションにおいては、セラピストとの相互作用自体が難しい場合がよく見られる。患者は、時に一方的な会話をしているように見えることがある。ひとつのことを長く、事細かに話す一方で、セラピストの質問やさしはさむ言葉、あるいは別の話題に移ろうとする試みに対して、まったく反応を示さないこともある。患者はまた、セラピストがコミュニケーションを取る際に用いる非言語的な手がかりを見逃してしまいやすい。

　先にも述べたが、この問題は、コミュニケーションのペースを調整することで対応できる場合がある。患者は単に、言いたいことを言い終えるためにもう少し時間が必要なだけなのかもしれず、話す時間を十分に取るようにすれば、セラピストに対してもう少し配慮できるようになるかもしれない。しかし、そうしてもうまくいかない場合、セラピストは一般の患者に対するよりも話を遮ることが必要になることが多い。私を

含め、セラピストの中には、患者に対して失礼な態度を取りたくないという思いから、最初のうちこの「会話を遮る」ということが難しいと感じる人もいるかもしれない。しかしながら、ASのような特定の患者にとっては、そうすることは治療の課題を達成するために必要なことでもある。相互作用の問題を持つ患者に対して「メタ・コミュニケーション」を取ること、すなわちセッションで起こるコミュニケーションの問題についてのコミュニケーションを取ることはきわめて重要である。コミュニケーションにおいて、より頻繁に中断することが必要になると思われる患者に対しては、セラピストはたとえば次のように伝えることが有効だろう。

「私は、あなたがひとつの話題について話しているときに、それを終わりにするのがなかなか難しいということに気がつきました。あなたが話をしているとき、私の中にもいろいろな考えが浮かんできます。しかしながら、立て続けにお話をするという傾向があなたにあるため、私は自分が考えていることをあなたと十分に分かち合うことができません。これからは、あなたが話しているとき、私の中に重要な質問やコメントが浮かんだ場合、私は手を挙げて『一度、話を中断させてください』と言います。私はそうすることであなたに対して失礼な態度を取ろうとするのではなく、あなたの話を私たちの間で最大限に活用したいのです。よろしいでしょうか?」

もうひとつの語用論的な問題は、患者が非言語的な手がかりを見逃したり、セラピストとの対人的境界を踏み越えてしまうときに見られる。患者は、セラピストがセッションを決まった時間に終えたり、自分自身や他の患者のプライバシーを保護する必要性があったりすることなどについて、すなわちセラピストとのかかわりにおいていくつかの制約があるということについて気づいていないことがある。こうした認識の欠如

は、患者が、多くの人に対して侵入的で立ち入ったことと感じさせる質問をしてしまう、といった行為に表れることが多い。そうした質問の例としては、セラピストのその日のセッション後のスケジュールについて、待合室で会った他の患者について、セラピストの乗っている車の種類について、個人的な経済的問題について、あるいは家族の問題についてなどの質問がある。私が観察したところによれば、こうした質問をするのは、その人が単におしゃべりをしようとしていて境界に気づかないからであり、セラピストの個人的な生活に過剰な興味を持っているためではない。私はセッション中のこうした行動は、ASを持つ人の、社会的な環境における普段の他者への振る舞い方を反映していると考えている。「礼儀正しい」質問と「立ち入った」質問の違いについて、批判的でない形で率直にフィードバックすることは、患者がより適応的な会話の方法を習得するために役立つだろう。

3）認知の問題

　AS患者の治療において困難をもたらす認知的問題とは、主に認知のシフトの問題である。これについてはこれまでに何回か述べたが、患者は注意、視点、そして考えをシフトすることが困難であり、これらの問題がCBTの介入を妨げてしまう可能性がある。CBTは人々が自分の思考を修正するのを援助することを目標としているため、硬直した考え方をしがちなASの患者は、その介入に対して一般の患者ほど早くは反応しないかもしれない。しかしながら、私はこれまでの経験から、ASの人々にも認知のシフトは可能であり、単にそのための時間をもう少し長く必要とするだけだと考えている。

2．ホームワークの遂行を妨げる実行機能に関する諸問題

　実行機能の問題を持つ患者は、計画や整理に関して問題を抱えやすい。

実際、課題の遂行に軽度から中程度の困難を持つ患者は、CBTのホームワークが、さまざまなワークシートを用いるなど構造化された形で提供されることに助けられ、スムーズに課題に取り組めることが多い。しかしながら、なかには日常生活の単純作業だけですでに圧倒されてしまっている患者もおり、そのような患者は、セッション間の標準的なホームワークに集中して取り組むことが難しいだろう。セラピストは、こうした患者を援助するためにいくつかの戦略を用いる。ひとつは、標準的なCBTにおいて一般の成人に出される場合に比べて、より小分けにした形でホームワークを出すことである。たとえば、ボブの場合、思考記録はいくつかの部分に分け、数週間かけて段階的に提示された。もうひとつの戦略は、視覚的な手がかりを提供するというものである。たとえば、アンドリューは、アパートの部屋が散らかっているため、ホームワークで用いるワークシートをなくしてしまうことが度々あった。彼にワークシートを保管するためのフォルダを鮮やかな赤い色のものに変えて渡してみたところ、ホームワークの実施状況が改善された。というのも、他の書類の中でそのフォルダの色が目立ち、彼にホームワークを行うことを思い出させるきっかけとなったからである。こうした工夫をしてもホームワークへの取り組みが改善しない場合には、すべてのワークシートの書き込み作業はセッションの中だけで行い、簡単な観察課題だけをホームワークとして出せばよいかもしれない。なお、患者の実行機能の障害が重篤で広範にわたる場合には、作業療法士への紹介が有益な場合が多い。

3. 治療に対するモチベーションが低い、あるいは認知モデルを受け入れにくい

他の成人患者と同様に、ASの患者においても、症状や問題の改善のために治療に取り組みたいという純粋なモチベーションではなく、別の

第9章　治療における諸問題と、その対処方法について　357

理由から治療を開始することがある。ASにおいて見られる最も一般的なその他の理由は、家族や他の専門家など第三者から治療に行くように勧められた、というものである。第3章では、そうした場合に電話で徹底的にスクリーニングを行い、患者が他の人に無理強いをさせられているわけではなく、治療を開始することに対して自分自身の意志があるかどうかを確かめることの重要性について述べた。そうした予防的な戦略を取ってもなお、患者は、また別の理由から、治療に対してモチベーションが低いことを示すことがある。

　そのひとつの理由として、患者が治療に対する非現実的な期待を持っていたり、目標に向けて取り組む際のセラピストと患者が担う役割を理解していなかったり、ということがある。たとえば、治療に対して受け身的な構えでおり、話をしてさえいればセラピストが問題を解消してくれる、と考えている患者がいる。あるいは、治療を始めればおのずと速やかに問題が改善されると信じているため、治療初期に変化がみられないとすぐに不満を訴える患者もいる。セラピストが治療について徹底したオリエンテーションを行えば、これらの問題には早めに気づいて対応することができる。患者は、治療における患者自身の役割と患者に対する期待を明確に理解した後で、継続するかしないかを選択することができる。

　ほかにモチベーションにかかわる問題として、患者が自分の生活において多くのストレスを抱えていて、予約を取ったり、治療を継続したりすることが難しい場合がある。こうした患者にとっては、治療の初期段階からストレス管理の戦略を組み入れることが有益なこともあるし、患者が日常生活を管理するのを援助するための追加的なサポートサービスに紹介することが必要になる場合もある。治療は、それらのサポートを実施しながら継続するか、あるいは現実的な制約に対する適切な処置が取られるまで、一時的に中断することもある。

　まれなケースではあるが、CBTの認知モデルを紹介し、患者がそれ

を理解はしていても、モデルに対して抵抗を示す場合がある。こういう場合はCBTを中断するか、CBTとは異なる立場を取るセラピストに紹介することがあるが、必ずしもそれだけではない。たとえば、私が担当していたある患者は、認知モデルを拒否したが、それは、思考や信念が気分に影響するという理論を受け入れることで、長年にわたるうつ病の責任が自分にあると認めることになると、患者が確信していたためであった。私たちは多くの時間を費やしてこの件について話し合ったが、彼は断固として自分の考えを述べるだけだった。彼はこの件について話し合いを続けていくことには意欲的だったため、私たちは治療を継続することにした。数カ月をかけて、彼は「うつ病の責任は自分にある」という信念に抵抗することができるようになり、結果的に認知モデルを受け入れられるようになった。別の例では、認知モデルは受け入れたものの、最近になって喪失体験（母親の他界）に苦しみ、支持的なカウンセリングが必要となった人がいた。このケースの場合、私はまず支持的に彼に接することから始め、その後、母親を失ったことについての自らの思考や感情を理解できるよう手助けした。その後彼は、他の人生の問題に対処する際にも、認知モデルを積極的に活用できるようになった。

4. 治療の妨げとなる家族に関する問題

　成人のASの生活には家族が関与していることが多い。ASを持つ人が、失業していたり、日常生活を送ること自体に問題を持っていたりする場合は特にそうである。自立ができているASの場合は、配偶者や自分自身の子どもがいることもある。前述したように、多くの場合、家族は治療に対して理解があり、患者をサポートしたいと考えている。しかし、家族にまつわる問題が治療の進行を妨害してしまうこともある。ひとつは、患者と家族の関係がきわめて機能不全な状態にある場合、そのことが直接的あるいは間接的にCBTの進行を妨げる。患者によっては、家

族の対立に自分自身で対処するためのスキルを教えることもできるが、家族の対立には、患者にはコントロールのできない、多くの要因が存在しているのが通常である。この問題に直面した場合、セラピストは、治療について話し合うために、1人あるいは複数の家族をセッションに同行してもらうよう患者に依頼することがある。治療計画について話し合うセッションにおいて、患者とセラピストが協力して、家族に治療の理論的根拠や目標について説明したり、治療の妨げとなっている家族の行動について取り扱ったりする。このような介入を行ってもなお改善されない場合には、家族療法を紹介する必要がある。

　もうひとつの家族の問題は、患者自身が親である場合に生じることがある。患者は、時間管理や種々の作業において見通しを持つことが難しく、そのせいで育児に時間がかかりすぎてしまい、それが治療の進行を妨げる。そこで、セッションでこれらの問題について取り扱うことがある。場合によっては、患者が家族に対する責任を果たすために、治療を早期に終了することもある。ロレインの場合がそうだった。ロレインは第1章でも紹介した若い女性であるが、治療を始めてすぐに妊娠した。彼女は子どもが生まれると、新たな責任に圧倒され、セッションの予約を確保できるよう自分のスケジュールを調整することができず、治療に来られなくなってしまった。我々は問題解決に向けてあれこれ工夫してみたが、最終的に彼女は治療を中断した。彼女には、より多くのサポートが得られるようになったら治療を再開する、という見通しのもとでケースマネージャーが紹介された。

5. 物質乱用

　ASの患者は、社会的相互作用に困難を抱えることから、アルコールや薬物の乱用に対して脆弱であることが多い。アルコールや薬物を摂取すると、他者が周りにいてもリラックスでき、それほど緊張しないとい

うことに気づく人もいる。ASを持つ人は周囲に内気な印象を与えるため、特に若い年代の成人などは、不法な行為にかかわっている同胞にターゲットにされたり、危険な行為に加わるように言いくるめられてしまう。こうした結果、ASの患者は物質乱用に晒される危険が高くなる。一般の人々の場合と同じように、物質を乱用していたり、依存傾向のある人はCBTの効果が十分に得にくくなる。患者がインテーク面接の時点で物質乱用について正直に話をしてくれるのであれば、セラピストは、それがいかにCBTによる問題の改善を妨げるかということを説明して、その人がその行為を止めるか、減らすかすることを援助することができる。

　私は多くの事例を通じて、特にアルコールとマリファナがASを持つ人を混乱させる力が強いことを見出した。このため、アルコールとマリファナに関しては、患者がそれらを使用しているかどうかをセラピストが知っていることが非常に重要となる。なぜなら、その事実を知らないと、患者の示す無秩序な行動が、他の精神的な問題によるものと誤解してしまうことがあるためである。例を挙げると、ASが疑われる患者がいたが、彼の行動はきわめて奇怪で支離滅裂であったため、私は診断にあたってジレンマを感じていた。彼が併存して精神病のエピソードを抱えているかもしれないと思われたため、私は信頼できる同僚の精神科医に彼を紹介した。その精神科医の協力を得て初めて、その患者が毎日マリファナを吸っていることが明らかになった。彼は私とのインテーク面接のときにはそのことを隠していた。彼がマリファナを中断したところ、大部分の奇怪な行動は消え、彼の症状はより典型的なASのプロフィールに適合するものとなった。

6. 孤立およびサポートの欠如

　孤立感は、すべてのASの患者が多かれ少なかれ報告する感情である。

一方、日常生活で受けているサポートの程度は人によってさまざまである。社会的なサポート体制が欠如すると、患者の日常生活そのものが制約を受けることになりやすい。たとえば、患者が運転免許を持っておらず、誰かに連れてきてもらわないとセッションに来られない場合、そのための交通手段に影響が出てしまう。あるいは、子どもがいて、見てくれる友人も家族もいない場合には、そのことがセッションに来るための妨げになることもある。

　患者が極端な孤立の状態にあることは、うつ病のリスク要因になるだけでなく、CBTにおいてもそれが妨げとなる場合がある。たとえば、セッションで社会的スキルを学ぶにつれ、患者にはそれらの新しいスキルを練習するための現実生活における設定と人間関係が必要になる。患者がセッションとセッションの間に他者との接触をほとんど持たない場合には、CBTの進みが遅くなることになる。その場合、何らかのセラピーグループやサポートグループを紹介することが必要になるかもしれない。さらに、ケースマネジメントサービスの活用を検討することも、たとえば適切なレクリエーション活動に参加するなど、患者が他のサポートサービスにつながることを支援できるかもしれない。

7. 経済的問題

　ASを持つ成人が、無職だったり、職があっても非正規雇用だったりする場合が多いことはこれまでにも何度が述べてきた。このような状態は、低収入や健康保険による保障の不足など、重要な経済的影響をもたらし、治療の妨げにもなりうる。ASの患者群にサービスを提供するセラピストは、慢性的な障害を持つ他の患者群と同じように、低収入と長期的な障害に取り組むための準備をしなければならない。

　患者の経済状況と治療の料金の支払い能力について、インテーク面接の時点で把握し、セラピストがそれに合った調整をしたり、あるいは必

要であればその時点で別のプロバイダーに紹介できるのが理想である。料金の合意にあたっては、多くの要因が影響を与える。それはたとえば、セラピストの診療のあり方（病院、外来クリニック、民間団体の診療、個人開業など）、そのセラピストの行う心理療法がその患者の第三者的な保障制度（メディケイド[訳注1]、メディケア[訳注2]、民間の健康保険など）の保障枠に該当するかどうか、第三者の保障制度がネットワーク外のサービスも保障するかどうか、またそのセラピストが面接の料金を柔軟に変更できるかどうか（スライド制）、などである。これらは、より一般的な治療のマネジメントについての問題であり、これらの調整に関して述べることは本書の域を超えるものである。しかしここで特記すべきことは、インテーク面接時に、面接料金として支払う額について合意した後であっても、ASの患者に共通して生じやすいいくつかの問題のために、治療の継続が妨げられてしまうということである。いくつかのパターンを以下に示す。

1）雇用形態の変化

　患者が職を失ったり転職したりという事態は、常に、健康保険の保障の問題や、治療の料金の支払い能力などに重大な影響をもたらす。ASの患者の中には、非正規に雇用されている、というだけでなく、「不定期」に雇用されている人もいる。ある意味、雇用形態の頻繁な変化は、心理療法サービスに対する第三者機関からの保障という面では、安定した「失業」よりも問題になることがある。

　たとえばジャニーンという患者の場合、インテーク面接の時点では、彼女は無職で長期障害保障給付を受けており、メディケイドによって医療保障を得ていた。この保障によって、彼女は、障害とメディケイドを取得している人々のみにサービスを提供している外来のクリニックでの

訳注1）州と連邦政府が共同で行う低所得者や身障者のための医療扶助制度
訳注2）主に65歳以上の高齢者を対象とした政府の医療保障

心理療法のサービスを受けることができていた。治療を始めて数カ月すると、彼女はフルタイムの仕事を見つけた。しかしこれによって彼女にはメディケイドの資格がなくなり、そのクリニックでの担当セラピストとの治療を継続できないことになった。彼女は、新しい職場で提供される健康保険がカバーしている民間機関のセラピストを紹介された。成人のASの多くの場合に起こることであるが、対人的な困難のために彼女は5カ月後に解雇され、収入も健康保険も、そしてメディケイドもない状態に陥ってしまった。彼女の生活はその仕事を得る前の状態よりも悪くなり、「別の仕事を見つける（そして、二度目の解雇のリスクを負う）べきか、それとも政府の援助の再申請を行うべきか」という、ジレンマに直面した。幸運にも、二度目の治療の中断を避けるため、彼女の新しい民間機関のセラピストはスライド制を適用し、面接料金を下げてくれた。また、そのセラピストは、彼女の直面している、より重大な経済的なニーズ、および雇用サービスのニーズに対応するために、彼女をケースマネージャーに紹介してくれた。

　ジャニーンのケースは、きわめて典型的なパターンだが、患者が雇用や経済的なことに関する問題に直面している際は、セラピストは常にセッションに問題解決的な戦略を組み込む必要があるということを示している。患者がこうした問題に直面しているときには、ケースマネジメントや職業相談など、第8章で概略を説明した各サービスについて検討することも重要である。

2）　生活環境の変化

　無職の患者の中には、日常生活の要求を満たすために、政府の援助の代わりに「自然のサポート（すなわち家族による物理的および経済的な支援）」に頼る人々もいる。多くは親や兄弟姉妹に、住居、食事、およびヘルスケアの費用などを頼っている。こうした人の場合の心理療法の料金は、親の健康保険会社を通じて（障害を持つ被扶養家族に対する保

障がカバーされる場合）、もしくは直接家族から支払われる。これらのサポートのある成人のASは、そのような資源を持たない同じような立場の人々よりも幸運ではあるが、家族に重大な生活の変化があると、その経済的な保障を突然失うことにもなりかねない。たとえば、主たる支援者が深刻な病気にかかったり、定年退職を迎えたり、引っ越しをしたり、あるいは亡くなったりした場合、それらはASを持つ当事者にとって重大な影響を与えることになる。

　たとえばブライアンという患者は、インテーク面接時には、経済状態が安定しており、心理療法の支払いには何の問題もなかった。彼は56歳で、両親と暮らしており、治療にかかる料金の半分は、彼がフルタイムで働いている仕事先の健康保険が保障してくれていた。ただし彼の給料は高いとはいえず、彼の受けた高い教育とは見合っていなかった（ブライアンは英文学の修士号を持っていたが、配送の出荷係として働いていた）。しかし彼は、手ごろな家賃で郊外の大きな家に両親とともに住むことができていたため（家賃は両親が出してくれていた）、快適に暮らし、少しだが貯金することもできていた。ところが治療開始から半年も経たないうちに、父親が他界した。母親は、その後すぐに病いを患い、その郊外の家を引き払って介護つきの住居に移り住むことを余儀なくされた。ブライアンは自分の貯金を頭金にして自分用のマンションを新たに購入したが、その後のローンや管理費を支払うのはやっとのことだった。彼は突然、保険会社との取り決めにより支払い義務のあった治療の料金の半額分を支払えなくなってしまった。セラピストは、ブライアンが治療を続ける必要性を考慮して、保険会社がカバーしない治療料金の半額分（つまりブライアンの自己負担分）を免除することにした。

　このブライアンの例は、ASというよりも、より高機能自閉症に該当するケースであり、幸運にも自分の家を購入できたのもそのため（高機能自閉症であるため）だった。とはいえ彼の治療は、料金についての契約が修正できなければ中断されていただろう。ASを持つ人に対応する

セラピストは、患者の経済状態の変化における治療の中断を避けるため、患者に提供できるさまざまな利用可能なオプションの準備ができていなければならない。

3）民間の保険による制限

現在、民間の保険会社やアメリカ医療保険（Health Maintenance Organization：HMO）によって定められているメンタルヘルスサービスの規定は、AS患者のみならず多くの人たちに大きな影響を及ぼしている。これはあまりにも広範にわたるトピックであるため、ここでは、保険会社に対して保障を求める際、AS患者が遭遇する可能性のある特定の２つの問題のみに焦点を当てる。

ひとつの問題は、民間の保険会社がASを「対話による治療（トークセラピー）」を必要としない状態として定義している場合に生じる。たとえば、ある患者は、彼女の保険会社の契約には「いかなる形の自閉症も医師による治療のみを必要とする医学的状態である」と記載されていた。したがって、心理学者による心理療法は、彼女のケースを担当していた保険会社の社員に不適とみなされてしまった。彼女の治療計画には全般性不安障害の診断が含まれていたものの、それは一次診断として記載されているものではなかった。このケースは、特定の保険会社が自閉性障害をいかに定義するか（「医学的」「神経生物学的」、あるいは「メンタルヘルス」の問題として）をセラピストが認識する必要があることを示している。残念ながら、これらの用語は標準化されずにきており、州ごと、および保険会社ごとに異なっている。併存する精神障害に対してASを一次、あるいは二次として記載するかどうかを決定する際は、セラピストは保険会社の規定を熟知したうえで行う必要がある。

第二の問題は、治療計画における「スキル習得」という概念を、保険会社が拒否する場合に生じる。特に本書の第５章と第６章で強調した、強みをもとにした「ハビリテーション」のモデルは、患者の治療目標に

おいて社会的スキルの向上に焦点を当てているが、このモデルが健康保険会社に受け入れられないことがある。この問題は、セラピストが、保険会社に提出する治療計画を書く際に、多くの会社が支持している「疾患モデル」に配慮することで防ぐことができる。

8. 未治療の健康問題

患者がASであろうとなかろうと、患者の抱える問題を引き起こしている医学的な健康問題が何かあれば、まずはそれを解決することが先決である。しかしアセスメントの際、それらの健康問題に焦点が当てられてもなお、適切な治療を受けていなかったり、治療に対するコンプライアンスが守られていなかったりして、問題が悪化する場合がある。ボブの糖尿病の例がまさにそうだった。先述のように、医学的な症状は気分や不安の問題と類似しており、CBTの進捗を妨げかねない。こういう場合、受診を勧めることがもちろん重要である。患者が医学的な治療を受けたうえで、なお行動的あるいは感情的な障害が見られるのであれば、そのことを心理療法の目標として治療計画に組み込み、対応すればよい。

9. 薬の多剤服用：理論的根拠に乏しい多重精神科薬物療法

成人のASの中には、複数の治療提供者（プロバイダー）を通じて、長期間精神科治療を受けてきた人がいる。精神科領域において、ASは最近になるまで明確化されていなかったため、ASの患者はAS以外のさまざまな診断をされてきている場合がある（それらの診断は正確な場合もそうでない場合もある）。残念なことに、それらの診断に基づき、不適切な向精神薬を処方されてきた人もいる。セラピストが医師でない

場合には、この点について評価することは当然できない。しかしながら、薬を処方する医師と協同して治療を進めることは、治療を計画するにあたって非常に重要である。セラピストや患者が医師とコミュニケーションを取るにあたって、その患者に処方する各薬剤の根拠を医師に明確に説明してもらうことは不可欠である。たとえば、かかりつけの医師が向精神薬の処方箋を出し続けており、患者が精神科専門医の評価を受けていない場合、セラピストは精神科医への紹介を患者とかかりつけ医の双方に提案し、話し合うことができる。

10. 他のプロバイダーによる協力の欠如

　患者の問題や治療目標について各プロバイダーの間で定期的なコミュニケーションがなければ、そのせいで治療の進行が妨げられてしまう可能性がある。ひとつの可能性としては、2人のサービス提供者が同じ目標に取り組むという「サービスの重複」である。たとえば、言語聴覚士がすでに自己主張に関する問題に対処しているときに、心理療法のセラピストが同じようなことを患者に教えるのは不必要だろう。これらの臨床家が協調性に欠けていれば、資源の無駄となるだけでなく、その目標を達成するために2人の治療者が異なるアプローチを用いた場合、患者を混乱させるメッセージを送ることにもなってしまう。これと対照的な問題は、「サービスのギャップ」である。すなわち、2人のサービス提供者が共に、患者が抱える問題に気づいてはいるが、それぞれもう一方のサービス提供者がその問題に対応しているに違いないと思い込み、自分はそれに対応しないという場合である。たとえば、管理人つきのアパートで暮らしていたある患者は、ほんの数カ月で体重が大幅に増えてしまった。アパートのケアスタッフは、彼がストレスに反応して食べ過ぎていると思い、そのことを心理療法のセラピストに伝えるように本人に指示した。一方、心理療法のセラピストは、体重増加について彼に尋

ねたところ、彼が、「アパートのケアスタッフの援助を受けてダイエットをしている」と答えたので、それ以上追及しなかった。しかしあるとき、アパートのケアスタッフと心理療法のセラピストが電話でその患者について話す機会があり、ようやくこのギャップが発見されることとなった。そこで患者を含む関係者全員が、電話でのコンタクトをこまめに取る必要があることに同意したのである。

残念なことに、セラピストが他のプロバイダーに対して協力を願い出たときに、そのプロバイダーがその要請を無視したり、さらに悪いことには、セラピストと話し合うこともなく、治療目標に反することを患者に表明したりする場合がある。プロバイダーによるこのような行動は、CBTの進行を妨げたり阻止したりしかねない。このようなことはさほど多くはないが、2人の臨床家が相反する考えを持っている場合には、一方の臨床家は治療を提供できないことを患者に説明することが必要になる場合もある。患者に、もう一人のサービス提供者をケアの連携に参加するよう促すように依頼することもできる。そうした戦略をとってもなお協力が得られない場合、セラピストは、患者にどちらかの臨床家を選択するように求めることになる場合もある。

11. 本章の概要とまとめ

本章では、成人のASのためのCBTの進行を妨げる一般的な問題について、その概略を述べた。そしてそれらの問題に対応するための戦略も示した。これらの問題のうちのいくつかは、ASに固有の問題ではなく、またその他のいくつかの問題については、本書において他章ですでに考察している。いずれにせよ、セラピストへの最善のアドバイスとしては、治療の障害となりうることについて、できる限り多くのことを予め想定し、それらを防ぐようにすればよい、ということである。なぜならそうすることは、すでに進行してしまった問題ほどには、その対応が難しく

ないからである。

第10章
治療の終結と展望

　本章では、治療の終結に関するさまざまなガイドラインを提供する。第8章で取り上げた、他の専門家との協力についての論点のうちのいくつかと、第9章で論じた治療の障害については、異なる切り口ではあるものの、いずれも治療の終結に関連するものであるため、ここでも再度触れることになる。こうした特別に配慮する点を除けば、どのような複雑な問題を抱えた患者の場合であっても、治療の終結は多くの場合類似した形で行われる。治療計画の終わりにつながるシナリオのパターンは多数あるが、本章では、これらのシナリオについて、治療の終結時に「目標が達成されている」場合と、「目標が達成されていない」場合の2つに分けて解説する。

1. 治療目標が達成されたとき

　当然ながら、患者とセラピストの両者にとって最も満足のできるシナリオとは、問題が何らかの形で改善され、治療計画で設定されたすべての目標が達成されるというものである。その時点で、治療を終結にするか、もしくは新たな目標を設定して治療を継続するか、あるいはそれまでのサポートを継続することだけを目的として治療を続けるか、いずれ

かが選択されることになる。

1）治療を終結にするとき

　目標が達成され、当初の問題が解決したことを患者が報告した場合、治療を終結にすることができる。終結のプロセスは数回のセッションをかけて行われるのがよい。そこでは、患者が自分自身で、不安や抑うつ症状の再発のリスク要因を同定し、再発予防のための一連の戦略について、しっかりと説明できるようになることに焦点を当てる必要がある。患者の中には、セッションの予約の頻度を段階的に減らし、セラピストの助けなしで新たなスキルを「試して」みてどうだったかを報告することが有効な場合もある。当然ながら、終結にあたってのこうした計画は個人個人に合わせたものになるが、徐々に段階的に終わらせていく手順の一例としては、数カ月間は隔週ごとにセッションを実施し、次の数カ月間は月に一度の頻度にしたのちに、完全に終結にするといったものである。

　ここで述べているような「さっぱりとしたきれいな」終結というのは、本書全体を通じて解説している精神疾患のリスク要因に関し、患者が抱えているものがさほど多くない場合に見られる。たとえば患者のアスペルガー症候群（AS）の症状が軽度であること、サポートシステムがしっかりとしていること、人生について全般的に楽観的な姿勢を持っていること、併存する不安や気分障害のエピソードが1回だけの急性エピソードであること、などは、「きれいな」終結の最良の候補となる。そのようなケースは、私自身も出会うことはあるものの、決して多くはなく、全体の半数以下である。

2）新しい目標を設定して治療を継続するとき

　目標が達成された場合の最も一般的なシナリオとは、別の新たな目標が設定されることである。成人のASは、多数の問題を抱えていること

が多く、治療は優先順位の高いものから順に行われる。初めに焦点を当てた領域で改善がみられると、他の領域において患者が改善したいと思う別の問題が明らかになってくることが多い。「改善し、また新たな治療目標が見つかる」というこのプロセスは、患者とセラピストが、すべての問題がおおむね解決されたと同意するまで繰り返し続けられていく。ある領域において症状が寛解すると、その症状による急性の危機のためにそれまでは目立たずにいて気づかなかった慢性的な問題が明らかになることがある。このような場合、患者は急性症状が寛解するという成功体験によって治療に対する動機づけが高まっているため、肯定的な気持ちで新たな目標を設定できることが多い。

　その一例がボブである。ボブのケースは、本書で他のどのケースよりも多く考察してきた。本章を執筆している時点で、すでに私は5年以上も彼とともに治療に取り組んできている。目標は、初期の計画が立てられてから数回にわたって追加された。彼がひとつの目標を達成するたび、二重の利益があった。まずは、目標として挙げられた事柄（運動の回数を増やす、など）における明確な改善がみられたことであり、加えてその経験が、彼のスキーマを変化させることになった。読者の中には、ボブの自分自身についての中核信念が「私は無力である」「私は自分の面倒を見ることができない」「私は無能である」、そして「私には欠陥がある」といったものであったことを思い出す人もいるかもしれない。彼が治療の目標を達成するたびに、彼の自己スキーマと矛盾する証拠が提供されることになった。なぜなら、彼の人生に変化をもたらしているのは誰でもない、彼自身だったからである。

3）効果の維持と継続的なモニタリングのために治療を継続するとき
　治療の目標が達成されても、患者がさまざまな慢性的不安やうつ病のリスク要因を抱えていて、セラピストとの定期的な面接が再発予防のための重要な手段となる場合には、もうひとつの一般的なシナリオが選択

される。こうしたケースでは、通常セラピストは積極的な治療（目標に取り組む）期間と、サポートや適応スキルの強化にセッションの大半の時間をあてる期間とを交互に組み合わせて進めていく。後者の期間は、セラピストが、患者がひどく苦しむ状態ではなくなったものの、自分自身で適応的なやり方で問題を同定し、それに対処するにはまだ十分ではないと判断した場合に設定される。したがって、この期間のセッションでは、これまでに患者が学んできたスキルを強化するために、セラピストは「社会的強化のための資源」として機能し、かつ起こりうる再発要因に「目を光らす」ことになる。症状を活性化する出来事が起きた場合、セラピストは直ちに積極的な治療を再開できるように備え、その出来事による影響の程度を最小限に抑えるように努める。

　セスのケースがこれに該当する。本章の執筆時点で、私はすでに彼と11年も治療に取り組んできている。彼のケースは前述の「きれいな」終結と同様、成人のASのケースの大多数を代表する事例とはいえない。彼のASは重症で、彼はほとんどソーシャルサポートを持たず、重篤で慢性的な不安障害を抱え、自分自身の判断に対してまったく自信を持てていなかった。しかしながら彼は、比較的落ち着いている状態であっても、セラピストとの定期的な面接を続け、その結果、ストレスフルな出来事によって状態が大きく悪化してしまうのを防ぐことができるようになった。このように彼は長い年月をかけて進歩してきたものの、引き続き継続的なサポートがなければ、現在の機能レベルを維持することは難しいと思われる。

2. 目標が達成される前に治療が中断されるとき

　残念なことに、予期せぬ中断や終結に至るケースは少なくない。以下で解説する状況は、どのような心理療法の実践場面においても生じうるが、ASという問題の持つ複雑な本質のため、成人のAS集団において

はより頻繁にみられるものである。複雑な状況の場合、治療の一時的な中断、セラピストの変更、あるいは予定外の早期の終結に至ることがある。

1) 治療の一時的な中断
患者とセラピストの両者が、ある時点で治療を再開することを意図しつつ、一時的に治療を中断することがある。中断には、現実的な理由もあれば治療的な理由もある。

◆現実的な理由から治療を中断するとき
治療の現実的あるいは運用的な要因は予期せずに変化することがあり、その状況が解決されるまでの間、治療が一時的に中断されることがある。そうした例を以下に挙げる。

- 患者やセラピストの長期的な病気や怪我
- 通うための交通手段の問題
- 一時的に生じる、第三者による支払い上の問題（例：メディケイドに支払いの保障を受けている患者は、その保障が一定期間途切れることがあり、それが回復するまでは治療に来られないことがある）
- スケジュール上の不都合（例：患者の仕事のスケジュールの変化）

◆治療的な理由から中断するとき
心理療法を中断する際の主な治療的理由は、患者が他の集中プログラムや介入に参加する場合である。それらは、全体的な治療計画を支持することにはなるものの、心理療法の面接の予約には妨げとなってしまう。その例としては、以下のようなものがある。

- 期間限定の職業訓練プログラム

- 精神科のデイケアプログラム
- 夏のレクリエーションプログラム（キャンプに類似したもの）
- 長期の旅行

　これらのプログラムはいずれも、患者が定期的に治療に来られなくなるような日程や場所の設定で行われることがある。たとえセッションの継続には問題のないスケジュールであっても、毎週多くの場所に行かなくてはならないことに対する不安のために、治療を一時的に中断することを求める患者もいる。ASの成人は変化に適応しにくく、予定が複数あるとそれに圧倒されやすくなってしまうことを、セラピストは覚えておく必要がある。患者も同意している、メンタルヘルスに関する治療目標に照らし合わせて、セラピストが役に立つと確信できる新たな活動に患者が参加する場合、そのために治療を中断することは、患者の進歩を妨げるよりもむしろ促進する可能性が高い。

　セッションに来られない間も治療を終結とせず保留にしておくかどうかについては、セラピストが多くの要因を考慮しながらケースバイケースで判断する必要がある。こうした際に配慮すべき要因のいくつかについて、質問の形式で以下にまとめておく。

- これまで患者は治療に対する動機づけを示してきただろうか？
- この中断は、回避不可能な障害によるものだろうか？
- 患者は、この中断の後に、再び治療に戻ってくるように見えるだろうか？
- この中断には、明確な時間枠が定められているだろうか？
- この中断は、生活の質を向上させる、あるいは治療計画の目標を支持する活動のためのものだろうか？

　治療を一時的に中断することが決まった後でも、最終的には中断では

なく終結にせざるを得ない場合がある。そのいくつかの例について、以下で考察する。

2）セラピストの変更
　第8章では、セラピストがASの患者に補助的な心理療法サービスを勧める場合の目的や理由について解説した。それ以外にも、セラピストと患者が、担当セラピストを変更することに合意する場合がある。以下に、そうなる場合のいくつかの要因について挙げる。

- 患者がそのセラピストといると居心地が悪い。この不快感は、セラピストのスタイルや治療の哲学による場合や、あるいはジェンダーのような単純なことである場合もある。どのような患者にとってもそうであるように、男性女性どちらかと作業するほうが、居心地が良いと感じるASの患者もいる。当然ながら、セラピストは患者が担当者を変更したい理由を明確に述べた場合には、患者の希望に沿った別の機関やセラピストを紹介する必要がある。ちなみにこのような話し合いは奨励されるべきである。
- 患者がASに併存する他の症状を抱えており、それがそのセラピストの専門外である場合。ケースによっては、併存する障害に対して補助的な治療を行うことに限界がある場合があり（例：摂食障害、薬物乱用など）、他の専門家への紹介が必要なことがある。
- 患者が自分の個人的な、あるいは仕事の都合で、スケジュールに比較的長期にわたる変化が生じ、その新しいスケジュールにセラピストが合わせられない。
- 患者に治療を続ける金銭的余裕がない。あるいは患者がセラピストの行う心理療法が適用外となっている健康保険を利用している。
- 家族に対する責任に変化が生じた場合。前述のロレインの例では、彼女は子どもを産んだことで治療を中断した。

- 患者が引越しをしたため、セラピストのところに通うことが難しくなった場合。

3) 予定外の早期の終結

　残念ながら、一時的な中断や担当者の変更が可能でなく、それでもなお治療が早期に終結してしまう場合がある。終結は、患者によって決定されることもあれば、セラピストがその関係を終えることを決定する場合もある。当然ながら、こうした事態はセラピストが最も望まないシナリオである。予定外に早期に終結となる典型的な状況を以下に示す。

- 患者が理由を説明することなく治療を中断してしまい、電話にも応答しない。
- 患者が前項で述べた理由のうちのひとつにより治療を一時的に中断するが、計画していたにもかかわらず戻ってこない。
- 患者が、治療のプロセスに対してイライラしたり、気分を害したりするなどして、突如治療をやめてしまう。たとえセラピストが柔軟に、その都度患者の不快感を最小限にしようと留意しても、CBTの、自己評価が求められる側面に患者が耐えられなくなり、そのプロセスから退いてしまうことが少なくない。
- 患者が治療を妨害するような行動を取り続け、介入に応じないため、セラピストの方から終結を申し出る。こうした事態の中には、度重なる無断キャンセル、セラピストに対して示される持続的で極度な敵意、あるいは頻繁な物質乱用（前章で述べたマリファナを吸っていた患者は、それを完全に止めることができず、それによって混乱を来たし、セッションでの集中力が大幅に低下してしまった）などがある。
- 患者が治療に協力的になれないため（例：治療目標に対する遵守性が低く、治療計画を再検討するための対話にも参加する気がないな

ど)、セラピストの方から終結を提案する。患者の中には認知モデルを受け入れられなかったり、理解できないことがあるが、それ自体は中断する理由にはならない。しかしながら、患者がそれについて率直に対話することを拒否したり、自分の信念や意見を表現する気がない場合には、治療の進展は難しいものとなる。

- 患者が、「重要な補助的治療を開始するように」とのセラピストの提案に従わないため、セラピストの方から終結を提案する。セラピストは、患者の幸福や健康を大きく脅かすものに対処するために、患者を別の専門家に紹介することがある。患者がそれらの問題を解消する気がなく、その影響が治療計画に対する妨げとなる場合、セラピストはその問題が対処されるまで、少なくとも治療を一時的に中止することが必要になるかもしれない。たとえば、私が担当していたある患者は、日常的な機能を妨げている重度の頭痛について苦痛を訴えた。私の強い勧めにもかかわらず、彼女は主治医に相談してみようとはしなかった。私は、セッションで彼女がそのことに対して意欲的になれない理由について検討したが（医師に対する恐れや経済的な制約の要因を除外した）、彼女はその問題を医学的なものだとは思っていない、と言うだけだった。彼女は、それ以外に関しては、治療の目標に取り組む意欲は高かった。私は、彼女が医学的な評価を受けた後にセッションを再開する、という条件を提示し、予約を取ることを一時的に中止した。彼女は、最終的には医師のもとを訪れ、私たちのセッションは再開された。また別のケースでは、家庭における重篤な機能不全によって、個人の認知行動療法（CBT）の進行が妨害されていた。家族と何度か面会を行った後、私は、家族療法を同時に行わない限り、CBTは患者の示す問題に対処するうえで有効ではないと判断した。患者と家族はその提案に従うことに同意しなかったため、私は治療を終了し、患者を異なる志向の心理療法を行っている同僚に紹介した。

セラピストの方から終結しようとする場合、その決断について同僚やスーパーバイザー、あるいはメンタルヘルスのリスク管理についての専門家（メンタルヘルスの診療の法的、および倫理的側面の専門的知識を持つ弁護士など）と話し合うことが望ましい。通常、目標が達成される前に治療の関係を終了するのは、きわめて困難な決断である。しかしながら、セラピストが、自ら有効でないとわかっているアプローチを適用し続けることは、患者に対して不適切なことをしていることになる。

本章ではこれまで、治療が終了となるさまざまな形について概説してきた。すべてのセラピストが、理想的には目標達成後に終結することを望んでおり、そのことについては本章の初めでも述べた。しかしながら、大抵の場合は、事例が示すように、ASの持つ複雑な特徴のために、治療は初期の目標が達成された後でも続行されるか、あるいは早期に中断することになったりする。それでは次に、ASの科学と治療の今後に対する私の期待について述べ、本書の結びとしたい。

3. 成人のアスペルガー症候群の人々の今後のために

私は、本書の読者の方々の思いが、ご自身の治療において成人のASを受け入れていきたいという、そしてこれからはさらに受け入れていきたいというものであることを願っている。ASと診断される成人はますます増え続け、彼ら／彼女らはこの症候群に関連した問題への支援をますます求めることになるだろう。本書は、成人ASの事例のケースフォーミュレーションを行うにあたって、その枠組みとなることを意図したものだが、時期的には、ちょうど研究者たちが、成人のASの現象に注目し始めたばかりのころに執筆された。私たちが、メンタルヘルスのコミュニティのメンバーとして、ASを持つ患者に対して適切な援助をしていくためには、多くの課題について、今後も基礎的および応用的研究の双方を発展させていく必要がある。私が最も発展を望む領域につ

いて以下に示すが、私がそのように考えるのは、自分の診療と患者の生活において、最も頻繁にその発展の必要性を感じているためである。

1）ASにおける認知的な機能不全

　私のASの概念モデルでは、中核的な認知的機能不全についての理論的な基盤を引用すると同時に、これらの認知的な障害が、心理療法のケースに生じている臨床的な問題において、どのような因果的役割を果たしているのかについての仮説を立てるものである。個々のケースを理解するためにこれらの仮説を立てることは、臨床的には大変有用だが、今のところ統制された調査研究を通して因果関係が立証されていない。未だに答えが出されていない臨床的な問いには、以下のものがある。

- ASの人々を一般の人々と区別させる不適応的な「行動」を引き起こすのは、どの「認知」的な機能不全なのか？　たとえば、ASの人の持つ「心の理論における障害」が、真にそれらの人々において観察される「社会的スキルの不足」を引き起こしているのだろうか？　「実行機能の欠陥」が、真に「実用的な、日常生活における自己の方向づけの問題」を引き起こしているのか？
- どの「行動」が、どの種類の社会的な拒否と最も関連しているのか？
- ASの人々は、Beckの認知モデルのとおり、ある特定のスキーマを持ちやすいのだろうか？

2）併存症の問題

　本書、ならびに他での成人のASのケースの臨床的記述では、併存する精神疾患のリスクおよび実際の発生率の高さに触れているものが多い。これらの臨床的な観察を裏づけるための疫学的研究は大いに必要とされる。

3）ストレスの問題

　数十年にわたる、グローデンセンター自閉症スペクトラム障害グループ（Groden Center Group with ASDs）による先駆的な研究活動と、そこから発表される自閉症スペクトラムに関連した文献のおかげで、ASにおけるストレス要因の重要性が科学的に、また臨床的にも広く注目され、理解され始めている。彼らの最近の編集書[14]は、この重要な領域におけるさまざまな研究に影響を与えるものとなるだろう。私は、治療者として、患者の示す問題をアセスメントするうえで、ストレス要因を考慮しないで行うことは不可能であると感じているため、ストレスの明確な定義と同様に、ASにおけるストレスの影響に関して、より大規模なエビデンスの蓄積に向けた取り組みが行われることを期待している。

4）認知行動療法（CBT）について

　本書では、複数の研究による知見を統合し、成人のASにCBTを提供するための理論的根拠について示した。CBTについては特定の臨床問題に対するプロトコルを含め、成人のASを対象とする更なる介入研究を期待したい。それらの中には次のようなものがある。

- ASの中核的認知障害を改善するようにデザインされたプロトコル（社会的認知や実行機能を標的としたものなど）
- 強迫性障害、全般性不安障害、広場恐怖、外傷後ストレス障害（PTSD）、および大うつ病性障害などの、特定の併存障害のためのプロトコル
- 肯定的なアウトカムに最も関連する、CBTにおける変化のメカニズムや治療の構成要素の解明
- 両者がASであるときのカップルセラピーなど、個人療法とは異なる設定におけるCBTやCBTのグループへの適用。これは、ASの児童においてすでに効果を示しており、経済的な制約のある成人の

ために費用面で効率のよい代替治療手段となりうる

5) ジェンダーの問題

　自閉症スペクトラム障害の有病率は、女性よりも男性の方が高いため、これらの障害についての多くの研究は男性当事者を用いて行われてきており、罹患女性についての情報がほとんどないままである。最近では、自閉症スペクトラム障害の症状の発現におけるジェンダーの違いや、性差に関する領域において、更なる研究の必要性に注目が集まってきている[10, 117]。成人のASと治療に取り組む臨床家には、治療を求める男性と女性における類似点と相違点についての正確な情報が必要である。

6) サポートサービス・モデルについて

　成人のASには、障害者サービスによる支援や援助が著しく欠如している。これらの成人の多くは、職業的な、および自立した生活のためのスキルについて特別な訓練を必要としているものの、それらを必要とする成人に適した雇用と居住サービスの提供はきわめて不足している。ASを「正当な」障害とみなさない州もある。ASに対する財政的支援が認められている州においても、患者である個人は、それぞれのニーズを満たすようにデザインされた雇用訓練や居住プログラムを見つけるのに苦労している。たとえば、既存の職業訓練センターは、慢性的な精神疾患や物質乱用、あるいは知的障害を持つ人々など、特定の患者集団に役立つように計画されている。ASの人々は、通常、それぞれそれらの集団とはきわめて異なるニーズを抱えているため、それら既存の設定では対応が難しい場合が多い。GerhardtとHomes[71]は、これらの問題を改善するために必要となるサポートサービスにおける変革について、具体的に提案している。そうした変化のためには、政府、教育システム、成人の障害者支援機関における人々、ならびにASの個人の雇用主となりうる人々も関係してくる。ASの成人が満足するキャリアを持って働く

ことができ、自立した暮らしができれば、彼ら／彼女らのメンタルヘルスの問題も減少することだろう。

4. 結びの言葉

　皆さんがすでにASの心理療法を担当しているか、あるいはこれから成人のASの治療に取り組み始めようと考えているか、いずれの場合でも、本書で示したように、個々の患者に対して個別のケースフォーミュレーションのアプローチを用いるよう配慮していただきたい。個別のケースフォーミュレーションを行うなかでは、一般の成人のための治療に利用可能で、かつASの人々にも適用することのできる、エビデンスに基づいたCBTの介入に関する膨大な文献に辿り着くはずである。1995年にジョーに会ってからというもの、私はASの独特なこころの仕組みについて魅了され続けてきた。皆さんが私と同じように、これらの、一風変わってはいるものの、とても魅力的な患者さんたちとともに、楽しく治療に取り組んでくれることを願っている。

付　録

セラピー・リソース

専門家むけの概説書

Klin, A., Volkmar, F. R., & Sparrow, S. S. (Eds.). (2000). *Asperger syndrome.* New York: Guilford Press.
Attwood, T. (2006). *The complete guide to Asperger's syndrome.* London: Kingsley.

治療に有用なツール類とワークブック

以下のリストは、成人患者の心理療法に有用なツール類、およびワークシートの出典を示したものである。

Attwood, T. (2004b). *Exploring feelings: Cognitive behaviour therapy to manage anger.* Arlington, TX: Future Horizons.
Attwood, T. (2004c). *Exploring feelings: Cognitive behaviour therapy to manage anxiety.* Arlington, TX: Future Horizons.
Cambridge University. (2004). *Mind reading: The interactive guide to emotions* [DVD and CD ROM set]. Cambridge, UK: Author.
Cautela, J. R., & Groden, J. (1978). *Relaxation: A comprehensive manual for adults, children, and children with special needs.* Champaign, IL: Research Press.
Faherty, C. (2000). *Asperger's: What does it mean to me?* Arlington, TX: Future Horizons.
Gray, C. (1995). *The original social story book.* Arlington, TX: Future Horizons.
Gray, C. (1994). *Comic strip conversations.* Arlington, TX: Future Horizons.
Hénault, I. (2005). *Asperger's syndrome and sexuality: From adolescence through adulthood.* London: Kingsley.
Hamilton, I. S. (2004) *An Asperger dictionary of everyday expressions.* London: Kingsley.
Innovative Interactions. (2000). *Talk Blocks.* Available online at *www.talkblocks.com*
Myles, B. S., Trautman, M. L., & Schelvan, R. L. (2004). *The hidden curriculum: Practical solutions for understanding unstated rules in social situations.* Shawnee Mission, KS: Autism Asperger.
Winner, M. G. (2000). *Inside out: What makes a person with social cognitive deficits tick?* San Jose, CA: Author.
Winner, M. G. (2002). *Thinking about you, thinking about me.* San Jose, CA: Author.

自閉症スペクトラム上にある当事者による自伝と
セルフヘルプ用の書籍

自閉症スペクトラム上にある当事者やその家族が書いた本は何百冊も出版されている。以下のリストは、最近になって AS の診断を受けた患者や AS に関する本を初めて読む患者にお勧めの本を示したものである。

Grandin, T. (1995). *Thinking in pictures and other reports from my life with autism.* New York: Doubleday.
Grandin, T. (2004). *Developing talents: Careers for individuals with Asperger syndrome and high functioning autism.* Shawnee Mission, KS: Autism Asperger.
Newport, J. (2001). *Your life is not a label: A guide to living fully with autism and Asperger syndrome.* Arlington, TX: Future Horizons.
Paridiz, V. (2002). *Elijah's cup: A family's journey into the community and culture of high-functioning autism and Asperger syndrome.* London: Kingsley.
Prince-Hughes, D. (2004). *Songs of the gorilla nation: My journey through autism.* New York: Harmony Books.
Shore, S. M. (2001). *Beyond the wall: Personal experiences with autism and Asperger syndrome.* Shawnee Mission, KS: Autism Asperger.
Shore, S. (Ed.). (2004). *Ask and tell: Self-advocacy and disclosure for people on the autism spectrum.* Shawnee Mission, KS: Autism Asperger.
Willey, L. H. (1999). *Pretending to be normal: Living with Asperger syndrome.* London: Kingsley.
Willey, L. H. (2001). *Asperger syndrome in the family: Redefining normal.* London: Kingsley.
Zaks, Z. (2006). *Life and love: Positive strategies for autistic adults.* Shawnee Mission, KS: Autism Asperger.

AS と HFA のための教育、権利擁護、
サポート団体に関するウェブサイト

以下の団体は AS に特化したものもあれば自閉症スペクトラムに幅広く対応するものもある。またこれらのウェブサイトは AS や自閉症の情報を提示しているが、より能力の高い当事者に向けたものも含まれる。

Asperger Syndrome and High Functioning Autism Association
www.ahany.org

Asperger Foundation International
www.aspfi.org

Asperger Syndrome Education Network (ASPEN)
www.aspennj.org

Autism Network International
www.ani.autistics.org

Autism Society of America (ASA)
www.autism-society.org

Autism Speaks
www.autismspeaks.org

Global and Regional Asperger Syndrome Partnership (GRASP)
www.grasp.org

More Advanced Individuals with Autism/Asperger Syndrome and Pervasive Developmental Disorder (MAAP)
www.maapservices.org

National Association for the Dually Diagnosed (DD/mental illness)
www.thenadd.org

The National Autistic Society (United Kingdom)
www.nas.org.uk

Online Asperger Syndrome Information and Support (OASIS)
www.aspergersyndrome.org

Organization for Autism Research (OAR)
www.researchautism.org

自閉症スペクトラムに特化した出版社

〈書籍〉

Autism Asperger Publishing Company
www.asperger.net

Future Horizons, Inc.
www.FutureHorizons-autism.com

Jessica Kingsley Publishers
www.jkp.com

〈雑誌〉

Autism Spectrum Quarterly
c/o Starfish Specialty Press LLC
www.asquarterly.com

The Autism Perspective (TAP™)
www.TheAutismPerspective.org

Spectrum Magazine
Spectrum Publications Inc.
www.spectrumpublications.com

文　献

1) American Psychiatric Association. (1987). *Diagnostic and statistical manual of mental disorders* (3rd ed., rev.). Washington, DC: Author.
2) American Psychiatric Association. (1994). *Diagnostic and statistical manual of mental disorders* (4th ed.). Washington, DC: Author.
3) American Psychiatric Association. (2000). *Diagnostic and statistical manual of mental disorders* (4th ed., text rev.). Washington, DC: Author.
4) Asperger, H. (1944). Die "autischen Psychopathen" im Kindeshalter. *Archiv für Psychiatrie und Nervenkrankenheiten, 117*, 76–136.
5) Aston, M. (2003). *Aspergers in love: Couple relationships and family affairs*. London: Kingsley.
6) Attwood, T. (1998). *Asperger's syndrome: A guide for parents and professionals*. London: Kingsley.
7) Attwood, T. (2004a). Cognitive behaviour therapy for children and adults with Asperger's syndrome. *Behaviour Change, 21*(3), 147–162.
8) Attwood, T. (2004b). *Exploring feelings: Cognitive behavior therapy to manage anger*. Arlington, TX: Future Horizons.
9) Attwood, T. (2006a). Asperger's syndrome and problems related to stress. In M. G. Baron, J. Groden, G. Groden, & L. P. Lipsitt (Eds.), *Stress and coping in autism* (pp. 351–370). New York: Oxford University Press.
10) Attwood, T. (2006b). *The complete guide to Asperger's syndrome*. London: Kingsley.
11) Baranek, G. T., Parham, L. D., & Bodfish, J. W. (2005). Sensory and motor features in autism: Assessment and intervention. In F. R. Volkmar, R. Paul, A. Klin, & D. Cohen (Eds.), *Handbook of autism and pervasive developmental disorders: Vol. 2. Assessment, interventions and policy* (3rd ed., pp. 831–857). Hoboken, NJ: Wiley.
12) Barlow, D. H. (2002). *Anxiety and its disorders* (2nd ed.). New York: Guilford Press.
13) Barnard, J., Harvey, V., Potter, D., & Prior, A. (2001). *Ignored or ineligible? The reality for adults with autism spectrum disorders*. London: National Autistic Society.
14) Baron, M. G., Groden, J., Groden, G., & Lipsitt, L. P. (Eds.). (2006). *Stress and coping in autism*. New York: Oxford University Press.
15) Baron-Cohen, S. (1995). *Mindblindness: An essay on autism and theory of mind*. Boston: MIT Press.
16) Baron-Cohen, S., Jolliffe, T., Mortimore, C., & Robertson, M. (1997). Another advanced test of theory of mind: Evidence from very high functioning adults with autism or Asperger syndrome. *Journal of Child Psychology and Psychiatry, 38*, 813–822.
17) Baron-Cohen, S., Leslie A. M., & Frith, U. (1985). Does the autistic child have a "theory of mind"? *Cognition, 21*, 37–46.
18) Baron-Cohen, S., & Wheelwright, S. (2004). The empathy quotient: An investigation of adults

with Asperger syndrome or high functioning autism, and normal sex differences. *Journal of Autism and Developmental Disorders, 34,* 163–175.
19) Baron-Cohen, S., Wheelwright, S., Skinner, R., Martin, J., & Clubley, E. (2001). The autism spectrum quotient (AQ): Evidence from Asperger syndrome/high functioning autism, males and females, scientists and mathematicians. *Journal of Autism and Developmental Disorders, 31,* 5–17.
20) Beck, A. T. (1963). Thinking and depression. *Archives of General Psychiatry, 9,* 324–333.
21) Beck, A. T. (1976). *Cognitive therapy and the emotional disorders.* New York: International Universities Press.
22) Beck, A. T. (1990). *Beck Anxiety Inventory.* San Antonio, TX: Psychological Corporation.
23) Beck, A. T. (1996). *Beck Depression Inventory* (2nd ed.). San Antonio, TX: Psychological Corporation.
24) Beck, A. T., Epstein, N., Brown, G., & Steer, R. A. (1988). An inventory for measuring clinical anxiety: Psychometric properties. *Journal of Consulting and Clinical Psychology, 56,* 893–897.
25) Beck, A. T., Freeman, A., & Davis, D. D. (2004). *Cognitive therapy of personality disorders.* New York: Guilford Press.
26) Beck, A. T., Rush, A. J., Shaw, B. F., & Emery, G. (1979). *Cognitive therapy of depression.* New York: Guilford Press.
27) Beck, J. S. (1995). *Cognitive therapy: Basics and beyond.* New York: Guilford Press.
28) Beebe, D. W., & Risi, S. (2003). Treatment of adolescents and young adults with high-functioning autism or Asperger syndrome. In F. M. Dattilio & M. A. Reinecke (Eds.), *Cognitive therapy with children and adolescents: A casebook for clinical practice* (pp. 369–401). New York: Guilford Press.
29) Bejerat, S., Nylander, L., & Lindstrom, E. (2001). Autistic traits in obsessive–compulsive disorders. *Nordic Journal of Psychiatry, 55,* 169–176.
30) Bennetto, L., Pennington, B. F., & Rogers, S. J. (1996). Intact and impaired memory functions in autism. *Child Development, 67,* 1816–1835.
31) Bernstein, D. A., & Borkovec, T. D. (1973). *Progressive relaxation training: A manual for the helping professions.* Champaign, IL: Research Press.
32) Berthoz, S., & Hill, E. L. (2005). The validity of using self-reports to assess emotion regulation abilities in adults with autism spectrum disorder. *European Psychiatry, 20*(3), 291–298.
33) Bledsoe, R., Myles, B. S., & Simpson, R. L. (2003). Use of a social story intervention to improve mealtime skills of an adolescent with Asperger syndrome. *Autism, 7,* 289–295.
34) Bolton, P., Pickles, A., Murphy, M., & Rutter, M. (1998). Autism, affective and other psychiatric disorders: Patterns of familial aggregation. *Psychological Medicine, 28,* 385–395.
35) Brownell, K. D. (2000). *The LEARN® program for weight management.* Dallas: American Health.
36) Burns, D. D. (1980). *Feeling good: The new mood therapy.* New York: Avon Books.
37) Burns, D. D. (1999). *Feeling good: The new mood therapy* (rev.). New York: Avon Books.
38) Butler, A. C., Chapman, J. E., Forman, E. M., & Beck, A. T. (2006). The empirical status of cognitive-behavior therapy: A review of meta-analyses. *Psychology Review, 26*(1), 17–31.
39) Cambridge University. (2004). *Mind reading: The interactive guide to emotions* [DVD and CD ROM set.] Cambridge, UK: Author.
40) Cardaciotto, L., & Herbert, J. D. (2004). Cognitive behavior therapy for social anxiety disorder in the context of Asperger's syndrome: A single subject report. *Cognitive and Behavioral Practice, 11,* 75–81.
41) Carley, M. J. (2006). Articles of understanding: GRASP, and the word "cure." Retrieved October 30, 2006, from *www.grasp.org/new_art.htm*
42) Cautela, J. R., & Groden, J. (1978). *Relaxation: A comprehensive manual for adults, children, and children with special needs.* Champaign, IL: Research Press.

43) Centers for Disease Control and Prevention (2007a). Prevalence of autism spectrum disorders—autism and developmental disabilities monitoring network, six sites, United States, 2000. *Morbidity and Mortality Weekly Report, 56,* No. SS-1, 1–11.
44) Centers for Disease Control and Prevention (2007b). Prevalence of autism spectrum disorders—autism and developmental disabilities monitoring network, 14 sites, United States, 2002. *Morbidity and Mortality Weekly Report, 56,* No. SS-1, 12–28.
45) Channon, S., Charman, T., Heap, J., Crawford, S., & Rios, P. (2001). Real-life-type problem-solving in Asperger's syndrome. *Journal of Autism and Developmental Disorders, 31*(5), 461–469.
46) Cohen, S., & Wills, T. A. (1985). Stress, social support, and the buffering hypothesis. *Psychological Bulletin, 98*(2), 310–357.
47) Courchesne, E., Akshoomoff, N. A., & Ciesielski, K. (1990). Shifting attention abnormalities in autism: ERP and performance evidence. *Journal of Clinical and Experimental Neuropsychology, 12,* 77.
48) Davis, M. H. (1980). A multidimensional approach to individual differences in empathy. *JSAS Catalog of Selected Documents in Psychology, 10,* 85.
49) Debbaudt, D. (2002). *Autism, advocates, and law enforcement professionals: Recognizing and reducing risk situations for people with autism spectrum disorders.* London: Kingsley.
50) DeLong, R., & Nohria, C. (1994). Psychiatric family history and neurological disease in autism spectrum disorders. *Developmental Medicine and Child Neurology, 36,* 441–448.
51) Dobson, K. S., & Block, L. (1988). Historical and philosophical bases of the cognitive-behavioral therapies. In K. S. Dobson (Ed.), *Handbook of cognitive-behavioral therapies* (pp. 3–38). New York: Guilford Press.
52) Duncan, J. (1986). Disorganisation of behaviour after frontal lobe damage. *Cognitive Neuropsychology, 3,* 271–290.
53) Dziobek, I., Fleck, S., Kalbe, E., Rogers, K., Hassenstab, J., Brand, M., et al. (2006). Introducing MASC: A movie for the assessment of social cognition. *Journal of Autism and Developmental Disorders, 36,* 623–636.
54) D'Zurilla, T. J. (1986). *Problem-solving therapy: A social competence approach to clinical intervention.* New York: Springer.
55) D'Zurilla, T. J. (1988). Problem-solving therapies. In K. S. Dobson (Ed.), *Handbook of cognitive-behavioral therapies* (pp. 85–135). New York: Guilford Press.
56) D'Zurilla, T. J., & Goldfried, M. R. (1971). Problem solving and behavior modification. *Journal of Abnormal Psychology, 78,* 107–126.
57) Ellis, A. (1962). *Reason and emotion in psychotherapy.* New York: Stuart.
58) Fiske, S. T., & Taylor, S. E. (1984). *Social cognition.* New York: Random House.
59) Fletcher, R. J., & Dosen, A. (Eds.). (1993). *Mental health aspects of mental retardation.* New York: Lexington Books.
60) Fombonne, E. (1999). The epidemiology of autism: A review. *Psychological Medicine, 29,* 769–786.
61) Fombonne, E. (2005). Epidemiology of autistic disorder and other pervasive developmental disorders. *Journal of Clinical Psychiatry, 66,* 3–8.
62) Fombonne, E., & Tidmarsh, L. (2003). Epidemiologic data on Asperger disorder. *Child and Adolescent Psychiatric Clinics of North America, 12*(1), 15–21.
63) Frank, E. (2005). *Treating bipolar disorder: A clinician's guide to interpersonal and social rhythm therapy.* New York: Guilford Press.
64) Frith, U. (1989). *Autism: Explaining the enigma.* Oxford, UK: Blackwell.
65) Gardner, W. I., & Sovner, R. (1994). *Self-injurious behaviors: A functional approach.* Willow Street, PA: Vida Press.
66) Gaus, V. L. (2000). "I feel like an alien": Individual psychotherapy for adults with Asperger's disorder using a cognitive behavioral approach. *NADD Bulletin, 3,* 62–65.

67) Gaus, V. L. (2002, October). What is cognitive-behavioral therapy and can it help people with mental retardation/developmental disabilities? Keynote address presented at the First International Congress on Psychotherapy for People with Mild/Moderate Intellectual Disabilities, Swolle, The Netherlands.
68) Gaus, V. L., & Tanaka-Matsumi, J. (1987, August). *Cross-situational assessment of the behavioral repertoire of an autistic child.* Paper presented at the annual meeting of the American Psychological Association, New York.
69) Geller, L. (2005). Emotion regulation and autism spectrum disorders. *Autism Spectrum Quarterly, Summer*, pp. 8–11.
70) Geller, L. (2003, April). *Autism spectrum disorders and organizational management issues: How to facilitate executive function skills for independent living.* Paper presented at the annual conference for Advocates for Individuals with High Functioning Autism, Asperger's Syndrome and other Pervasive Developmental Disorders, Woodbury, NY.
71) Gerhardt, P. F., & Holmes, D. L. (2005). Employment: Options and issues for adolescents and adults with autism spectrum disorders. In F. R. Volkmar, R. Paul, A. Klin, & D. Cohen (Eds.), *Handbook of autism and pervasive developmental disorders: Vol. 2. Assessment, interventions and policy* (3rd ed., pp. 1087–1101). Hoboken, NJ: Wiley.
72) Ghaziuddin, M. (2005). *Mental health aspects of autism and Asperger's syndrome.* London: Kingsley.
73) Ghaziuddin, M., Weidmer-Mikhail, E., & Ghaziuddin, N. (1998). Comorbidity of Asperger syndrome: A preliminary report. *Journal of Intellectual Disability Research, 42*(4), 279–283.
74) Gillberg, I. C., & Gillberg, C. (1989). Asperger syndrome—some epidemiological considerations: A research note. *Journal of Child Psychology and Psychiatry, 30*(4), 631–638.
75) Gilliam, J. E. (2001). *Gilliam Asperger's Disorder Scale.* Austin, TX: PRO-ED.
76) Global and Regional Asperger Syndrome Partnership (2003). *GRASP informational brochure.* New York: Author.
77) Goel, V., & Grafman, J. (1995). Are the frontal lobes implicated in planning functions? Interpreting data from the Tower of Hanoi. *Neuropsychologia, 33*, 623–642.
78) Goldfried, M. (1971). Systematic desensitization as training in self-control. *Journal of Consulting and Clinical Psychology, 37*, 228–234.
79) Goldfried, M. (1977). The use of relaxation and cognitive relabeling as coping skills. In R. Stuart (Ed.), *Behavioral self-management: Strategies, techniques and outcomes.* New York: Brunner/Mazel.
80) Grandin, T. (1995). *Thinking in pictures and other reports from my life with autism.* New York: Doubleday.
81) Grandin, T. (2003, March). *My experiences with autism, visual thinking, learning language and getting a job.* Lecture given at a special meeting of Advocates for Individuals with High Functioning Autism, Asperger's Syndrome and other Pervasive Developmental Disorders, Brookville, NY.
82) Grandin, T. (2004). *Developing talents: Careers for individuals with Asperger syndrome and high functioning autism.* Shawnee Mission, KS: Autism Asperger.
83) Gray, C. (1994). *Comic strip conversations.* Arlington, TX: Future Horizons.
84) Gray, C. (1995). *The original social story book.* Arlington, TX: Future Horizons.
85) Gray, C. (1998). Social stories and comic strip conversations with students with Asperger syndrome and high-functioning autism. In E. Schopler, G. B. Mesibov, & L. J. Kunce (Eds.), *Asperger syndrome or high functioning autism?* (pp. 167–198). New York: Plenum Press.
86) Green, J., Gilchrist, A., Burton, D., & Cox, A. (2000). Social and psychiatric functioning in adolescents with Asperger syndrome compared with conduct disorder. *Journal of Autism and Developmental Disorders, 30*, 279–293.
87) Grice, H. (1975). Logic and conversation. In D. Davidson & G. Harmon (Eds.), *The logic of grammar* (pp. 64–74). Encino, CA: Dickenson.

88) Groden, J., Cautela, J. R., Prince, S., & Berryman, J. (1994). The impact of stress and anxiety on individuals with autism and developmental disabilities. In E. Schopler & G. B. Mesibov (Eds.), *Behavioral issues in autism* (pp. 177–194). New York: Plenum Press.
89) Groden, J., Baron, M. G., & Groden, G. (2006). Assessment and coping strategies. In M. G. Baron, J. Groden, G. Groden, & L. P. Lipsitt (Eds.), *Stress and coping in autism* (pp. 15–41). New York: Oxford University Press.
90) Gutstein, S. E., & Sheely, R. K. (2002). *Relationship development intervention with children, adolescents and adults.* London: Kingsley.
91) Happé, F. G. (1994). An advanced test of theory of mind: Understanding of story characters' thoughts and feelings by able autistic, mentally handicapped, and normal children and adults. *Journal of Autism and Developmental Disorders, 24,* 129–154.
92) Happé, F. G. (2005). The weak central coherence account of autism. In F. R. Volkmar, R. Paul, A. Klin, & D. Cohen (Eds.), *Handbook of autism and pervasive developmental disorders: Vol. 1. Diagnosis, development, neurobiology, and behavior* (3rd ed., pp. 640–649). Hoboken, NJ: Wiley.
93) Hare, D. J. (1997). The use of cognitive-behaviour therapy with people with Asperger's syndrome. *Autism, 1*(2), 215–225.
94) Hare, D. J., & Paine, C. (1997). Developing cognitive beahvioural treatments for people with Asperger's syndrome. *Clinical Psychology Forum, 110,* 5–8.
95) Haynes, S. N., Kaholokula, J. K., & Nelson, K. (1999). The idiographic application of nomothetic, empirically based treatments. *Clinical Psychology: Science and Practice, 6,* 456–461.
96) Hefter, R. L., Manoach, D. S., & Barton, J. J. S. (2005). Perception of facial expression and facial identity in subjects with social developmental disorders. *Neurology, 65,* 1620–1625.
97) Hénault, I. (2005). *Asperger's syndrome and sexuality: From adolescence through adulthood.* London: Kingsley.
98) Hingsburger, D., Griffiths, D., & Quinsey, V. (1991). Detecting counterfeit deviance: Differentiating sexual deviance from sexual inappropriateness. *Habilitative Mental Healthcare Newsletter, 10,* 51–54.
99) Hobson, P. (2005). Autism and emotion. In F. R. Volkmar, R. Paul, A. Klin, & D. Cohen (Eds.), *Handbook of autism and pervasive developmental disorders: Vol. 1. Diagnosis, development, neurobiology, and behavior* (3rd ed., pp. 406–422). Hoboken, NJ: Wiley.
100) Hoffman, W. L., & Prior, M. R. (1982). Neuropsychological dimensions of autism in children: A test of the hemispheric dysfunction hypothesis. *Journal of Clinical Neuropsychology, 4,* 27–41.
101) Hughes, C., Russell, J., & Robbins, T. W. (1994). Evidence for executive dysfunction in autism. *Neuropsychologia, 32,* 477–492.
102) Ingram, R. E., Miranda, J., & Segal, Z. V. (1999). *Cognitive vulnerability to depression.* New York: Guilford Press.
103) Isager, T., Mouridsen, S. E., & Rich, B. (1999). Mortality and causes of death in pervasive developmental disorders. *Autism: International Journal of Research and Practice, 3,* 7–16.
104) Jacobsen, P. (2003). *Asperger syndrome and psychotherapy.* London: Kingsley.
105) Joliffe, T., & Baron-Cohen, S. (1997). Are people with autism and Asperger syndrome faster than normal on the Embedded Figures Test? *Journal of Child Psychology and Psychiatry, 38,* 527–534.
106) Joliffe, T., & Baron-Cohen, S. (2001). A test of central coherence theory: Can adults with high-functioning autism or Asperger's syndrome integrate fragments of an object? *Cognitive Neuropsychiatry, 6,* 193–216.
107) Innovative Interactions, LLC. (2000). *Talk Blocks® for work.* Seattle: Author.
108) Kanner, L. (1943). Autistic disturbances of affective contact. *Nervous Child, 2,* 217–253.
109) Kim, J. A., Szatmari, P., Bryson, S. E., Streiner, D. L., & Wilson, F. J. (2000). The prevalence of anxiety and mood problems among children with autism and Asperger syndrome. *Autism, 4*(2), 117–132.

110) Kingdon, D. G., & Turkington, D. (2005) *Cognitive therapy of schizophrenia*. New York: Guilford Press.
111) Klin, A. (2006). *Articles of understanding: Introduction*. Retrieved October 30, 2006, from www.grasp.org/new_art.htm
112) Klin, A., Jones, W., Schultz, R., & Volkmar, F. (2005). The enactive mind—from actions to cognition: Lessons from autism. In F. R. Volkmar, R. Paul, A. Klin, & D. Cohen (Eds.), *Handbook of autism and pervasive developmental disorders: Vol. 1. Diagnosis, development, neurobiology, and behavior* (3rd ed., pp. 682–703). Hoboken, NJ: Wiley.
113) Klin, A., Jones, W., Schultz, R., Volkmar, F., & Cohen, D. (2002a). Defining and quantifying the social phenotype in autism. *American Journal of Psychiatry, 159*(6), 895–908.
114) Klin, A., Jones, W., Schultz, R., Volkmar, F., & Cohen, D. (2002b). Visual fixation patterns during viewing of naturalistic social situations as predictors of social competence in individuals with autism. *Archives of General Psychiatry, 59*(9), 809–816.
115) Klin, A., Volkmar, F. R., & Sparrow, S. S. (Eds.). (2000). *Asperger syndrome*. New York: Guilford Press.
116) Klin, A., & Volkmar, F. R. (2003). Asperger syndrome: Diagnosis and external validity. *Child and Adolescent Psychiatric Clinics of North America, 12*, 1–13.
117) Koenig, K., & Tsatsanis, D. (2005). Pervasive developmental disorders in girls. In D. G. Bell & S. L. Foster (Eds.), *Handbook of behavioral and emotional problems in girls* (pp. 211–237). New York: Kluwer Academic/Plenum Press.
118) Koller, R. (2000). Sexuality and adolescents with autism. *Sexuality and Disability, 18*, 125–135.
119) Kroese, B. S., Dagnan, D., & Loumidis, K. (Eds.). (1997). *Cognitive-behaviour therapy for people with learning disabilities*. London: Routlege.
120) Landa, R. (2000). Social language use in Asperger syndrome and high-functioning autism. In A. Klin, F. R. Volkmar, & S. S. Sparrow (Eds.), *Asperger syndrome* (pp. 125–155). New York: Guilford Press.
121) Linehan, M. M. (1993). *Skills training manual for treating borderline personality disorder*. New York: Guilford Press.
122) Lord, C., & Corsello, C. (2005). Diagnostic instruments in autistic spectrum disorders. In F. R. Volkmar, R. Paul, A. Klin, & D. Cohen (Eds.), *Handbook of autism and pervasive developmental disorders: Vol. 2. Assessment, interventions, and policy* (3rd ed., pp. 730–771). Hoboken, NJ: Wiley.
123) Lord, C., Rutter, M. L., DiLavore, P. C., & Risi, S. (1999). *Autism Diagnostic Observation Schedule* (WPS ed.). Los Angeles: Western Psychological Services.
124) Lord, C., Rutter, M. L., & Le Couteur, A. (1994). The Autism Diagnostic Interview—Revised: A revised version of a diagnostic interview for caregivers of individuals with possible pervasive developmental disorders. *Journal of Autism and Developmental Disorders, 24*(5), 659–685.
125) Marans, W. D., Rubin, E., & Laurent, A. (2005). Addressing social communication skills in individuals with high-functioning autism and Asperger syndrome: Critical priorities in educational programming. In F. R. Volkmar, R. Paul, A. Klin, & D. Cohen (Eds.), *Handbook of autism and pervasive developmental disorders: Vol. 2. Assessment, interventions, and policy* (3rd ed., pp. 977–1002). Hoboken, NJ: Wiley.
126) Matich-Maroney, J., Boyle, P., & Crocker, M. M. (2005). The psychosexual assessment and treatment continuum: A tool for conceptualizing the range of sexuality-related issues and support needs of individuals with developmental disabilities. *Mental Health Aspects of Developmental Disabilities, 8*, 77–90.
127) Matson, J. L., & Barrett, R. P. (Eds.). (1993). *Psychopathology in the mentally retarded*. Boston: Allyn & Bacon.
128) McDougle, C., Kresch, L., Goodman, W. K., Naylor, S. T., Volkmar, F. R., Cohen, D. J., et al. (1995). A case-controlled study of repetitive thoughts and behavior in adults with autistic disorder and obsessive–compulsive disorder. *American Journal of Psychiatry, 152*(3), 772–777.

129) Meichenbaum, D. (1985). *Stress inoculation training*. New York: Pergamon Press.
130) Merrick, J., Kandel, I., & Morad, M. (2004). Trends in autism. *International Journal of Adolescent Medicine and Health, 16*(1), 75–78.
131) Murphy, N. A., & Elias, E. R. (2006). Sexuality of children and adolescents with developmental disabilities. *American Academy of Pediatrics, 118*, 398–403.
132) Myles, B. S., Adreon, D., Hagen, K., Hoverstott, J., Hubbard, A., Smith, S. M., et al. (2005). *Life journey through autism: An educator's guide to Asperger syndrome*. Arlington, VA: Organization for Autism Research.
133) Myles, B. S., Bock, S. J., & Simpson, R. L. (2001). *Asperger Syndrome Diagnostic Scale*. Austin, TX: PRO-ED.
134) Myles, B. S., Trautman, M., & Schelvan, R. L. (2004). *The hidden curriculum: Practical solutions for understanding unstated rules in social situations*. Shawnee Mission, KS: Autism Asperger.
135) Nezu, C. M., & Nezu, A. M. (1994). Outpatient psychotherapy for adults with mental retardation and concomitant psychopathology: Research and clinical imperatives. *Journal of Consulting and Clinical Psychology, 62*, 34–42.
136) Nezu, C. M., Nezu, A. M., & Gill-Weiss, M. J. (1992). *Psychopathology with mental retardation: Clinical guidelines for assessment and treatment*. Champaign, IL: Research Press.
137) Ozonoff, S., & Griffith, E. M. (2000). Neuropsychological function and the external validity of Asperger syndrome. In A. Klin, F. R. Volkmar, & S. S. Sparrow, (Eds.), *Asperger syndrome* (pp. 72–96). New York: Guilford Press.
138) Ozonoff, S., & McEvoy, R. E. (1994). A longitudinal study of executive function and theory of mind development in autism. *Development and Psychopathology, 6*, 415–431.
139) Ozonoff, S., Rogers, S. J., & Pennington, B. F. (1991). Asperger's syndrome: Evidence of an empirical distinction from high-functioning autism. *Journal of Child Psychology and Psychiatry, and Allied Disciplines, 32*, 1107–1122.
140) Ozonoff, S., South, M., & Provencal, S. (2005). Executive functions. In F. R. Volkmar, R. Paul, A. Klin, & D. Cohen (Eds.), *Handbook of autism and pervasive developmental disorders: Vol. 1. Diagnosis, development, neurobiology, and behavior* (3rd ed., pp. 606–627). Hoboken, NJ: Wiley.
141) Ozonoff, S., & Strayer, D. L. (1997). Inhibitory function in nonretarded children with autism. *Journal of Autism and Developmental Disorders, 27*, 59–77.
142) Ozonoff, S., & Strayer, D. L. (2001). Further evidence of intact working memory in autism. *Journal of Autism and Developmental Disorders, 31*, 257–263.
143) Padesky, C. A. (1994). Schema change processes in cognitive therapy. *Clinical Psychology and Psychotherapy, 1*, 267–278.
144) Pennington, B. F., & Ozonoff, S. (1996). Executive functions and developmental psychopathologies. *Journal of Child Psychology and Psychiatry, 37*, 51–87.
145) Persons, J. B., Davidson, J., & Tompkins, M. A. (2000). *Essential components of cognitive-behavior therapy for depression*. Washington, DC: American Psychological Association.
146) Piven, J., & Palmer, R. (1999). Psychiatric disorder and the broad autism phenotype: Evidence from a family study of multiple incidence autism families. *American Journal of Psychiatry, 156*, 557–563.
147) Reaven, J., & Hepburn, S. (2003). Cognitive-behavioral treatment of obsessive–compulsive disorder in a child with Asperger syndrome: A case report. *Autism, 7*(2), 145–164.
148) Reiss, S., & Szyszko, J. (1983). Diagnostic overshadowing and professional experience with mentally retarded persons. *American Journal of Mental Deficiency, 87*, 396–402.
149) Richdale, A. L., & Prior, M. R. (1995). The sleep/wake rhythm in children with autism. *European Child and Adolescent Psychiatry, 4*, 175–186.
150) Rogers, K., Dziobek, I., Hassenstab, J., Wolf, O. T., & Convit, A. (2007). Who cares? Revisiting empathy in Asperger syndrome. *Journal of Autism and Developmental Disorders, 37*(4), 709–715.
151) Rogers, M. F., & Myles, B. S. (2001). Using social stories and comic strip conversations to interpret

social situations for an adolescent with Asperger's syndrome. *Interventions in School and Clinic, 38,* 310–313.
152) Rumsey, J. M. (1985). Conceptual problem-solving in highly verbal, nonretarded autistic men. *Journal of Autism and Developmental Disorders, 15,* 23–36.
153) Rumsey, J. M., & Hamburger, S. D. (1988). Neuropsychological findings in high-functioning men with infantile autism, residual state. *Journal of Clinical and Experimental Neuropsychology, 10,* 210–221.
154) Rumsey, J. M., & Hamburger, S. D. (1990). Neuropsychological divergence of high-level autism and severe dyslexia. *Journal of Autism and Developmental Disorders, 20,* 155–168.
155) Rutherford, M. D., Baron-Cohen, S., & Wheelwright, S. (2002). Reading the mind in the voice: A study with normal adults and adults with Asperger syndrome and high-functioning autism. *Journal of Autism and Developmental Disorders, 32,* 189–194.
156) Sarason, I. G., & Sarason, B. R. (Eds.). (1985). *Social support: Theory, research and applications.* Dordrecht, The Netherlands: Martinus Nijhof.
157) Scahill, L., & Martin, A. (2005). Psychopharmacology. In F. R. Volkmar, R. Paul, A. Klin, & D. Cohen (Eds.), *Handbook of autism and pervasive developmental disorders: Vol. 2. Assessment, interventions, and policy* (3rd ed., pp. 1102–1117). Hoboken, NJ: Wiley.
158) Schopler, E., Mesibov, G. B., & Kunce, L. J. (Eds.). (1998). *Asperger syndrome or high-functioning autism?* New York: Plenum Press.
159) Shah, A., & Frith, U. (1983). An islet of ability in autistic children: A research note. *Child Psychology and Psychiatry, 24,* 613–620.
160) Shore, S. (Ed.). (2004). *Ask and tell: Self-advocacy and disclosure for people on the autism spectrum.* Shawnee Mission, KS: Autism Asperger.
161) Singer, A. (2006). Cure is not a four-letter word. Retrieved October 30, 2006, from www.grasp.org/new_art.htm
162) Snowling, M., & Frith, U. (1986). Comprehension in "hyperlexic" readers. *Journal of Experimental Child Psychology, 42,* 392–415.
163) Sofronoff, K., Attwood, T., & Hinton, S. (2005). A randomized controlled trial of CBT intervention for anxiety in children with Asperger syndrome. *Journal of Child Psychology and Psychiatry, 46,* 1152–1160.
164) Sofronoff, K., Attwood, T., Hinton, S., & Levin, I. (2006). A randomized controlled trial of a cognitive behavioral intervention for anger management in children diagnosed with Asperger Syndrome. *Journal of Autism and Developmental Disorders,* November 3; [Epub ahead of print].
165) Strohmer, D. C., & Prout, H. T. (Eds.). (1994). *Counseling and psychotherapy with persons with mental retardation and borderline intelligence.* Brondon, VT: CPPC.
166) Tager-Flusberg, H. (1991). Semantic processing in the free recall of autistic children: Further evidence for a cognitive deficit. *British Journal of Developmental Psychology, 9* 417–430.
167) Tani, P., Lindberg, N., Nieminen-von Wendt, T., von-Wendt, L., Virkkala, J., Appelberg, B., et al. (2004). Sleep in young adults with Asperger syndrome. *Neuropsychobiology, 50,* 147–152.
168) Tronick, E. Z. (1989). Emotions and emotional communication in infancy. *American Psychologist, 44,* 112–149.
169) Tsai, L. (2006). Diagnosis and treatment of anxiety disorders in individuals with autism spectrum disorder. In M. G. Baron, J. Groden, G. Groden, & L. P. Lipsitt (Eds.), *Stress and coping in autism* (pp. 388–440). New York: Oxford University Press.
170) Tsatsanis, K. D. (2005). Neuropsychological characteristics in autism and related conditions. In F. R. Volkmar, R. Paul, A. Klin, & D. Cohen (Eds.), *Handbook of autism and pervasive developmental disorders: Vol. 1. Diagnosis, development, neurobiology, and behavior* (3rd ed., pp. 365–381). Hoboken, NJ: Wiley.
171) Twachtman-Cullen, D. (1998). Language and communication in high-functioning autism and

Asperger syndrome. In E. Schopler, G. B. Mesibov, & L. J. Kunce (Eds.), *Asperger syndrome or high functioning autism?* (pp. 199–225). New York: Plenum Press.

172) Volkmar, F. R., & Klin, A. (2005). Issues in the classification of autism and related conditions. In F. R. Volkmar, R. Paul, A. Klin, & D. Cohen (Eds.), *Handbook of autism and pervasive developmental disorders: Vol. 1. Diagnosis, development, neurobiology, and behavior* (3rd ed., pp. 5–41). Hoboken, NJ: Wiley.

173) Volkmar, F. R., Klin, A., Siegel, B., Szatmari, P., Lord, C., Campbell, M., et al. (1994). DSM-IV autism/pervasive developmental disorder field trial. *American Journal of Psychiatry, 151,* 1361–1367.

174) Wainwright-Sharp, J. A., & Bryson, S. E. (1993). Visual orienting deficits in high-functioning people with autism. *Journal of Autism and Developmental Disorders, 23,* 1–13.

175) Winner, M. G. (2000). *Inside out: What makes a person with social cognitive deficits tick?* San Jose, CA: Author.

176) Winner, M. G. (2002). *Thinking about you, thinking about me.* San Jose, CA: Author.

177) Wing, L. (1981). Asperger's syndrome: A clinical account. *Psychological Medicine, 11,* 115–130.

178) Wing, L. (2000). Past and future of research on Asperger syndrome. In. A. Klin, F. R. Volkmar, & S. S. Sparrow (Eds.), *Asperger syndrome* (pp. 418–432). New York: Guilford Press.

179) Wing, L. (2005). Problems of categorical classification systems. In F. R. Volkmar, R. Paul, A. Klin, & D. Cohen (Eds.), *Handbook of autism and pervasive developmental disorders: Vol. 1. Diagnosis, development, neurobiology, and behavior* (3rd ed., pp. 583–605). Hoboken, NJ: Wiley.

180) Wolff, S. (1998). Schizoid personality in childhood: The links with Asperger syndrome, schizophrenia spectrum disorders, and elective mutism. In E. Schopler, G. B. Mesibov, & L. J. Kunce (Eds.). (1998). *Asperger syndrome or high-functioning autism?* (pp. 123–142). New York: Plenum Press.

181) Wolff, S. (2000). Schizoid personality in childhood and Asperger syndrome. In. A. Klin, F. R. Volkmar, & S. S. Sparrow (Eds.), *Asperger syndrome* (pp. 278–305). New York: Guilford Press.

182) World Health Organization. (1992). *International classification of diseases* (10th ed.). Geneva: Author.

183) Young, J. (1999). *Cognitive therapy for personality disorders: A schema-focused approach.* Sarasota, FL: Professional Resource Exchange.

訳者あとがき

　私は、初めてこの本のタイトルを目にしたとき、「これこそ私が探し求めていたものだ！」と思ったのを今でもよく覚えている。というのも、私はその時点で、まさにこの本の主題である成人の発達障害への認知行動療法（CBT）の適用の可能性と有効性について、日々考えていたためである。むろん私の場合、Gaus博士のように、そして本書の第2章にもあるような、丁寧にエビデンスを整理し集積したうえでの確信では毛頭なかった。それは、まだ浅い臨床経験からの直感のようなものだったに過ぎない。しかし、CBTの持つ構造化された治療体系や明快な理論的根拠は、発達障害の人々の持つ認知特性に適合し受け入れられやすく、必ずやその支援に貢献するだろうとの思いが私にはあった。そして本書との出会いが、その思いが間違いではなかったことを証明してくれた。

　Gaus博士も序文の中でご自身の経歴について書かれているが、私も期せずして発達障害の臨床の道に入ったクチである。学生時代は、発達障害についてはほとんど診断基準等の定義以上のことは何も知らないような状態で過ごしてきたが、最初の職場が児童相談所だったということもあり、療育手帳の判定という業務のために、知的障害、発達障害の適切かつ正しい理解が必須に迫られた。私はwant toではなくhave toの思いで発達障害の世界に入り込んだ。しかし、そこは想像をはるかに超えた興味深い世界だった。ここではその一つ一つの出会いについてお話しすることは省略せざるを得ないが、働いていた2年間で延べ200人を越える発達障害の方々と接する機会をいただき、私は彼ら／彼女らの独特の認知様式（本書でいうところの情報処理の様式）に魅了されてしまった。そしてその様式は同時に、当事者一人ひとりの方の個性や愛くるしさ、魅力や才能につながっていることを深く感じた。本書の第1章には

アスペルガー症候群の方々における「強み」について書かれているが、このGaus博士の「強み」を重視した治療姿勢は、私がもっとも共感し、支持する部分といえるだろう。

　発達障害がクローズアップされるコミュニティでは、やはり子どもの当事者と接することが中心であったが、時期を同じくして成人の臨床も始めた私は、CBTの実践を始めた。そこでGaus博士と同じような疑問にぶつかることになる。というのも、成人の心理臨床のコミュニティでは急に発達障害という言葉が登場しなくなるのである。生涯発達を学んできて、人間は一個体として連綿と続く生活や経験の中で、一生涯成長や変化をし続ける存在だと教えられてきた私にとっては、子どもの世界であれだけ注目されている発達障害が、成人になると途端に影をひそめるとは考えがたく、成人に対しても発達的な観点を捨てきれなかった。実際、成人の方との臨床場面でも、ベースに発達障害の存在を仮定した方が、今ある問題を説明しやすいクライアントがたくさんいらした。もちろん、私などがそう考えるくらいであるから、この疑問は世間の動向とも同じだったようだ。ちょうどその前後から、徐々に成人の心理臨床でも発達障害が注目されるようになり、論文も散見されるようになってきた。一方、並行して心理療法としてCBTの勉強を続けながら、私はその治療法としての効果に対しても実感を深めていた。そしてなんとかしてこの２つ、すなわち発達障害とCBTを効果的に繋げられないだろうか、と考えるようになった。個人的見解だが、学生のころから常々、心理学の分野というのは専門的に学ぼうとするとその分野ごとの独自の"お作法"や"使用言語"のようなものがあり、それらがなかなか学際的に共有されにくいことを感じていたのだが、成人の発達障害を対象としたCBTが体系化されれば、きわめて有効かつニーズもあるだろうなあと、分野を超えた融合をぼんやり思い描いて（他力本願に願って、といった方が適切か）いたのである。そんな矢先に本書が眼前に登場したわけで、冒頭の発言に戻ってしまうが、まさにタイムリーな出会いに本当に

感謝の気持ちでいっぱいである。

　本書にもあるように、アスペルガー症候群等発達障害に関しては、もちろん早期発見、早期療育が最も効果的であるのは自明の事実である。私もそれに異論はない。ただし、成人になって改めて発見、認識されることにも、その意味や意義は大いにあると考える。自身の拙い臨床経験からの印象にはなるが、ある程度客観的な自己認識が発達してきた後に自分の特徴について整理すると、それに対しより深く理解し納得でき、その結果、より主体的、積極的に治療に取り組まれる方が多いように思う（もちろん、当事者や家族の「もっと早くわかっていれば」といった複雑な思いは十分にケアしていく必要がある）。成人の発達障害の方は、これまでの経験から、自分と他者との違いや自分の生きにくさについて、幼少期よりもよりはっきりと自覚し認識していることも多く、「なんかおかしいな」といった彼ら／彼女らの感覚に、こちらの心理教育が適切な説明の言葉として響く場合、劇的な洞察につながるすばらしさもある。また、彼ら／彼女らはきわめてひたむきに一般社会に適応するための努力をしてきており、本書にもあるが、その熱い試行錯誤によって得たコーピングは、彼ら／彼女らの中核的な情報処理の障害に対してきわめて絶妙に機能していることが多く、それにはいつもただただ感動するばかりである。そうした、これまでにさまざまな経験を通じて獲得してきた、オリジナリティ溢れるコーピングとその利点をきちんと整理しなおすこと自体、他に一人として同じ人はいないご自身の半生を振り返り、良い点、貴い点に着目し、自己肯定感を高めるための重要な布石となる。要は、私が日々発達障害の人々と接するなかで信じていることは、いつそれが明らかになったとしても、そのとき明らかになったことには必ず何らかの意味があり、またその時点から必ず"変化"へのチャンスが与えられる、ということである。そしてこの本はそれについてもはっきりと証明してくれた、心強い一冊であった。

　以上、つれづれな感想になってしまったが、本書が、日本において、

成人のアスペルガー症候群の治療に携わる臨床家の方々、成人のアスペルガー症候群を抱える地域やご家族、そして何より成人のアスペルガー症候群の当事者の方々にとって、希望や支えの一助となることを心から願っている。本書の翻訳に携わることで、手に取っていただける方を一人でも増やすことに協力できたことは、私としては嬉しい限りである。

　最後に、本書の翻訳に関わり、支えてくださったすべての方々に深く感謝の意を表したい。特に、このような貴重な機会を与えてくださり、私の遅々として進まない稚拙な訳にも根気強く丁寧にご指導くださった伊藤絵美先生、なかなか上がってこない翻訳原稿を（おそらくかなりじりじりしながらも）大きな懐と温かい励ましで待っていてくださった星和書店の石澤雄司社長、近藤達哉氏に深くお礼を申し上げたい。本当にありがとうございました。

2012年7月吉日

吉村由未

索　引

ADD 32
ADHD 32
AS xvii, xix, 1
Asperger's disorder xix, 1
Asperger syndrome xvii, xix, 1
Aspies 199
ASについての誤解 40
ASの中核的問題 170
autistic disorder xxiv
A群パーソナリティ障害 142
Beck 49
Beckの認知モデル 92, 218
B群パーソナリティ障害 142
CBT xvii, 216, 275, 382
central coherence 86
continuum techniques 317
C群パーソナリティ障害 143
DSM-Ⅳ 1
DSM-Ⅳ-TR xix, 30
DTR 278
dysfunctional thought record 278
Hans Asperger 2
helpless 316
HFA xix
ICD-10 xix
Lorna Wing 2
neurotypicals 199
OCD 33

PDD-NOS xix, 2
scientist-practitioner model xxvi
social narrative 241
Spectrumites 199
unlovable 316

【あ行】

アイコンタクト 41
愛されないこと 316
アサーティブネス 268
アスピー 199
アスペルガー時間 110
アスペルガー障害 xix, 1, 30
アスペルガー症候群 xvii, xix, 1
アセスメント 99
アセスメントツール 128
アレキシサイミア 78
一般的な xx
偽りの逸脱 146
委任状 333
医療 170
インテーク面接 100, 109, 125
インテーク面接における家族への
　　質問項目 126
インテグレーション 331
うっかり博士 55

索引　403

オリエンテーション　195, 204

【か行】

開示　201
外傷後ストレス障害　136
介入　182
回復力　146
会話　74
会話のスキル　74
科学者－実践家モデル　xxvi
隠されたカリキュラム　235
家族　358
家族のための追加的な治療　337
家族療法　336
「型にはまらない」世界観　44
活動記録表　304
「変わって見える」　177
感覚の問題　350
患者の役割　209
感覚運動処理　79
感覚システムの問題　80
感情調節　18
感情的要素　66, 79
完全な言語　111
鑑別診断　28
気分障害　36, 138
共感　66
共感指数　67
強迫性障害　33, 136
恐怖症　135
グループ療法　340
敬意　115, 116
計画　85

経験主義　xxvi
経済的問題　361
刑事的弁護　347
ケースフォーミュレーション　154, 159, 160, 276
ケースフォーミュレーションのためのワークシート　154, 155, 159
ケースマネジメント　344
決定マインド　50
言語聴覚士　69
言語とコミュニケーションの問題　352
言語療法　342
検査　127
高機能　xx, xxxv
高機能自閉症　xix, 2
構造　46
構造化　46
構造への応答性のよさ　46
行動観察　126
行動実験　307
行動の鎖　297
広汎性発達障害　1
コーピングスキル　223, 257, 259
心の理論　52, 62
個性記述的　159, 219
言葉　212
ことばブロック　269
好ましい　177
好ましくない　177
好ましさ　177
コミュニケーションの意図　71
雇用形態　362
語用論　69
コラボレーション　331
孤立　360

【さ行】

サービスのギャップ 367
サービスの重複 367
サヴァン 42
作業療法 343
サブカルチャー 199
サポートグループ 340
サポートサービス・モデル 383
サポートの欠如 360
ジェンダー 383
視覚の下向き矢印法 292
視覚的な補助 286
時間管理スキル 260
資源 199
自己アセスメント 258
思考記録 278
思考のフローチャート 295, 296
自己指示の戦略 263
自己調節スキル 77
自己についての情報 51
自己についての情報処理の障害 54
自殺 91
下向き矢印法 292
失感情症 78
実行機能 31, 53, 84, 257, 355
視点取得 42
視点取得エクササイズ 250
視点取得能力 18
自動思考 277
自分を観察し、評価しようとする意欲 46
自閉性障害 xxiv, 1, 29, 30
自閉症スペクトラム 123
自閉症スペクトラム障害 2
社会恐怖 33, 135

社会的規範 235
社会的言語 69
社会的推論 57, 235
社会的スキル障害 59
社会的スキルの乏しさ 53
社会的ストーリー 241, 248
社会的相互作用 350
社会的知覚 60
社会的知識 234
社会的認知 51, 56, 65, 247
社会的物語 241
尺度 127
終結 372
柔軟性 84
主観の共有 63
守秘義務 333
生涯発達 xxxvii, 223
正直さ 44
症状チェックリスト 127
情緒障害 6
承認 212
情報処理システム xxxvi
情報処理能力 66
情報の一般化 241
職業訓練 345
ジョブコーチ 345
処理障害 31
神経心理学 83
診断 2, 123, 131, 197
診断的遮蔽 36
心理教育 196
睡眠障害 37
スキーマ 92, 93, 171, 188, 277, 314
スキル 222
スキルの障害 221

ストレス 382
ストレス免疫モデル 257
スペクトラミテス 199
生育歴 38
生活介護 346
生活環境 363
性教育 337
性差 4
精神科医 341
精神科医療 341
成人のアスペルガー症候群 28
成人のAS xviii
精神病 31
精神病性障害 31
性的問題 144
性に関する心理療法 337
性に関連した問題 106
制約 115
セラピストの変更 377
セラピストの役割 207
セルフトーク 286
全か無か思考 291
潜在的に能力のある xx
前主張性 268
前提 73
全般性不安障害 137
早期介入 222
双極性障害 139
相互調節スキル 76
創造性 44
躁病、および軽躁病エピソード 139
ソーシャルスキル 223, 224
即時フィードバック 214

【た行】

大うつ病エピソード 138
対人関係スキル 225
多剤服用 366
他者についての情報 51
他者についての情報処理の障害 54
他者の心を読み取ること 62
他者への共感性 42
小さな教授症候群 6
治癒 xxxv
注意欠陥障害 32
注意欠陥／多動性障害 32
注意シフト 84
中核信念 92, 277, 316
中核信念ワークシート 317, 322, 328
中核的な情報処理の障害 54
中核的問題 188, 219, 221
中心統合 53, 86, 291
中断 374
長所 43
治療計画 176
治療の終結 182, 371
治療目標 371
強み xxxvii, 43, 146
低機能 xx, xxxv
ディスクレパンシー 55
手がかりの使用 60
適応的スキーマ 277
道具的スキル 225, 226
統合 xxiii, xxxii, 331
統合失調症 31
特定不能の広汎性発達障害 xix, 2

【な行】

ニューロティピカル 199
認知機能障害 49, 56
認知行動療法 xvii, 91, 96, 216, 275, 382
認知スタイル 87
認知的機能不全 381
認知的シフト 42
認知的に有能な xx
認知的要素 66, 79
認知の偏り 288, 289, 290
認知モデル 278, 356
認知理論 49
ネットワーク 199

【は行】

パーソナリティ障害 37, 39, 140
媒介信念 277, 302
発達 220
発達障害 xxviii
パニック障害 134
ハビリテーション 222
パラノイア 31
非機能的な自動思考 288
微細運動 82
非社会的な情報 51
非社会的な情報処理の障害 54
ひとことの格言 310
広場恐怖 134
不安障害 33, 132
フィードバック 214
夫婦カウンセリング 336
フォーミュレーションモデル 49, 50

「普通に見える」 177
物質乱用 359
不適応的スキーマ 93, 277
プレアサーティブネス 268
プロバイダー 367
併存するメンタルヘルスの問題 131
ベック不安尺度 133
ベック抑うつ尺度 139
「変化」の哲学 xxxvii, 176, 180
法則定立的 159, 219
法的なサービス 347
保険 365
保険会社 365
保障制度 362
補助的な治療 332, 335

【ま行】

マインドブラインドネス 63
満足 177
満足していない 177
満足している 177
無力であること 316
メタ・コミュニケーション 354
メタファー 287
メルトダウン 31, 104, 134
メンタルヘルス 91, 275
目標設定 152, 182
モチベーション 356
問題解決スキル 263
問題リスト 152, 166

【や行】

やらないことリスト 263
やることリスト 262
優先順位 262
融通がきかない 85
有病率 4
ユーモアのセンス 44

【ら行】

リラクセーションスキル 267
理論的根拠 216, 238
ルール 302
連携 331
連続法 317

【わ行】

ワーキングメモリ 86
ワンライナー 310

《監訳者紹介》

伊藤 絵美 (いとう えみ)

社会学博士、臨床心理士、精神保健福祉士。慶應義塾大学文学部人間関係学科心理学専攻卒業。慶應義塾大学大学院社会学研究科博士課程修了。現在、洗足ストレスコーピング・サポートオフィス所長。千葉大学大学院医学研究院子どものこころの発達研究センター特任准教授。

主な著書：『認知療法実践ガイド・基礎から応用まで―ジュディス・ベックの認知療法テキスト』（ジュディス・S・ベック著、共訳、星和書店、2004年）、『認知療法・認知行動療法カウンセリング 初級ワークショップ』（星和書店、2005年）『認知療法・認知行動療法 面接の実際』（星和書店、2006年）、『認知行動療法、べてる式。』（共著、医学書院、2007年）、『認知療法・認知行動療法事例検討ワークショップ (1)(2)』（共著、星和書店、2007年）、『事例で学ぶ認知行動療法』（誠信書房、2008年）、『スキーマ療法』（ジェフリー・E・ヤングほか著、監訳、金剛出版、2008年）など多数。

《訳者紹介》

吉村 由未 (よしむら ゆみ)

心理学修士、臨床心理士。日本女子大学人間社会学部心理学科卒業。立教大学大学院文学研究科心理学専攻臨床心理学領域博士前期課程終了。現在、洗足ストレスコーピング・サポートオフィス専門スタッフ。

主な著書:『チーム医療のための最新精神医学ハンドブック』（分担執筆、弘文堂、2006年）、『認知行動療法、べてる式。』（分担執筆、医学書院、2007年）、『スキーマ療法』（ジェフリー・E・ヤングほか著、分担翻訳、金剛出版、2008年）

荒井 まゆみ (あらい まゆみ)

1994年からシアトル市在住。米国・ワシントン州シアトル市ワシントン大学女性学部卒業。2001年からシアトルの法律事務所勤務。現在は、シアトル市にて翻訳活動に専念。

《著者紹介》

ヴァレリー・L・ガウス

1992年にニューヨーク州立大学ストーニーブルック校にて臨床心理学の博士号を取得後、成人や若い世代を中心に、知的障害と精神障害の重複診断患者、自閉症患者、気分障害および不安障害の患者に対する認知行動療法を実践してきた。大学院にて学位を取得した後、彼女はニューヨーク州にあるロングアイランドで開業しながら、現在は同じくニューヨーク州にあるヴィンセントスミス校で心理スタッフとして勤務している。ガウス博士はまた、アスペルガー症候群・高機能自閉症協会の顧問委員会の役員や自閉症研究団体の助成金評価委員を務めており、ロングアイランド大学／C.W.ポストの非常勤講師でもある。また、全国重複診断者協会（National Association for the Dually Diagnosed）のニューヨーク支部の創設時はその主要メンバーでもあった。発達障害を持つ人たちのメンタルヘルスに関する論文と著作を数多く発表し、国内および海外で広く講演を行っている。

成人アスペルガー症候群の認知行動療法

2012年11月21日　初版第1刷発行
2019年 6月21日　初版第2刷発行

著　　者　ヴァレリー・L・ガウス
監訳者　　伊藤絵美
訳　　者　吉村由未，荒井まゆみ
発行者　　石澤雄司
発行所　　㈱星和書店
　　　　　〒168-0074　東京都杉並区上高井戸1-2-5
　　　　　電話　03（3329）0031（営業部）／03（3329）0033（編集部）
　　　　　FAX　03（5374）7186（営業部）／03（5374）7185（編集部）
　　　　　http://www.seiwa-pb.co.jp
印刷所　　双葉工芸印刷株式会社
製本所　　鶴亀製本株式会社

Printed in Japan　　　　　　　　　　　　　　ISBN978-4-7911-0828-2

・本書に掲載する著作物の複製権・翻訳権・上映権・譲渡権・公衆送信権（送信可能化権を含む）は㈱星和書店が保有します。
・JCOPY〈（社）出版者著作権管理機構 委託出版物〉
　本書の無断複製は著作権法上での例外を除き禁じられています。複製される場合は，そのつど事前に（社）出版者著作権管理機構（電話03-3513-6969，FAX 03-3513-6979，e-mail：info@jcopy.or.jp）の許諾を得てください。

大人の自閉症スペクトラムのための
コミュニケーション・トレーニング・
マニュアル

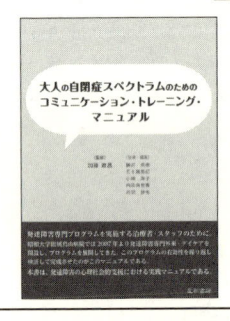

加藤進昌 監修
横井英樹，五十嵐美紀，小峰洋子，
内田侑里香，月間紗也 執筆・編集
B5判　212p　定価：本体2,200円＋税

大人の自閉症スペクトラム（ASD）を対象とする心理社会的支援プログラムの集大成。対処スキルの向上とピア・サポートを重視した，今すぐ使える実践マニュアル。ワークブックと併せて活用を！

大人の自閉症スペクトラムのための
コミュニケーション・トレーニング・
ワークブック

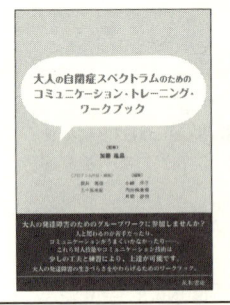

加藤進昌 監修
横井英樹，五十嵐美紀 プログラム作成・編集
小峰洋子，内田侑里香，月間紗也 編集
B5判　96p　定価：本体1,000円＋税

知的遅れのない大人の自閉症スペクトラムを対象とした心理社会的支援プログラムの当事者用ワークブック。自己理解を深め，日常生活に必要なコミュニケーション技能の習得や向上を目指す。

発行：星和書店　http://www.seiwa-pb.co.jp

おとなの発達症のための医療系支援のヒント

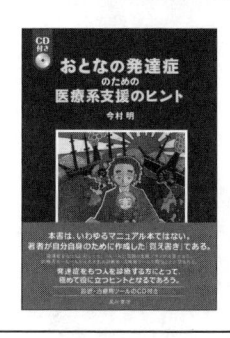

今村明 著

A5判　240p　定価：本体2,800円+税

長崎大学病院地域連携児童思春期精神医学診療部 教授・今村明は、「発達症担当」という立場にあり、多くの発達症の人を支援してきた。本書は、発達症の診療を始める医師や臨床心理士に読んでもらいたい著者手作りの覚書。

自閉スペクトラム症の理解と支援

子どもから大人までの発達障害の臨床経験から

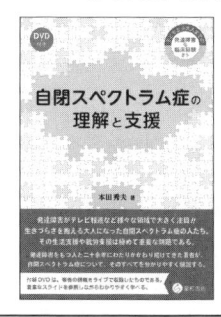

本田秀夫 著

四六判　248p（DVD付き）
定価：本体1,800円+税

発達障害を持つ人との二十余年にわたる臨床経験に基づき、すべてのライフステージをまたいだ自閉スペクトラム症の概観を、豊富な事例を盛り込み解説。支援のヒントが満載。本講義を収録したDVD付き。

発行：星和書店　http://www.seiwa-pb.co.jp

ADHDタイプの大人のための時間管理ワークブック

なぜか「間に合わない」「時間に遅れる」「約束を忘れる」と悩んでいませんか

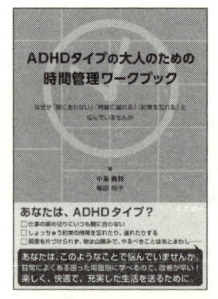

中島美鈴, 稲田尚子 著

A5判　176p　定価：本体1,800円+税

いつも遅刻、片づけられない、仕事が山積みでパニックになる、と悩んでいませんか。日常によくある困った場面別に学べるので、改善が早い！ ひとりでも、グループセラピーでも使用できるように構成されています。

成人ADHDの認知行動療法

実行機能障害の治療のために

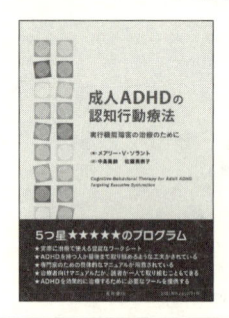

メアリー・V・ソラント 著
中島美鈴, 佐藤美奈子 訳

B5判　228p　定価：本体2,600円+税

本書は、ADHDを持つ人が日常生活において時間をうまくやりくりし、整理整頓をし、計画を立てるための能力を高めることを目的とした治療プログラムを紹介する。実に理想的なワークブックである。

発行：星和書店　http://www.seiwa-pb.co.jp